骨外科治疗与术后康复

张皓轩　著

郑州大学出版社

图书在版编目(CIP)数据

骨外科治疗与术后康复 / 张皓轩著. — 郑州 : 郑州大学出版社, 2023. 7
(2024.6 重印)
ISBN 978-7-5645-9747-4

Ⅰ. ①骨… Ⅱ. ①张… Ⅲ. ①骨疾病 - 外科手术②骨疾病 - 外科手术 - 康复
Ⅳ. ①R68

中国国家版本馆 CIP 数据核字(2023)第 102749 号

骨外科治疗与术后康复
GUWAIKE ZHILIAO YU SHUHOU KANGFU

策划编辑	张　霞	封面设计	苏永生
责任编辑	张　霞　张馨文	版式设计	苏永生
责任校对	吕笑娟	责任监制	李瑞卿

出版发行	郑州大学出版社	地　　址	郑州市大学路 40 号(450052)
出 版 人	孙保营	网　　址	http://www.zzup.cn
经　　销	全国新华书店	发行电话	0371-66966070
印　　刷	廊坊市印艺阁数字科技有限公司		
开　　本	787 mm×1 092 mm　1 / 16		
印　　张	15.75	字　　数	376 千字
版　　次	2023 年 7 月第 1 版	印　　次	2024 年 6 月第 2 次印刷

书　　号	ISBN 978-7-5645-9747-4	定　　价	68.00 元

前言

临床医学中常见疾病病种广、发病率高，作为临床医师应对常见病能够做出正确诊断，并及时予以处理，从而有效地提高临床治愈率，降低病死率。骨科是临床医学中重要的组成部分，随着医学的快速发展和外科学专业分工的进一步细化，介入放射技术、内镜和腔镜等在医学领域的广泛应用，骨科专业在近年来取得了一系列进步。为了在广大临床医师中普及和更新骨科的诊断知识，满足骨科专业人员以及基层医务工作者的临床需要，编者在参阅国内外相关研究进展的基础上，结合相关的临床经验编写此书。

本书共 11 章，立足临床实践，内容全面翔实，重点突出，力求深入浅出，方便阅读，是一套实用性很强的关于骨科疾病诊断的医学著作。本书较为系统、全面地介绍了骨科疾病的病因、分型、检查、临床表现、诊断要点、鉴别诊断和治疗等方面的知识，并对相关疾病做了整体的阐述，重点介绍疾病的诊断及治疗，目的是让广大临床医师把疾病相关诊断标准与临床实践更好地结合，从而使临床诊断更规范、合理和科学，并最终提高疾病的治愈率。

在本书的编写过程中，著者对编写内容虽经多次斟酌、反复修改才定稿，但由于各临床领域基础理论及实际问题涉及范围非常广泛，内容日新月异，加上著者水平有限，书中不足之处在所难免，恳请读者提出宝贵意见。

著　者

2023 年 1 月

目录

第一章

骨科临床解剖

第一节　上　肢

一、肩部

(一)肩部的骨骼

1. 锁骨

(1)锁骨的解剖特点:锁骨为S形弯曲的长骨,但无髓腔,粗细及外形在不同的部位均不相同。肩峰端粗糙而扁宽,锁骨体呈圆柱形而窄,胸骨端最为宽大。整个锁骨及其两端的胸锁关节和肩锁关节均位于皮下,可以触及。锁骨上有5条肌肉附着:在外侧,前上面有斜方肌,前下面有三角肌;在内侧,前上缘有胸锁乳突肌锁骨部,前下缘有胸大肌锁骨部;在锁骨中1/3下面有锁骨下肌附着。锁骨骨折常发生于外中1/3交界处,即前后曲交界处,该处锁骨最窄。骨折后,内侧骨折端因胸锁乳突肌胜过胸大肌的牵引力向后上方移位,而外侧的骨折端在收缩的肌肉及上肢重力作用下移向前下方。

(2)锁骨的功能:锁骨好似一支持物,能调节上肢的运动,保证上肢做旋转运动,它也好似肱骨的挂架,使肱骨远离胸壁,利于手的活动。锁骨与肩胛骨相连,使上肢骨骼间接附着于躯干上。正常上肢的方向朝外、下、后方。上肢悬垂时,位于身体重心之后,这样可协助维持身体的直立。锁骨还能保护其下由颈部至腋窝的大血管神经束。它本身还是许多肌肉的附着处,对于维持正常肩部外观起一定作用。

(3)锁骨的血供:锁骨的血供丰富,主要由肩胛上动脉及胸肩峰动脉的分支供应,所有血管在骨松质中彼此吻合成网,故骨折后愈合快。

2. 肩胛骨

(1)肩胛骨的解剖特点：肩胛骨属于扁骨，呈不规则三角形，其外侧角有一卵圆形的关节盂，与肱骨头形成盂肱关节。关节盂的上、下方有盂上、下结节，分别为肱二头肌长头腱及肱三头肌肌腱附着处。肩胛骨的背面有肩胛冈，其外端为肩峰。喙突由肩胛颈伸出，位于关节盂的内侧，向前外下，借锁韧带与锁骨的外1/3相连。喙突由前面遮盖肱骨头。喙突上有喙肱肌、胸小肌及肱二头肌短头附着。上肢下垂时，肩胛骨上角对第2肋的上缘，内角对第3肋，下角对第7肋间隙或第8肋。

(2)肩胛骨的功能：肩胛骨有许多肌肉附着，借助肩胛提肌、菱形肌及斜方肌附于颈椎及胸椎，前锯肌附着于第1～8肋骨，维持肩胛骨的稳定并利于其活动，它在胸壁上的滑动可增大盂肱关节的活动肩峰作为肩穹隆的一个主要组成部分，从后上保护肱骨头。

(3)肩胛骨的血供：肩胛骨的血供非常丰富，由肩胛上动脉、旋肩胛动脉、肩胛下动脉、颈横动脉和胸肩峰动脉供给，这些血管彼此吻合成网。

3. 肱骨上端

(1)肱骨上端的解剖特点：肱骨头的关节面呈半圆形，朝上、内、后。正常肱骨头与肱骨干之间有140°～180°的内倾角和15°的后倾角。在肱骨头的关节面边缘与肱骨结节间有一浅沟，即解剖颈，而外科颈在相当于圆形的骨干与两结节交接处，此处骨皮质突然变薄，为骨折的好发处。在肱骨头的前外为大、小两结节，大结节上有冈上肌、冈下肌及小圆肌附着，大结节靠外，向下移行为大结节嵴。小结节居前，相当于肱骨头的中心，有肩胛下肌附着，向下移行为小结节嵴。在结节间沟内有肱二头肌的长头腱经过。在大结节嵴有胸大肌附着，小结节嵴有背阔肌及大圆肌附着。

(2)肱骨头的血供：肱骨头的主要血供从前外侧进入，为旋肱前动脉的分支，相当于外科颈骨折部位的上方，此外尚有发自旋肱后动脉的后内侧动脉分支供应。肱骨头血供很好，一般骨折易于愈合。

(二)肩部的肌肉

1. 斜方肌与胸锁乳突肌

肩带最早出现的肌肉在由枕部向肢芽的原始组织层的尾侧发育，此层分裂为二，前为胸锁乳突肌，后为斜方肌，其间以后形成颈后三角。出生时胸锁乳突肌的异常如挛缩、血供障碍及过度受牵拉或压迫被认为是引起斜颈的原因。

2. 背阔肌与胸大肌

两肌肉均起自躯干，止于臂，是身体中强有力的攀缘肌肉。胸大肌起端分三部：锁骨部起于锁骨近端上面前部1/3；胸肋部起于胸骨前面以及与其相连的上6个肋软骨；腹部起于腹直肌鞘的前层，胸大肌止于肱骨大结节嵴。胸大肌的主要作用是使上臂内收及内旋。锁骨部尚能使上臂外展，其与三角肌共同作用可使盂肱关节屈曲。呼吸困难时，其止点作为定点，能上提肋骨前端，协助吸气。

3. 三角肌、冈肌、圆肌及肩胛下肌

三角肌主要由前、中、后三部分构成，分别起于锁骨外1/3、肩峰外缘及肩胛冈后缘，向下止于三角肌粗隆。三角肌的主要功能为外展肩关节。肩胛下肌起自肩胛骨外侧缘和肩胛骨前面的粗糙肌附着线，在肩胛骨外侧角处移行为一短而宽的扁腱，止于肱骨小结节。肌腱贴附于肩关节囊的前面，部分纤维编织于关节囊中，与冈上、下肌及小圆肌共同组成肩袖，协助维持肩关节的稳定。肩胛下肌能使上臂内收并内旋。冈上肌起于冈上窝的内侧2/3，向外行经肩峰之下，移行为短而扁平的肌腱，止于肱骨大结节。

在上臂整个外展及屈曲动作中，能协助三角肌发挥作用，将肱骨头稳定在关节盂内，在上臂外展时能使其外旋。冈下肌起于冈下窝的内侧，向上外移行为短而扁平的肌腱，止于肱骨大结节中部。冈下肌能使下垂的上臂外旋。小圆肌起于肩胛骨的外侧缘中1/3处，在冈下肌之下，止于肱骨大结节下方。该肌肉收缩能外旋及内收上臂。大圆肌起于肩胛骨下角外侧缘的后面，斜行向外上，止于肱骨小结节嵴。大圆肌的功能为内收及内旋上臂。

4. 肩胛提肌及菱形肌

肩胛提肌起于上位3～4颈椎横突，附着于肩胛骨上角及内侧缘的最上部，能上提肩胛骨，如止点固定，一侧肌肉收缩，可使颈部屈曲，头部向同侧旋转。小菱形肌起于下位2个颈椎的棘突，附着于肩胛骨内侧缘的上部。大菱形肌起于上位4个胸椎的棘突，向外下，几乎附着于肩胛骨内侧缘的全长。大、小菱形肌能内收及内旋肩胛骨，并上提肩胛骨，使之接近中线。

5. 前锯肌

宽而扁平，肌齿起于上第8～9肋骨的外侧面，止于肩胛骨内侧缘的前唇、肩胛骨的上角及下角的肋骨面。前锯肌收缩能使肩胛骨外展及外旋。

（三）腋窝

腋窝为尖端朝上的锥形，其上为胸廓出口，为肩胛骨、锁骨和第1肋骨围成的三角间隙，颈部的锁骨下动、静脉及臂丛各神经由此进入上臂。腋窝有四壁：前壁为胸大肌、胸小肌和喙锁筋膜；后壁为肩胛下肌、背阔肌和大圆肌；内侧壁为胸廓的外侧壁，包括第1～6肋骨和前锯肌；外侧壁为肱骨的内侧面及覆盖它的喙肱肌和肱二头肌。

1. 腋动、静脉

腋动脉为锁骨下动脉的延续，由第1肋骨外缘起，至大圆肌下缘易名为肱动脉。腋动脉在胸小肌之后，距喙突尖一指宽处，臂丛各束分别位于其内、外、后，腋静脉在其内侧。腋动脉为旋肱动脉及肩胛下动脉所固定。贵要静脉至大圆肌下缘向上易名为腋静脉。头静脉沿三角胸大肌间隙，在胸小肌上缘注入其内。腋静脉全程均位于腋动脉的前内侧。

2. 臂丛

臂丛由第5～8颈神经及第1胸神经前支构成，5个根组成上、中、下3个干，相当于锁骨中1/3处，每个干分为前后2股，6股又合成3束。在腋窝臂丛位于胸小肌之后，肩带及上肢的肌肉均由臂丛支配。其中第5颈神经根参与组成腋神经，主要支配三角肌、小圆肌，第6颈神经根参与组成肌皮神经，支配肱二头肌和喙肱肌，第7颈神经根参与组成桡神经，支配肱三头肌内侧头、桡侧腕短伸肌及指伸肌，第8颈神经根主要参与组成正中神经，支配指深屈肌，第1胸神经根主要组成尺神经，支配手内在肌。

(四)肩关节的组成

1. 盂肱关节

即狭义的肩关节。它的解剖特点:一是两个相对关节面很不相称;二是稳定性较差,主要靠包绕肱骨头的肩袖及周围肌肉,关节韧带装置薄弱,关节囊松弛,盂肱关节有很大灵活性,但其稳固性远不如髋关节。在前屈动作时主要有三角肌前部纤维、胸大肌锁骨部、喙肱肌及肱二头肌参与。后伸动作时主要有三角肌后部纤维及背阔肌参与。外展则有三角肌中部纤维和冈上肌参与。内收动作则主要有胸大肌及背阔肌参与,其他尚有大圆肌、三角肌前后部纤维、喙肱肌及肱三头肌长头参与。外旋动作主要有冈下肌、小圆肌及三角肌后部纤维参与。内旋动作则主要有肩胛下肌参与,此外尚有大圆肌、三角肌前部纤维、胸大肌及背阔肌纤维参与。

2. 胸锁关节

胸锁关节是肩带与躯干相连的唯一关节,形态上基本为鞍状关节,可做前后、上下和旋转活动。之间有关节盘相隔,后者能起到增加两关节面适应性和缓冲震荡的作用。该关节前后关节囊坚韧,上下较薄弱,暴力作用下,前下方脱位较常见。

3. 肩锁关节

肩锁关节属于非典型球窝关节,其稳定性主要靠关节囊及其加厚的肩锁韧带和喙锁韧带维持。肩锁关节的作用,一方面可使肩胛骨垂直向上向下,如耸肩;另一方面可使肩胛骨关节盂向前后活动。

4. 喙锁关节

正常肩胛骨喙突与锁骨之间只存在喙锁韧带,偶尔可形成喙锁关节,一般运动幅度不大,与肩锁关节和胸锁关节共同组成联合关节。

5. 肩峰下关节

俗称第二肩关节。由肩峰、喙突和喙肩韧带作为关节臼窝样结构,肱骨大结节作为杵状突部分,其间肩袖各肌可看作关节内半月板,而肩峰下囊相当于关节腔。由肩峰与喙突和喙肩韧带组成的喙肩弓可防止盂肱关节在前屈或外展上举的初始阶段因肩部肌肉收缩而使肱骨头向后上脱位,并避免肩峰下撞击。

二、臂部

(一)肱骨

肱骨是上肢骨中最长最粗的管状骨,在肱骨大、小结节以下大致呈圆柱形,但下部逐渐变扁、变宽、变薄,分两缘三面,内侧缘起于小结节嵴,在骨干中部消失,其延长线至内上髁嵴。外侧缘在上部不清楚,但相当于大结节后缘,向下延续于外上髁上嵴。在骨干下部,前内侧面及前外侧面互相融合。在前外侧面,相当于肱骨体中部的外侧及大结节嵴的远端有三角肌粗隆,为三角肌附着处。于同一水平,在内侧面则为喙肱肌附着处。在肱骨后面,相当于三角肌粗隆后方,有自内上斜向外下的桡神经沟。三角肌止点在臂部为一重要标志,不仅代表肱骨主要滋养动脉穿入肱骨水平,桡神经也在此平面绕肱骨后面而行，同时又相当于喙肱肌附着肱骨内侧的水平。

（二）臂部主要肌肉

1. 臂部前面的肌肉

（1）肱二头肌：短头起于肩胛骨喙突尖，长头起于肩胛骨盂上结节，与关节盂后唇相连续，起始为一长圆形腱，行经盂肱关节囊内，随后穿出关节囊，沿肱骨结节间滑膜鞘下行。二头向下各成一膨大的肌腹，在臂下1/3彼此融合。肱二头肌腱止于桡骨粗隆的后部。肱二头肌为肌皮神经所支配，主要功能为屈肘，并为前臂强有力的旋后肌，作用于盂肱关节，同时可使臂屈曲与内收。

（2）喙肱肌：与肱二头肌短头同起于喙突尖，沿肱二头肌内侧向下，止于肱骨内侧缘的中点。该肌肉也为肌皮神经支配，为盂肱关节的屈曲与内收肌。

（3）肱肌：起于肱骨前内侧面与前外侧面下2/3，上端呈V形，与三角肌的止点相接，止端与肘关节囊相贴连，附着于尺骨冠状突之前。大部分为肱二头肌所覆盖，其与肱二头肌外侧缘下部之间有肌皮神经穿出，并受其支配，它的主要作用为屈肘。

2. 臂部后面的肌肉

此处仅有肱三头肌，长头起于肩胛骨盂下结节，外侧头起于肱骨大结节的下部至三角肌粗隆之骨嵴，在桡神经沟之上，内侧头起于肱骨干后面及臂内、外侧肌间隔。三头向下合并止于尺骨鹰嘴。该肌肉受桡神经支配，为肘关节的伸肌，且能内收上臂。

（三）臂部肌肉与肱骨骨折移位的关系

在肱骨骨折时，如果骨折发生在肱骨外科颈，近端包括肱骨头在内经常轻度外展、外旋，这种位置是冈上、下肌及小圆肌作用的结果，而远端包括整个骨干则在胸大肌、背阔肌及大圆肌的作用下呈内收、内旋；如骨折发生在三角肌止点之上，近端因胸大肌、背阔肌及大圆肌的作用呈内收、内旋位，远端则被三角肌、喙肱肌、肱二头肌及肱三头肌牵引向外上方移位；如果骨折发生在三角肌止点以下，近端由于三角肌、喙肱肌及冈上肌的收缩向外上方移位，远端则因肱二头肌及肱三头肌在肘部的收缩而向内上方移位；肱骨髁上骨折时，远端由于肱三头肌的收缩与前臂一起向后上方移位，近端则向前穿入肱肌肌肉内，可引起肱动脉损伤。

（四）臂部血管

腋动脉至大圆肌下缘即易名为肱动脉，有两条静脉伴行。肱动脉上段在臂的内侧位于肱三头肌长头及内侧头之前，表面为深筋膜覆盖，外为正中神经及喙肱肌，内借尺神经与贵要静脉相隔。中段向前外行，被肱二头肌的内侧缘所覆盖，正中神经处在其外侧，后与动脉交叉而至其内侧，下段仍为肱二头肌的内侧缘所覆盖，并下行至桡骨颈水平分为桡、尺动脉。

(五)臂部神经

1. 肌皮神经

肌皮神经由$C_{5\sim7}$纤维组成,起自臂丛外侧束,穿入喙肱肌后,下行于肱二头肌与肱肌之间,分支支配喙肱肌、肱二头肌及肱肌,于肱二头肌腱的外缘、近肘窝部穿出,成为前臂外侧皮神经。

2. 正中神经

正中神经由$C_5\sim T_1$的纤维组成,在上臂一般无分支,位于肱二头肌内侧沟内,与肱动脉伴行,初在肱动脉外侧,在上臂中部交叉到其内侧。

3. 尺神经

尺神经由$C_7\sim T_1$的纤维组成,在臂部没有分支,初在肱动脉的内侧、肱三头肌的前侧至臂中部,则远离动脉至臂内侧肌间隔,随后在肱三头肌内侧头筋膜下下行,在肘部介于尺骨鹰嘴与肱骨内上髁之间的尺神经沟内。

4. 桡神经

桡神经由$C_5\sim T_1$的纤维组成,支配肱三头肌及肘后肌,起自臂丛后束,发出一支至肱三头肌后,即沿桡神经沟绕肱骨而行,介于肱三头肌内、外侧头之间,随后穿过臂外侧肌间隔至前面,位于肱肌的外缘,近侧为肱桡肌覆盖,远侧为桡侧腕长伸肌所覆盖。

三、肘部

(一)肘部的骨骼

1. 肱骨下端

肱骨下端宽扁,向前卷曲,与肱骨干长轴形成30°~50°的前倾角,其两端变宽,成内、外上髁。肱骨下端前后极薄,但内、外髁甚厚,肱骨下端的滑车及小头,分别与尺骨的滑车切迹及桡骨头形成关节。当肘关节完全伸直时桡骨头与肱骨长轴位于一线,但尺骨则位于肱骨长轴之后。此时前臂与上臂并不在一直线上,形成10°~15°的外偏角或提携角。前臂屈肌及旋前圆肌的总腱起于内上髁,其后下面尚有尺侧副韧带的一部分附着,外上髁则为前臂伸肌总腱的起始部。

2. 尺骨上端

为尺骨最坚强的部分,在鹰嘴和其下冠突之间形成滑车切迹与肱骨滑车相接。冠突的外侧为桡切迹,与桡骨头形成桡尺近侧关节,鹰嘴为肱三头肌腱附着处,冠突的基底为肱肌附着处。

3. 桡骨上端

桡骨头呈圆盘状,上面凹陷与肱骨小头相接,桡骨头周围有一层软骨,为桡骨环状关节面。桡骨头完全位于肘关节囊内,周围无任何韧带、肌腱附着。

（二）肘部软组织解剖

1. 肘部血管

肘窝浅部有许多浅静脉，外侧为头静脉，内侧为贵要静脉，行于正中的为前臂正中静脉，后者通过许多交通支连接以上各静脉及深静脉。在肱二头肌腱内侧，肱动脉、两条伴行静脉及动脉内侧的正中神经所组成的血管神经束位于肱肌之前，前为肱二头肌腱膜覆盖。肱动脉在平尺骨冠突及桡骨颈处分为尺动脉和桡动脉。尺动脉较大，向下行于自内上髁起始的屈肌深面。桡动脉则似肱动脉的直接延续，沿肱桡肌的内侧缘向下至腕部。

2. 肘部神经

正中神经紧贴在肱动脉的内侧，走行于旋前圆肌两头之间，此处自背侧发出分支至旋前圆肌、桡侧腕屈肌、掌长肌及指浅屈肌；桡神经在肘窝与肱深动脉的前降支伴行，为肱肌的外缘所覆盖，以后沿肱肌及肱桡肌之间下行，再在肱肌与桡侧腕长伸肌之间下行，并发出分支支配肱桡肌及桡侧腕长伸肌，而主干则分为浅、深支；尺神经则通过肘管离开臂部。肘管前壁为尺侧副韧带，后壁为连接尺侧腕屈肌两头的三角韧带，内侧壁为肱骨内上髁及尺侧腕屈肌的肱头，外侧壁为尺骨鹰嘴和尺侧腕屈肌的尺头。尺神经主要支配尺侧腕屈肌和指深屈肌尺侧半、手内在肌、小指和环指尺侧半皮肤感觉。

（三）肘关节

肘关节由肱尺关节、肢桡关节和桡尺近侧关节组成。肱尺关节为主要部分，负责肘关节的屈伸，肱桡关节主要协助桡尺近侧关节的运动，而桡尺近侧关节则负责桡骨头的旋前和旋后运动。

四、前臂

（一）尺桡骨的解剖特点

1. 桡骨

桡骨呈三棱柱形，上端窄小，下端粗大，为多弧度且两端均能旋转的长骨，骨干突向桡侧。

2. 尺骨

尺骨上部呈三棱柱形，下部为圆柱形，全长除上段外均较直。尺、桡骨干中 1/3 有骨间膜附着。

（二）前臂肌肉

前臂肌肉共 20 块，分为前、后两群。前群起自肱骨内上髁及髁上嵴，主要为屈腕、屈指及使前臂旋前的肌肉，共 9 块。后群大都起于肱骨外上髁，主要为伸腕、伸指及使前臂旋后的肌肉，共 11 块。

1. 前臂

前侧肌肉位于前臂前面及内侧，分为 4 层。

(1)第1层:位于最浅层,自外向内,分别为肱桡肌、旋前圆肌、桡侧腕屈肌、掌长肌和尺侧腕屈肌。肱桡肌起于肱骨外上髁上方和外侧肌间隔,下行于肱三头肌与肱肌之间,止于桡骨茎突基部,主要作用为屈肘;旋前圆肌两头分别起于肱骨内上髁屈肌总腱和尺骨冠突的内缘,肌束斜向外下,止于桡骨中1/3段,该肌肉的主要作用为屈肘及前臂旋前;桡侧腕屈肌起于肱骨内上髁和前臂筋膜,斜向外下,穿过腕横韧带深面,止于第2、3掌骨底,其作用为屈腕,并使手外展;掌长肌起于屈肌总腱,向下移行为长腱越过腕横韧带浅面和掌腱膜相连,作用为屈腕和使掌腱膜紧张;尺侧腕屈肌两头起于屈肌总腱和尺骨鹰嘴及尺骨后缘上2/3,经腕横韧带深面下行止于豌豆骨,作用为屈腕并使手向尺侧屈曲。

(2)第2层:为指浅屈肌层。附着于肱、尺、桡骨的起点广泛,肌腹向下分为4腱,分别止于除拇指外各指的中节指骨底掌侧面的两缘,主要作用为屈近端指间关节。

第1、2层肌多位于前臂前面内侧。除肱桡肌受桡神经支配,尺侧腕屈肌受尺神经支配外,其余全由正中神经支配。

(3)第3层:位于指浅屈肌的深面,包括踇长屈肌及指深屈肌。前者起于桡骨上2/3及前臂骨间膜,止于拇指远节指骨,作用为屈拇指各关节并协助屈腕;指深屈肌起于尺骨上2/3及前臂骨间膜,向下分别止于第2~5指远节指骨底的掌侧面,主要作用为屈曲第2~5远侧指间关节。

第3层肌肉除指深屈肌至第4~5指的内侧半为尺神经支配外,均由正中神经的骨间前神经支配。

(4)第4层:旋前方肌起于尺骨下1/4前缘,止于桡骨下1/4前缘,主要作用为前臂旋前。

2.前臂后侧肌肉

位于前臂后面及外侧,共11块,分为浅、深两层。

(1)浅层:自外向内依次为桡侧腕长、短伸肌、指伸肌、小指伸肌和尺侧腕伸肌及肘肌。桡侧腕长伸肌起于肱骨外侧髁上嵴下1/3和臂外侧肌间隔,向下经伸肌支持带深面,止于第2掌骨的背面,主要作用为伸腕并协助屈肘,使手外展;桡侧腕短伸肌起自伸肌总腱,向下止于第3掌骨的背面,作用为伸腕并协助手外展;指伸肌起于肱骨外上髁的伸肌总腱及前臂后面的深筋膜,向下移行为四条并排长腱,经伸肌支持带的深面下行,分别止于第2~5指的中、远节指骨底的背面,作用为伸指及伸腕;小指伸肌起于伸肌总腱,下行止于小指中、远节指骨底的背面,作用为伸小指;尺侧腕伸肌起于肱骨外上髁的伸肌总腱和尺骨后缘,向下经伸肌支持带的深面,止于第5掌骨底的背面,作用为伸腕;肘肌为三角形小肌,作用为伸肘及牵引肘关节囊。

(2)深层:自上外向内下依次为旋后肌、踇长展肌、拇短伸肌、踇长伸肌和示指伸肌。旋后肌起于肱骨外上髁、桡侧副韧带、桡骨环状韧带和尺骨的旋后肌嵴,向前下止于桡骨上1/3的前面,作用为使前臂旋后;踇长展肌起自尺骨和桡骨后面的中1/3及其间的骨间膜,向外下移行止于第1掌骨底的外侧,作用为使拇指和全手外展并使前臂旋后;拇短伸肌起自桡骨后面和邻近骨间膜,止于拇指近节指骨底的背侧,作用为伸拇指近节指骨并使拇指外展;踇长伸肌起自尺骨中1/3及邻近骨间膜,止于拇指远节指骨底的背面,作用为使拇指内收并伸指关节;示指伸肌起自尺骨后面的下部,在示指近节指骨的背面与指伸肌至示指腱的指背腱膜相结合,作用为伸示指。

(三)前臂血管

1. 桡动脉

在前臂上 1/3,先行于旋前圆肌与肱肌之间,向下则位于外为肱桡肌腱及内为桡侧腕屈肌的桡侧沟内。桡神经在前臂上 1/3 处位于桡动脉的外侧,至前臂下 1/3 则与动脉分离。在前臂,桡动脉介于两组肌肉之间,其外侧的肌肉受桡神经支配,内侧的肌肉受正中神经支配。在前臂下部浅露于皮下,至腕上 2 ~ 3 指处即转至前臂后面。

2. 尺动脉

对手的血供较桡动脉更为重要。在前臂上 1/3 位置较深,在旋前圆肌尺头的深面,向下行于指浅屈肌和尺侧腕屈肌所形成的尺侧沟内。在前臂上部,尺动脉与尺神经相距较远,向下则互相接近。

(四)前臂神经

1. 正中神经

在旋前圆肌两头之间进入前臂,沿前臂中线下行,穿过指浅屈肌肱尺头与桡头之间的腱弓的深面,行于指浅屈肌和指深屈肌之间,近腕部时,正中神经位于桡侧腕屈肌腱和掌长肌腱之间或在掌长肌腱深面,下行经屈肌支持带深面至手。正中神经支配除尺侧腕屈肌以外的所有前臂前侧浅屈肌和指深屈肌桡侧半、踇长屈肌及旋前方肌。

2. 尺神经

离开尺神经沟后,行于尺侧腕屈肌及指深屈肌之间,于前臂下半部行于尺侧腕屈肌的桡侧,位于前臂筋膜的深面,向下经屈肌支持带的浅面至手。尺神经支配尺侧腕屈肌及指深屈肌的尺侧半。

3. 桡动脉

约在肱桡关节的水平,桡神经分为浅支和深支。浅支在前臂肱桡肌的深面,上部初行于桡动脉的外侧,到中部两者逐渐接近,到前臂的中 1/3 自肱桡肌尺侧穿出深筋膜,与头静脉伴行至桡骨茎突,经其背侧进入手背。深支即骨间后神经,穿越旋后肌后发出众多分支,支配前臂背面浅、深层肌肉。

五、腕部

(一)腕部的骨骼

1. 尺桡骨下端

桡骨下端逐渐变宽,骨皮质非常薄,横切面略呈四方形,与腕骨构成腕关节的主要部分。桡骨茎突正常情况下较尺骨茎突低 1 ~ 1.5 cm。桡骨下端关节面向尺侧倾斜 20° ~ 25°,向掌侧倾斜 10° ~ 15°。尺骨下端较细,包括尺骨头及茎突,前者膨大呈球形,为前臂下端旋转运动的枢轴。

2. 腕骨

共8块，排成两列，近侧排列的腕骨由外向内分别为手舟骨、月骨、三角骨和豌豆骨，其中前3块腕骨向上与桡骨形成关节。远端排列的腕骨自外向内分别为大多角骨、小多角骨、头状骨及钩骨。腕骨排列背面突出，掌面凹进，形成腕骨沟，其上面有屈肌支持带附着，共同构成腕管，由于关节面多，血供差，损伤后腕骨容易发生缺血性坏死。

(二)腕部软组织解剖

1. 腕掌侧

(1)腕管：在桡腕关节附近，前臂深筋膜增厚，形成掌浅横韧带及其深面的屈肌支持带(腕横韧带)，与腕骨共同构成腕管，其内通过正中神经和前臂的屈肌腱。

(2)尺管：位于腕骨的尺掌侧，前臂为腕浅横韧带，后壁为屈肌支持带，内壁为豌豆骨及豆钩韧带，其内走行尺神经及血管。

(3)血管：桡动脉在腕部下行于肱桡肌与桡侧腕屈肌之间，其浅面为前臂深筋膜，深面为蹬长屈肌和旋前方肌及桡骨下端。平桡骨茎突水平，桡动脉发出掌浅支，穿过大鱼际进入手掌，与尺动脉吻合形成掌浅弓。主干则经桡骨茎突下方至手背第一掌骨间隙近侧，分出拇主要动脉后，与尺动脉的掌深支吻合成掌深弓；尺动脉则下行于指浅屈肌与尺侧腕屈肌之间，与尺神经伴行，经尺管到达手掌，发出掌深支穿过小鱼际与桡动脉末支吻合成掌深弓，主干则经屈肌支持带浅面与桡动脉掌浅支形成掌浅弓。

2. 腕背侧

腕背侧有伸肌支持带，为前臂背侧深筋膜加厚部，位置较屈肌支持带略高。从支持带的深面发出许多纵隔至尺、桡骨的嵴上，与骨膜之间构成数个纤维性管，前臂背侧至手背的各肌腱连同其滑膜鞘经过其中。浅层肌腱由外向内为肱桡肌腱、桡侧腕长伸肌腱、桡侧腕短伸肌腱、指伸肌腱、小指伸肌腱和尺侧腕伸肌腱。深层肌腱则包括蹬长展肌腱、拇短伸肌腱、蹬长伸肌腱和示指伸肌腱。

六、手部

(一)手部的骨骼

手部骨骼由8块腕骨、5块掌骨、14块指骨与数个籽骨构成。第1掌骨最短、最粗，第2、3掌骨粗长，第4、5掌骨短细。由于掌骨的数目为5块，而第2排腕骨是4块，其间相连的关节面是不对称的，第1、2、5掌骨仅与1块腕骨相接，第4掌骨同时与头状骨及钩骨相接，第2掌骨同时与大多角骨、小多角骨及头状骨相接。手掌有2个横弓及5块纵弓。近侧横弓或腕横弓为坚硬的半圆形弓，由远侧列腕骨及腕骨间韧带构成，起自桡侧的大多角骨结节与手舟骨结节，止于尺侧的钩骨钩与豌豆骨。头状骨是此弓的关键，屈肌支持带加强此弓的坚固性，它与坚固连结其上的第2~3掌骨底可视为手的一个固定单位，作为其相邻近、远侧较活动部分的支持基础。远侧横弓或掌横弓活动性大，由掌深横韧带及掌骨头构成。5个纵弓分别由各指骨、掌骨与腕骨通过指间关节、掌指关节及腕骨间关节构成。

(二)手掌侧软组织解剖

1. 掌腱膜

由手部深筋膜浅层增厚形成,位于手掌中部,呈三角形,近端与屈肌支持带的远侧相连。分为三部分,两侧部较弱,形成鱼际筋膜及小鱼际筋膜,中央部对掌骨头分为 4 条腱前束,与相应手指的腱鞘及掌指关节的侧韧带相融合。

2. 手掌肌肉

包括内在肌和外在肌,前者包括鱼际肌及小鱼际肌,还有蚓状肌和骨间肌,后者包括从前臂下行的屈肌腱。

(1)鱼际肌:位于手掌桡侧,是一组作用于拇指的肌肉,包括拇短展肌、拇短屈肌、拇对掌肌及拇收肌。拇短展肌起于屈肌支持带远端的桡侧半,止于拇指掌指关节的关节囊桡侧,作用为使拇指腕掌关节屈曲、外展及旋前。拇短屈肌浅头起自屈肌支持带远端的桡侧,深头也称为第 1 骨间掌侧肌,起自小多角骨掌面及头状骨。拇短屈肌在接近掌指关节处变成肌腱,有纤维和关节囊及掌板相连,最后止于桡侧籽骨及近节指骨底的桡侧。两头之间通过踇长屈肌腱,拇对掌肌起于屈肌支持带,纤维斜行止于第 1 掌骨的桡侧。拇短屈肌及拇对掌肌能使拇指旋前及内旋和屈曲。拇收肌是鱼际最深的肌肉,位于拇指尺侧,横头起自第 3 掌骨嵴的全长,斜头起自第 2、3 掌骨底,两头聚合成腱,止于尺侧籽骨,主要作用除内收拇指外,尚能轻度屈曲掌指关节及伸指间关节,还能拉拇指与掌面平行横越手掌。

(2)小鱼际肌:位于手掌尺侧,包括掌短肌、小指展肌、小指短屈肌及小指对掌肌。掌短肌最表浅,起自掌腱膜及屈肌支持带,止于豌豆骨,为薄弱的退化皮肌,其作用在于保护尺动脉及尺神经,并协助小指外展;小指展肌起自豌豆骨远端及屈肌支持带,止于小指近节指骨,作用为外展小指,如同骨间背侧肌,还能屈小指掌指关节及伸指间关节;小指短屈肌在小指展肌的深面,起自钩骨钩和屈肌支持带,止于小指近节指骨底的尺侧,有外展及屈小指的作用;小指对掌肌位于小指展肌和小指短屈肌的深面,起自钩骨钩及屈肌支持带,止于第 5 掌骨尺侧缘全长,作用为牵引第 5 掌骨对掌。

(3)中央部肌肉及肌腱:包括手内在的蚓状肌与骨间肌及由前臂下行的屈肌腱。蚓状肌有 4 条,起于指深屈肌腱,止于各指指背腱膜的侧缘,小部与骨间肌同止于近节指骨底,作用为屈曲掌指关节及伸指间关节;骨间肌包括 3 条骨间掌侧肌及 4 条骨间背侧肌,前者为手指的内收肌,后者为手指的外展肌,另外,骨间肌和蚓状肌为掌指关节掌屈的重要肌肉;指浅屈肌腱在掌指关节水平呈扁平状,逐渐变薄加宽,至近节指骨中部时分裂为两半,形成 V 形裂隙,围绕伸肌腱的侧方而至其背侧,彼此交叉到对侧,最后止于中节指骨底;指深屈肌腱在掌指关节以上呈卵圆形,位于指浅屈肌腱的深面,在后者分裂成 V 形裂隙前,指深屈肌腱呈扁宽状,在裂隙处则明显变窄厚,穿过裂隙最后呈扁平扇状止于远节指骨底;踇长屈肌腱在近节指骨近端也逐渐加宽,平指间关节处,腱束明显狭窄但不增厚,最后腱束成扇形止于远节指骨底。

3. 手掌血管与神经

(1)手掌动脉:起于尺动脉及桡动脉,组成掌浅弓与掌深弓。详见腕部血管相应章节。

(2)手掌神经:正中神经由屈肌支持带深面入掌,穿出屈肌支持带后变宽扁,分为5～6支。分支至外侧三指半掌侧全部及背侧远端的皮肤。另外还发支至第1、2蚓状肌,并分出返支支配鱼际肌。尺神经则经屈肌支持带的浅面入掌,在钩骨钩侧分为深、浅2支。浅支分支支配第5指及第4指尺侧的皮肤及掌短肌;深支与尺动脉深支伴行,在小指短屈肌及小指展肌之间穿入深面,分支支配小鱼际肌,再转向外,行于指深屈肌腱的深面,并分支支配所有骨间肌、拇收肌、拇短屈肌深头及第3、4蚓状肌。

(三)手背侧软组织解剖

1. 手背筋膜

手背的浅、深筋膜在手指背侧彼此互相延续,腱间筋膜与指背腱膜也相连续,腱下筋膜附着于腱膜的近侧缘,但也可向远侧延伸,止于近节指骨的近侧。

2. 手背肌腱

手背肌腱均由前臂背侧经伸肌支持带深面入手背,浅层包括指伸肌腱及小指伸肌腱,深层包括3条拇指肌腱(即踇长展肌腱、拇短伸肌腱和踇长伸肌腱)及示指伸肌腱。

(1)浅层:指伸肌腱在腕上为4腱,各腱在手背彼此分离,在近节指骨的远侧分为1个中央束及2个侧束,中央束止于中节指骨底背侧,两个侧束接受蚓状肌腱及骨间肌腱,在近节指骨的背侧联合成膜性腱,止于远节指骨底。小指伸肌腱在小指的背侧与指伸肌至小指之腱联合。

(2)深层:踇长展肌腱正常止于第1掌骨底,为稳定拇指掌指关节重要的结构,与拇收肌相互协调,把腕掌关节稳定于功能位。拇短伸肌腱止于拇指近节指骨底,此肌腱断裂后失去对拇收肌及拇短屈肌稳定掌指关节的拮抗作用,掌指关节呈半屈曲位,持物力量减弱。踇长伸肌腱止于拇指近、远节指骨底,可使拇指远节、近节及第1掌骨伸展,同时使第1掌骨强力内收,拇短伸肌及踇长展肌则同时作用,以稳定拇指。

3. 手背血管与神经

(1)手背血管:手背动脉自前臂远侧至指尖包括4个连续节段,即骨间后动脉、腕背动脉、掌背动脉和指背动脉。掌背动脉由腕背弓发出,近端与掌深弓的穿支相连,远端也通过穿支与指掌侧总动脉或指掌侧固有动脉相连。各掌背动脉沿相应骨间背侧肌的背面下行,在相应的近节指骨底发出两指背动脉。

(2)手背神经:手背皮肤由桡神经、尺神经及正中神经支配。桡神经深支至所有前臂背侧肌肉,浅支在腕上3指处穿出深筋膜,越过伸肌支持带,分为若干支指背神经,分布于手背外侧及外侧3指半近侧的皮肤;正中神经则分布桡骨侧3指远端皮肤;尺神经则支配尺侧2指的背侧皮肤感觉。

第二节 下 肢

一、髋部

(一)髋部骨性解剖

1. 髋骨

详见骨盆相关章节。

2. 髋关节

包括髋臼和股骨上部。

(1)髋臼:位于髂前上棘及坐骨结节连线中间,呈半球形,朝向前外下方,臼顶占髋臼整个面积的2/5,髋臼的边缘前部低下,后部隆起,下部有宽而深的缺口,为髋臼切迹,向上与粗糙的髋臼窝相连,切迹缺损的部分有髋臼横韧带横过,髋臼周边有一圈臼唇以加深髋臼的深度。髋臼上部厚而坚强,在直立位时传导躯干的重量。髋臼的后下部至坐骨结节则在坐位时传导重量。

(2)股骨上部:股骨头呈圆形,其上完全为关节软骨覆盖,顶部的股骨头凹为股骨头韧带附着处。股骨颈微向前凸,中部较细。其下部为大转子和小转子,为许多肌肉附着处。两转子间前有转子间线,后有转子间嵴。转子间线比较平滑,是关节囊及髋关节的髂股韧带附着处,转子间嵴则较隆起,关节囊并不附着其上,但有许多由骨盆出来的外旋小肌附着其上。股骨转子部的结构主要是骨松质,周围血供丰富,因此转子间骨折较易获得骨性愈合。股骨颈与股骨干之间成一角度即颈干角,成人如大于140°为髋外翻,小于110°为髋内翻。股骨距则是股骨上段大小转子间的一块纵行骨板,上起于股骨颈后内侧,向下止于小转子下股骨内侧皮质,前附于股骨前内侧,向后外行于大转子,最后融合于大转子骨松质内,它为股骨上段重要的承载结构,除加强股骨颈基底部外,还与股骨上段的骨小梁相连,构成一个坚强的承载系统。在股骨上端骨折内固定或人工髋关节以及股骨头置换手术时要注意保全股骨距,尽量使内固定物贴近股骨距,可提高固定效果和改善内固定物的受力情况,防止假体下陷和松动。

(二)髋部软组织解剖

1. 臀部肌肉

(1)臀大肌:身体中最大的一块扁肌,起于髂骨臀后线以后的臀面,并以短腱起自髂后上棘、骶骨下部与尾骨背面以及两骨间的韧带、胸腰筋膜和骶结节韧带,平行向外下,大部分移行于髂胫束的深面,小部分止于股骨的臀肌粗隆。固定臀大肌起端能使已经屈曲的髋关节伸直,大腿被固定时则能使骨盆后倾,使前屈的躯干回复至直立位,此外尚能使大腿外旋。臀大肌的血供主要来自臀上、下动脉的浅支，神经支配主要来自臀下神经。

(2)阔筋膜张肌：起于髂前上棘及髂嵴外唇前部，覆被以阔筋膜，在缝匠肌与臀中肌之间，肌腹呈梭形，在股上、中1/3，移行于髂胫束。阔筋膜张肌的血供来自股深动脉的旋股外侧动脉，由臀上神经的下支支配。阔筋膜张肌能向上牵引髂胫束，与臀大肌共同收缩能沿大腿纵轴向上牵引胫骨并伸膝。

(3)臀中肌：起于臀后线及臀前线以前的髂骨臀面、髂嵴外唇和阔筋膜，止于股骨大转子尖端的上面和外侧面，前部为阔筋膜张肌所覆盖，后部则为臀大肌所掩盖。该肌受臀上神经支配。前部纤维可使髋内旋，后部纤维可使髋外旋，但主要功能为使大腿外展，当大腿被固定时，则使骨盆侧倾。

(4)臀小肌：起于臀前线以下及髋臼以上的髂骨背面，止于大转子的上面和外侧面。肢体下垂时，臀中、小肌起悬挂的作用，能防止关节囊拉长及肢体坠落，两侧肢体站立时，臀中、小肌能防止股骨头自髋臼脱出。

(5)梨状肌：大部起于第2~4骶椎前面骶前孔外侧，出骨盆后移行为肌腱，向外止于大转子上缘的后部。梨状肌为臀部的重要标志，在其上缘有臀上动脉及神经穿出，下缘有臀下动脉、臀下神经、坐骨神经、阴部内动脉、阴部神经及股后侧皮神经穿出。梨状肌在伸髋时能使髋外旋，屈髋时能使髋外展。

2. 臀部血管及神经

臀部主要的血管、神经均经过坐骨大孔出盆腔。

(1)经梨状肌上缘出盆的结构：臀上动脉起于髌内动脉的后干，穿梨状肌上出骨盆，与臀上神经伴行，后者为骶丛的分支。臀上血管和神经主要供应和支配臀肌和阔筋膜张肌。

(2)经梨状肌下缘出盆的结构：臀下动脉起自髂内动脉，与坐骨神经及臀下神经一起出骨盆。臀下动脉主要供应臀大肌下部及坐骨神经。臀下神经为骶丛分支，支配臀大肌。坐骨神经则为人体最粗的神经，由骶丛分出，由腓总神经和胫神经组成，被一个纤维鞘包围，在股骨大转子与坐骨结节之间下行，在臀部位于臀大肌的覆被下，由上而下贴附于坐骨背面、上孖肌、闭孔内肌、下孖肌及股方肌的后面，至股部则贴附于大收肌的后面，并位于臀大肌下缘及股二头肌长头外侧缘所成的角内。

坐骨神经损伤时，如为腓总神经受损，主要引起运动障碍，而坐骨神经干和胫神经损伤除导致运动障碍外，主要表现为感觉营养性变化。

3. 维持髋关节完整的组织

(1)髋关节囊和韧带：关节囊在前面包裹全部股骨颈，在后面则包裹内侧2/3股骨颈，在不同部位关节囊的厚度不一，前后均有韧带加强，尤其以前侧的髂股韧带最为坚强。关节囊的内下侧与后下侧比较薄弱，股骨头脱位往往在此处发生。关节囊在屈曲、内收及轻度内旋时最为松弛。

(2)髋关节周围的肌肉：髋关节周围肌肉众多，也是维持髋关节稳定的一个有利因素。臀小肌覆盖在关节囊上面，闭孔外肌靠近关节囊的下面及股骨颈，髂腰肌腱在关节囊下部的下面。关节囊前面由内向外为耻骨肌、腰大肌及髂肌，髂肌的外面为股直肌，股直肌的外面为阔筋膜张肌。关节囊后部有许多小的外旋肌。在髋关节的外侧，臀中、小肌及阔筋膜张肌是有力的外展肌。

4. 髋关节的血供

髋关节由臀上、下动脉，旋股内、外侧动脉供应，也接受股深动脉及阴部内动脉的关节囊支供应。其中股骨头、颈的血供主要来自闭孔动脉，旋股内、外侧动脉及股骨滋养动脉，除小部通过股骨头韧带外，大部自关节囊进入。股骨颈骨折线越靠近股骨头，对股骨头的血供损伤越大，越可能引起股骨头缺血性坏死及继发创伤性关节炎。

二、大腿

（一）股骨干骨性解剖

股骨干是身体中最长及最坚强的管状骨，向内下倾斜，同时股骨干前倾，凸向前方。从外表看，上部呈圆柱形，下部逐渐呈三棱形。后面有纵行的股骨嵴，向上分为二唇，外侧唇止于臀肌粗隆，内侧唇止于耻骨肌线和转子间线；向下也分二唇，分别移行至股骨内、外上髁。

（二）大腿浅部结构

1. 腹股沟部浅血管

各小动脉皆发自股动脉，有阴部外动脉、腹壁浅动脉及旋髂浅动脉。小静脉与小动脉并行，在卵圆窝注入大隐静脉内。

2. 大隐静脉

大隐静脉为身体中最长的静脉，全长 70 ~ 80 cm，起于足背静脉弓内侧，经内踝之前，沿小腿及大腿的内侧面上行，最后经卵圆孔注入股静脉。在穿入卵圆窝之前，有吻合支与小隐静脉及深部静脉支相交通，并在腹股沟处接受阴部外静脉、腹壁浅静脉、旋髂浅静脉及股内、外侧缘静脉的回流。

（三）大腿分区解剖

1. 大腿前侧

（1）股三角：上为腹股沟韧带，外为缝匠肌内侧缘，内为长收肌内侧缘，底部为髂腰肌与股内侧肌、耻骨肌及长收肌所构成。髂耻韧带将腹股沟韧带下的腔隙分为外侧的肌腔隙和内侧的血管腔隙。肌腔隙内髂腰肌及股神经由此进入大腿。血管腔隙内股血管裹以股鞘，在股三角上部，动脉居外，静脉居内。股动脉向下斜行至股三角之尖，即入收肌管，经收肌腱裂孔与腘动脉连续。股静脉接受大隐静脉后向上经腹股沟韧带，易名为髂外静脉。股神经发自腰丛，经腹股沟韧带深面，于股动脉的外侧入股，本干极短，即分为许多分支。皮支支配大腿前、内侧、膝、小腿及足内面皮肤感觉，肌支支配股四头肌和缝匠肌，关节支至髋和膝关节。

（2）大腿前侧肌肉：髂腰肌包括髂肌及腰大肌，由髂窝及腹后壁下行，联合腱止于股骨小转子（详见脊柱及骨盆相关章节）。缝匠肌为身体最长的肌肉，由髂前上棘斜越大腿前面之全长，至下端变成一扁平腱，越过股薄肌及半腱肌的浅面，止于胫骨粗隆的内缘及胫骨前缘上端的内侧，收缩能使大腿及小腿屈曲，并使已经屈曲的大腿外旋、外展及屈曲的小腿内旋。缝匠肌上端作为股三角外界，下部为收肌管的顶盖，外缘斜线上可寻找股前侧各皮神经。股四头肌由股直肌、骨内侧肌、股外侧肌及股中间肌组成，各肌在下部互相融合成股四头肌腱，止于髌骨，并向下延长成髌韧带。股四头肌主要功能为伸膝，股直肌尚有屈髋作用。

2. 大腿内侧

大腿内侧主要由内收肌群构成。由浅入深为股薄肌、长收肌、耻骨肌、短收肌、大收肌。除耻骨肌由股神经、大收肌坐骨部受坐骨神经支配外，其余均由闭孔神经支配，其功能为使大腿内收。耻骨肌、长收肌、短收肌、大收肌能屈髋及外旋髋，股薄肌能使小腿屈曲及内旋。

3. 大腿后侧

大腿后侧肌肉由股后肌构成，均起自坐骨结节。其中股二头肌止于腓骨头，作为腘窝的外侧界，主要功能为伸股屈膝，尚能微使膝关节外旋。半腱半膜肌也止于小腿骨。三肌在功能上均能伸髋屈膝，在直立位，股后肌尚能支持骨盆于股骨上，股后肌群主要受坐骨神经支配。血供则由股深动脉的穿动脉供应。

三、膝部

(一)膝关节骨性解剖

构成膝部的骨骼包括股骨下端、胫腓骨上端及髌骨。股骨下端的外侧髁较内侧髁宽大。胫骨平台的横切面为三角形，正常情况下有14°左右的后倾。由于胫骨近端主要为骨松质，为膝关节内骨折好发处。胫骨上端前侧的胫骨粗隆为髌韧带附着处。腓骨头成锥形，其尖有腓侧副韧带及股二头肌腱附着，上内侧与胫骨形成关节。髌骨为身体中最大的籽骨，髌股关节中外侧面较内侧面宽而深。髌骨的生理功能为：保护膝关节，特别是股骨下端关节面及股骨髁；传递并增强股四头肌的作用力矩，为伸膝装置中不可缺少的部分；增加膝关节的旋转度；保护膝关节在半屈位的稳定性，防止过度内收、外展及屈伸活动。

(二)膝关节软组织解剖

1. 膝前部

髂胫束为阔筋膜加厚部分，止于胫骨外侧髁的前面，有力地加强膝关节囊的外侧部分。股四头肌腱则分为髌上部、髌部及髌下部三部分，其三部分在不同平面附着于髌底，由于股四头肌牵引力位于膝关节中心之前，可以增加肌肉的杠杆作用。

2. 腘窝

腘窝位于膝的后部，其界限外上侧为股二头肌，内上侧为半腱肌、半膜肌、缝匠肌、股薄肌及大收肌腱的一部分，外下侧为腓肠肌外侧头，内下侧为腓肠肌内侧头。动脉位于腘窝的底部，向下分为胫前和胫后动脉，伴行静脉位于动脉的外侧，而神经则位于血管的浅面。

(三)膝关节的支持结构

膝关节的支持结构分为2个主要部分:①静力稳定结构,即骨骼、半月板、韧带及关节囊;②动力稳定结构,即肌肉及肌腱。

1. 内侧副韧带

呈扁宽三角形,基底向前,分为浅、深两层。浅层即内侧关节囊韧带,深层起于股骨内上髁,止于胫骨干内面和关节边缘,内面与内侧半月板紧密相连。内侧副韧带有保持关节稳定和调节关节活动的功能,其紧张度随关节位置的不同而改变。

2. 外侧副韧带

为一长约5 cm的圆索,在上附着于股骨外上髁,向下后方止于腓骨头尖稍前。它将股二头肌腱劈裂为二,与外侧半月板间隔以关节囊和腘肌腱。外侧副韧带是抵抗膝关节伸直时内翻应力的主要稳定结构。

3. 交叉韧带

为膝关节的稳定结构及旋转运动轴。它限制胫骨在股骨上的前后活动,并协助胫骨在股骨上的内、外旋。内旋可使交叉韧带弯曲,而外旋则使其变直。前交叉韧带起于胫骨上端髁间前区的内侧及外侧半月板前角,向上后外呈扇形止于股骨外侧髁内侧面的后部。后交叉韧带起于胫骨平台下方的后面,向上前内延伸,在前交叉韧带的后内侧,止于股骨内侧髁外侧面的后部。前交叉韧带具有以下功能:①限制胫骨在股骨上向前滑动;②膝关节伸直时,与关节囊、两侧副韧带及后交叉韧带一同限制侧方及旋转运动;③膝关节屈曲时,与关节囊、内侧副韧带及后交叉韧带一同限制侧方及旋转运动;④与后交叉韧带一同限制过度屈曲;⑤与后交叉韧带、两侧副韧带、关节囊后部一同限制过度伸直;⑥借助于股四头肌的间接作用,在膝关节伸直最后阶段,能限制胫骨的旋转。后交叉韧带的主要功能则为限制胫骨后移以及过伸、旋转和侧方运动。

4. 半月板

为半月形纤维软骨盘,仅外表覆以薄层纤维软骨,其内部为混有大量弹性纤维的致密胶原纤维。内侧半月板呈C形,半径较外侧半月板大,后角宽于前角。外侧半月板接近O形,较内侧半月板小而厚,腘肌腱将其与外侧副韧带分隔,使其具有更大的灵活性。半月板充填在股骨髁和胫骨髁之间,使得两者更好地相适合,并对关节面起保护、缓冲和制动作用。

(四)膝关节的血供和神经支配

膝关节的血供由股动脉、腘动脉、胫前动脉和股深动脉供给,在膝关节区形成动脉网。其前部由股神经的肌支、闭孔神经前支及隐神经支配,后部由坐骨神经及其分支胫神经和腓总神经以及闭孔神经的后支支配。

四、小腿

(一)小腿骨性解剖

小腿的胫骨呈三棱柱形,前缘或前嵴上部锐薄,下部钝圆,主要传导由上而下的力量。腓骨体也呈三棱柱形,有众多肌肉附着,无负重作用,但下端为构成踝关节不可或缺的部分。

(二)小腿的软组织解剖

1. 小腿肌肉

(1)前侧群肌肉:包括胫前肌、趾长伸肌、踇长伸肌及第三腓骨肌。其中胫前肌起于胫骨外侧面上 2/3,肌腱经小腿伸肌上、下支持带之下,止于内侧楔骨与第 1 跖骨底的内侧,能背伸踝关节及内翻足;趾长伸肌起于腓骨前面上 2/3 和邻近骨间膜、胫骨上端,止于外侧四趾,能伸第 2～5 足趾及背伸足;踇长伸肌起于腓骨内侧面下 2/3 及邻近骨间膜,止于踇趾远节趾骨底的背面,能伸踇趾及背伸足。

(2)外侧群肌肉:主要为腓骨长短肌。腓骨长肌起于腓骨头、腓骨外侧面上 2/3 和小腿深筋膜,腓骨短肌起于腓骨外侧面下 2/3 及前后肌间隔。短肌在长肌之前,两肌伴随下行。短肌止于第 5 跖骨基底部,长肌则由足外侧缘进入足底,止于近节趾骨底外侧。

(3)后侧群肌肉:后侧群肌肉在上部肥大,分为深、浅两组。浅组主要有腓肠肌和比目鱼肌。腓肠肌两侧头分别起于股骨内外侧髁上。比目鱼肌则起于胫骨后面比目鱼肌线和邻近结构,向下与腓肠肌联合成跟腱止于跟骨。浅层肌肉的主要作用为行走时跖屈踝关节。深组肌肉包括腘肌、趾长屈肌及踇长屈肌和胫后肌。腘肌的作用为屈膝以及使胫骨内旋;趾长屈肌及踇长屈肌的作用为屈趾,协助足的跖屈、内翻及保持足的纵弓。胫后肌能跖屈与内翻足,是维持足内侧纵弓的重要肌肉。

2. 小腿血管与神经

(1)小腿血管:腘动脉进入比目鱼肌腱弓后分为胫前、胫后动脉。胫前动脉供应胫前间隙内的肌肉,最终在踝关节之间易名为足背动脉。胫后动脉则在腓骨上 1/3 水平发出腓动脉,并由小腿后部下行,至内踝与跟骨结节内侧突之间分为足底内、外侧动脉告终。

(2)小腿神经:近腓骨颈水平腓总神经分为腓浅及腓深神经。腓浅神经支配腓骨长短肌,在小腿中下 1/3 交界处,腓浅神经由深筋膜穿出变为皮神经。腓深神经则与胫前动脉伴行,主要支配小腿前群肌肉。胫神经在腘窝位于动脉的浅面,在小腿与胫后动脉伴行,支配所有的后侧群肌肉,最终在屈肌支持带的深面分为足底内外侧神经。

五、踝部

踝部骨骼由胫、腓骨下端及后足跗骨构成。胫骨下端扩大,内侧面形成内踝,大隐静脉在其前侧:外侧为腓切迹,为胫腓韧带附着处。腓骨下端形成外踝,是构成踝关节不可缺少的部分,其平面低于内踝,外踝位于内踝之后。距骨分为头、颈、体三部,体的上部为滑车，与胫骨下端的关节面相接，内侧的半月形关节面与内踝相关节，外侧的三角形关节面与外踝相关节。在踝关节的前、内、外侧，深筋膜均加厚形成支持带，以保护其下经过的肌腱与血管神经，并起到滑车的作用，而肌腱均裹以滑膜鞘以使滑车更灵活。前侧肌腱包括胫前肌腱、踇长肌腱和趾长肌腱，外侧包括腓骨长短肌腱，内侧包括胫后肌腱、踇长屈肌腱及趾长屈肌腱，后侧则为身体最长最坚强的跟腱，主要由腓肠肌和比目鱼肌合成。踝关节的主要功能为负重，除能在冠状面屈伸外，还可在矢状面轻度旋转，使足内收或外展。背屈常与外展同时发生，而跖屈与内收同时发生。

六、足部

(一)足部骨性解剖

足部骨骼分为跗骨、跖骨及趾骨。跗骨共 7 块，分为近侧的距骨，跟骨和远侧的足舟骨，内、中、外侧楔骨及骰骨。跖骨共 5 块，趾骨共 14 块，两者都分为头、体、底三部分。跟骨为最大的跗骨，呈不规则长方形，向下移行于跟骨结节。上面与距骨形成关节，前方与骰骨相接，形成足纵弓的外侧部分。足舟骨位于足内侧纵弓的中央部分。

(二)足部软组织解剖

1. 足背

(1)足背肌肉及肌腱：由小腿前部下降的胫前肌、趾长伸肌、踇长伸肌在前已述。趾短伸肌为足背的内在肌，起于跟骨及小腿伸肌支持带，前行分为 4 腱，最内的腱越过足背动脉远侧止于踇趾近节趾骨底。其余 3 腱在第 2、3、4 趾的近节趾骨背面与趾长伸肌相当的腱合成伸肌腱扩张部，以后再分为 3 束，中央束止于中节趾骨底的背侧，侧束前行合二为一，止于远节趾骨底的背侧。

(2)足背动脉：胫前动脉经过小腿伸肌支持带的深面后易名为足背动脉，与腓深神经伴行，至第 1 跖骨间隙分为第 1 跖背动脉和足底深动脉。

2. 足底

(1)足底腱膜：即足底深筋膜增厚部。其功能为：①保护足底的肌肉和肌腱，便于活动；②保护足底的关节；③是足底某些内在肌的起点；④支持足的纵弓。

(2)足底肌肉及肌腱：足底的肌肉分为两类。一类是短小的内在肌，主要作用是稳定地支持体重，每个单独足趾的运动不重要，不如手内在肌发达，它们大多纵行，以加强足的纵弓。另一类是起源于小腿的长肌，在运动中担负大部分体重，管理足的运动，它们能支持足弓，使足背屈或跖屈，也可使足外翻、外展或内翻、内收。足底肌肉大致分为 4 层。第 1 层由内向外为踇展肌、趾短屈肌及小趾展肌。踇展肌能外展踇趾，趾短屈肌能协助牵拉足纵弓，小趾展肌能外展小趾，并有支持足外侧弓的作用。第 2 层有趾长屈肌腱、踇长屈肌腱、跖方肌及足蚓状肌。前两者为踇趾及外侧四趾的屈肌，能协助踝关节的跖屈，且能维持足纵弓。跖方肌附于趾长屈肌腱，可使后者固定于跟骨，同时增加其力量。蚓状肌止于近节趾骨底，能屈跖趾关节及伸趾间关节。第 3 层有踇短屈肌、踇收肌及小趾短屈肌。踇短屈肌为踇趾跖趾关节的屈肌，踇收肌能拉拢足底以维持足的横弓。小趾短屈肌为小趾跖趾关节的屈肌。第4层有足骨间肌、胫后肌腱及腓骨长肌腱。足骨间肌为内收肌，与骨间背侧肌的外展功能相对。胫后肌腱位于跟舟足底韧带之下，分支遍达足底，能扶托距骨头，并有维持足纵弓的作用。此肌为最强大的足内翻及内收肌。腓骨长肌腱则止于近侧楔骨及第1跖骨底的外侧，能外翻足。

(3)足底动脉：胫后动脉在屈肌支持韧带的远侧分为足底内、外侧动脉。足底内侧动脉与足底外侧动脉相吻合，形成足底浅动脉弓。而足底外侧动脉为优势动脉，在第1跖骨间隙与足背动脉的终支足底深动脉吻合，形成足底深弓。

(4)足底神经：胫神经对内踝及跟骨结节内侧突中点分为足底内、外侧神经。前者相当于手掌的正中神经，与足底内侧动脉伴行，分支支配䠀展肌、趾短屈肌、䠀短屈肌及最内侧的蚓状肌。足底外侧神经则相当于手掌的尺神经，与足底外侧动脉伴行，支配足底其余的大部肌肉。

(三)足弓

足弓包括纵横二弓。内侧纵弓由跟、距、足舟、楔骨与第1~3跖骨构成。外侧纵弓由跟骨、骰骨及第4、5跖骨构成。横弓则由跗骨与跖骨构成。人的足弓以纵弓为重要，横弓的维持有赖于纵弓的完整。维持足弓有三大要素，即足骨、韧带和肌肉。主要的韧带包括跟舟足底韧带、足底长韧带、跟骰足底韧带、骨间韧带、三角韧带和足底腱膜等。内收与内翻足的肌肉能增加纵弓的高度，外展与外翻足的肌肉则使其变扁。

第三节 脊 柱

脊柱由33块脊椎骨及椎间盘构成，其中颈椎7块，胸椎12块，腰椎5块，骶椎5块，尾椎4块，后两者分别融合成骶骨和尾骨。众多的脊椎骨通过周围坚强的韧带相联系，既能维持相对稳定，彼此之间又能有一定范围的活动。

(一)脊柱的曲度

1. 曲度的形成

脊柱从前后看呈一直线，但从侧面看有4个曲度。在胚胎晚期和新生儿期，整个脊柱只有1个向后凸的曲度。当婴儿开始抬头时，颈段脊柱就形成向前凸出的曲度。当婴儿开始行走时，髋关节开始伸直，由于髂腰肌将腰脊柱向前牵拉，就形成了腰前凸。

2. 维持脊柱正常曲度的因素

生物力学上，脊柱曲度的维持为张力带原理，主要通过不同躯干肌的作用在维持。包括：①脊柱肌，浅纵行肌群主要作用为后伸，较少为侧屈；深斜行及横行肌群主要作用为旋转，其次为侧屈。②脊柱外肌，包括腹肌、腰方肌、腰大肌、肋间肌、菱形肌、斜方肌及背阔肌等。

3. 脊柱曲度的生理意义

脊柱曲度的存在使脊柱如同一个大的弹簧，增加了脊柱缓冲震荡的能力，生理曲度还扩大了躯干重心基底的面积，加强了直立姿势的稳定性。腰椎生理前凸对负重及维持腰部稳定非常重要，而胸段脊柱和骶尾骨向后弯曲，则可增加胸、盆腔的容积，有利于内脏的发育，并有活动余地。

（二）脊柱的功能

脊柱是身体的支柱。它间接或直接支持上、下肢，上肢借肋骨、锁骨和胸骨与脊柱相连，下肢借骨盆与脊柱相连，这样在活动时可以保持全身平衡。脊椎骨间的椎间盘则可以吸收震荡能量，在剧烈运动和跳跃时，防止颅脑损伤。脊柱还可以容纳、支持及保护脏器。

（三）脊柱的体表标志

直立并两手下垂时，两侧肩胛冈连线应通过第 3 胸椎棘突，两侧肩胛骨下角连线通过第 7 胸椎棘突，第 3 腰椎棘突通过脐平面，第 4 腰椎棘突通过两侧髂嵴最高点连线，两侧髂后上棘连线通过第 1、2 骶后孔之间。

（四）脊柱的主要韧带

1. 前纵韧带

位于椎体的前面，上起自枕骨的咽结节和寰椎前结节，下至 $S_{1\sim2}$，在其行程中借纤维束紧密附着于各椎体边缘，但与椎体连接疏松。前纵韧带是人体最长的韧带。

2. 后纵韧带

位于椎管的前壁，起自枢椎，分为两层，浅层向上移行为覆膜，深层呈齿状，与椎体疏松相连，其间隔以静脉丛。

3. 黄韧带

由薄而坚韧的黄色弹力组织所构成。连接毗邻的椎板，在上附着于上一椎板下缘的前面，向外至同一椎骨的下关节突的根部，在下附着于下一椎板上缘的后面及上关节突前上缘的关节囊，如叠瓦状覆盖。在正中线，两侧黄韧带之间有少许脂肪。实际上除了椎间孔和后方正中线的小裂隙外，黄韧带几乎充满整个椎弓间隙。

4. 棘上韧带与棘间韧带

棘上韧带呈连续的细索状突起，是一条坚强连接棘突的韧带，起自第 7 颈椎棘突至骶中嵴，在颈椎则明显增厚，形成项韧带。棘间韧带则薄而无力，附于二棘突间的较深处，附着于下一椎板之上缘及椎骨棘突的基底，朝上后至上一椎骨的棘突，前与黄韧带融合。

（五）脊椎骨的基本结构

每个脊椎骨可分为椎体和椎弓两部分。椎体为负重的部分，其内形成纵横交错的骨小梁，椎弓形成椎管的侧壁，为椎体最坚强的部分，椎弓向后与椎板相连，每块脊椎骨有

7个附属突起，包括1个棘突、2个横突及4个关节突。在颈胸及腰椎，椎骨结构还有一些相应的变异。

（六）椎间盘

除了$C_{1\sim2}$之间外，其他椎体之间包括腰与骶$_1$之间均有这种结构，因此成人的椎间盘总数为23个。在脊柱不同部位椎间盘的厚薄不同，颈、腰部较厚，胸骶部较薄，椎间盘的厚度占整个脊柱全长的1/3左右。

1. 终板软骨

位于椎体上下，厚约1 mm，周围为骺环，中心区更薄。在婴幼儿，有血管自终板软骨通过，至成人完全闭塞。软骨终板无神经支配，损伤后不感疼痛，也不能自行修复。可以把它看作半渗透膜，髓核及椎体内的水分及代谢物可以互相交换。终板软骨犹如关节软骨，可防止椎体超载荷，对椎体起一定保护作用。

2. 髓核

为一种富有弹韧性的胶状物质，位于纤维环的中部。在脊柱运动时作为支柱，起着类似轴承的作用。髓核在压力下不能压缩，但能变形，起吸收震荡缓冲作用。

3. 纤维环

为同心性环状多层结构，可以使脊柱活动时保持稳定性。此外，纤维环还可保持髓核的水分，维持其形状和部位，在受压情况下，借助于纤维环长度及方向的改变，还具有吸收震荡作用。

二、颈椎

（一）颈椎骨性解剖

1. 颈椎的共性

（1）椎体侧方有钩突。

（2）椎孔较大，呈三角形。

（3）关节突方向近似水平位。

（4）横突有孔，椎动脉通过。

（5）棘突分叉。

2. 颈椎的个性

（1）寰椎：寰椎无椎体，代之以前弓，枢椎的齿突实际上即其椎体。寰椎有前后两弓及两侧块。前弓较短，前结节突出朝下。后弓相当于棘突的部分，在侧块的后方有椎动脉沟。

（2）枢椎：枢椎上部形状独特，齿突根部较细，前侧与寰椎前弓正中后面的齿突凹相关节。齿突一般在6岁时与枢椎椎体融合。枢椎的棘突最大。

（3）第7颈椎：第7颈椎的棘突特别长，由此向下，棘突不再分叉。有时横突过长，且尖端向下，触及第1胸椎的横突，可产生颈肋一样的压迫症状。

3. 颈椎

椎间孔前内壁为钩突的后面、椎间盘和椎体的下部，后外壁为关节突关节的内侧部和关节突的一部分。

4. 颈椎椎管

颈椎椎管呈三角形，是由骨性椎管、椎间盘、后纵韧带、黄韧带和血管等组织构成的有一定弹性的管状结构，其管径随颈椎运动或位置改变而变化。

（二）颈部软组织解剖

1. 颈部的分区

以胸锁乳突肌为界，将颈部区分为颈前三角及颈后三角。颈前三角可分为颈动脉三角、颌下部和肌三角。颈动脉三角的后下界为胸锁乳突肌，上界为二腹肌后腹和茎突舌骨肌，下前界为肩胛舌骨肌前腹，其内含有颈总动脉上段及分支、颈内静脉、迷走神经和舌下神经等。颌下部又可分为颌下三角和颏下三角。颈后三角前为胸锁乳突肌的后缘，后为斜方肌的前缘，下为锁骨中1/3。肩胛舌骨肌后腹又把其分为上部的枕三角和下部的锁骨下三角。

2. 颈部筋膜

包括颈浅筋膜和颈深筋膜。前者含有颈阔肌，后者深面发出许多筋膜隔、主要包括椎前筋膜，气管前筋膜及颈血管鞘。

3. 主要肌肉

（1）胸锁乳突肌：为颈前和颈后三角的重要分界。为一特殊的内脏肌，受副神经脊髓根及颈神经前支双重支配。收缩时使屈头至同侧，面部转向对侧。

（2）斜角肌：包括前、中、后斜角肌，以前斜角肌最重要。其浅面有膈神经，自外上斜向内下，由其外侧缘穿出。上有臂丛，下有锁骨下动静脉，在左侧尚有胸导管经过其浅面。

4. 颈部主要动脉

（1）颈动脉：颈总动脉在左侧发自主动脉弓，右侧发自头臂干，由胸锁关节之后入颈，在胸锁乳突肌前缘的覆被下向上走行，全长与颈内静脉和迷走神经同位于颈血管鞘内，静脉在外，神经在中间偏后。上行至甲状软骨的上缘水平分为颈内和颈外动脉，其分叉处膨大，为颈动脉窦。颈外动脉在颈部共有6个分支，包括甲状腺上动脉、舌动脉、面动脉、枕动脉、耳后动脉和咽升动脉。颈内动脉在颈部无分支，颈动脉系分支变异较大。

（2）椎动脉：起自锁骨下动脉的后上部，上行进入第6颈椎横突孔，至第2颈椎水平位于颈神经之前，至寰椎的横突孔，呈锐角向后，经寰椎侧块后方的椎动脉沟进入椎管，经枕骨大孔入颅。

5. 主要神经

包括脑神经、脊神经和自主神经。前者包括舌咽神经、迷走神经、副神经和舌下神经。脊神经中C_{1-4}前支构成颈丛，膈神经为其主要分支，支配膈肌。$C_5 \sim T_1$前支则构成臂丛，支配颈肩部及上肢的许多肌群。交感神经的联合细胞则起源于上胸段脊髓灰质外侧中间柱内，节前纤维在交感干内上升，在颈上或颈中神经节交换神经元后分布到相应的靶器官。交感神经位于颈长肌的浅面、椎体的两旁和椎前筋膜的深面。

6. 主要韧带

(1)寰枢韧带复合体:主要为寰椎十字韧带,次要部分有齿突尖韧带及翼状韧带等。

(2)项韧带:由第7颈椎棘突向上,棘上韧带移行而来。呈三角形,底部向上,附着于枕外隆凸和枕外嵴尖向下,附着于寰椎后结节及第2到第7颈椎棘突的尖部。

三、胸椎

(一)胸椎骨性解剖

胸椎解剖结构具有如下特点:①椎体切面呈心形,两侧有肋凹,与肋骨头形成肋椎关节;②椎孔大致呈圆形,较小;③椎弓根短而细;④关节突近似额状位,有利于旋转;⑤棘突细长,伸向后下方,彼此呈叠瓦状;⑥横突呈圆柱状,伸向后外方,前面有一横突肋凹,与肋骨结节相关节。

(二)胸廓软组织解剖

1. 主要肌肉

(1)肋间肌:分为肋间外肌和肋间内肌。肋间外肌在最下层,前部的纤维方向朝前下内,在肋软骨部分变为纤维膜,称肋间外膜。肋间外肌收缩时能提肋,使胸廓增大,协助吸气。肋间内肌前外侧部纤维与肋间外肌垂直相交,后缘在肋角以后移行为腱膜,称肋间内膜。肋间内肌收缩时能使肋骨下降,胸廓缩小,协助呼气。

(2)膈:介于胸腹腔之间,构成胸腔的底,呈穹隆状,中央为腱性部,周围为肌性部。起点分三部,即胸骨部、肋部及腰部。腰部起点的肌束自内向外分为内脚、中间脚和外脚。两侧内脚向上会合形成主动脉裂孔,有主动脉及胸导管经过。两侧内脚交错后又形成食管裂孔,通过食管及迷走神经。另还有腔静脉孔通过下腔静脉。

2. 主要脉管

(1)肋间动脉:分为肋间前动脉及肋间后动脉,前者来源于胸廓内动脉和肌膈动脉,后者来源于胸主动脉,两者互相吻合,其中肋间后动脉脊支经椎间孔入椎管,供应脊髓及其被膜。而胸椎椎体的血供除直接或间接受相邻肋间动脉供应外,上胸椎尚接受甲状腺下动脉、锁骨下动脉、肋颈干或椎动脉发出的降支血供。不同节段血管在相应椎体纵横吻合。

(2)胸导管:起于腹膜后乳糜池,向上经过主动脉裂孔到后纵隔,在胸腔内,胸导管位于椎体右前方、食管之后、胸主动脉和奇静脉之间,在第4到第6胸椎水平越过中线至左前方,经主动脉弓后方,向上开口于左颈内静脉与左锁骨下静脉汇合处。

3. 主要神经

胸神经起于脊髓的胸段,出椎间孔后即分为前、后支,后支细小,前支即肋间神经,由上后外斜向下前内走行,支配肋间肌及分布区域的感觉。各胸神经的分布区互有重叠。

四、腰椎

（一）腰椎骨性解剖

（1）在所有的脊椎骨中，体积最大，上下扁平。

（2）自腰1～5椎体前缘高度逐渐递增，后缘高度逐渐递减，参与形成腰椎生理性前凸。

（3）椎板较厚，并略向后下倾斜，因此椎管在下部比上部大。

（4）椎弓根呈椭圆或扁圆形，后端致密，是最大负荷区。

（5）神经根管内宽外窄，为神经根最易受卡压的部位。

（二）腰部软组织解剖

1. 主要肌肉

（1）腰背部浅层肌：包括斜方肌、背阔肌、肩胛提肌、菱形肌、上下后锯肌，这些肌肉均起自脊柱的棘突，除上下后锯肌止于肋骨外，余均止于上肢带或肱骨。斜方肌收缩可使肩胛骨靠拢脊柱，背阔肌能内收、内旋和后伸肱骨，起止点易位时，可上提躯干如引体向上。上后锯肌能上提肋骨，下后锯肌能下降肋骨，两者均能使胸腔加大，在吸气时起作用。

（2）腰背部深层肌肉：分为3层，包括竖脊肌、横突棘肌、棘间肌、横突间肌等。腰背部深层肌肉的主要作用在于维持身体的姿势。脊柱伸肌较脊柱屈肌的数量多。

（3）腰段脊柱的外侧肌群：包括腰方肌、腰大肌和腹横肌的起始部等。其中腰方肌起自下方的髂嵴和髂腰韧带，向上止于第12肋，并逐渐变窄。腰大肌则位于腰椎椎体与横突之间的沟内，起自第12胸椎及全部腰椎的侧面、椎间盘、横突根部及横过腰动脉的腱弓，沿骨盆缘向下外侧走行。在腹股沟韧带之下进入大腿，止于股骨的小转子。

（4）与脊柱有关的腹侧肌肉：在胸廓与骨盆之间，腹肌参与腹前壁、外侧壁和后壁的构成。在前侧有腹直肌，外侧有腹外斜肌、腹内斜肌和腹横肌。腹肌为背肌的拮抗肌，能维持和增加腹内压。腹肌还可向下牵拉肋骨，使胸廓容积缩小。一侧腹内、外斜肌收缩可使脊柱侧屈，一侧腹外斜肌单独收缩可使躯干转向对侧，而一侧腹内斜肌单独收缩则可使躯干转向同侧。

2. 主要血管

腰段脊柱的前侧为腹膜后间隙，主要的血管为腹主动脉和下腔静脉。

（1）腹主动脉：起于第12胸椎平面，在第4腰椎平面分为左右髂总动脉，位于腰椎椎体稍偏左，右方为下腔静脉，前方有胰、十二指肠下部及小肠系膜根。腹主动脉沿路发出许多分支，其中不成对的支有腹腔动脉、肠系膜上动脉及肠系膜下动脉，成对的包括到内脏的肾上腺动脉、肾动脉及睾丸（或卵巢）动脉和到腹壁的膈下动脉和4对腰动脉。腰动脉沿腰上椎体的前面及侧面向后走行，直至椎间孔。每个腰动脉在椎间孔平面又分为3大支：①腹壁支；②背侧支，向后与椎板相贴，经关节突关节内侧进入竖脊肌，向内后至每个棘突，形成血管丛，在关节突关节周围形成动脉弓；③中间支，经椎间孔至椎骨内，供应马尾神经和硬脊膜。

(2)下腔静脉:在第5腰椎椎体的前面或第4、5腰椎间由左右髂总静脉汇合而成,贴近右腰大肌的起端上行,上部贴近膈肌腰部的右脚,最后平第8、9胸椎平面,经膈肌中心腱右前方穿过下腔静脉孔而入后纵隔。

3. 主要神经

(1)腰段神经根走行:由于椎骨及其相应的脊髓节段并不在同一平面,因此由脊髓节段发出的脊神经愈往下愈倾斜,腰骶神经根需在椎管内垂直走行一段距离后才能从相应的椎间孔穿出,这些在脊髓下端聚集的一大束神经根即形成马尾。各神经根紧贴上一椎骨的椎弓根下缘,在神经根管内走行一段距离后穿出椎间孔。下腰部的椎间孔较上腰部为小,孔的大小在屈曲时增加、伸展时缩小。

(2)腰丛及其分支

1)腰丛的组成。腰丛由第1~3腰神经前支和第4腰神经前支的一部分组成。第4腰神经的一部分下降,与第5腰神经组成腰骶干。腰丛位于腰大肌的肌肉内,在腰椎横突之前。

2)腰丛的分支。闭孔神经自腰大肌内缘穿出,髂腹下神经、髂腹股沟神经、股外侧皮神经及股神经自上而下从其外缘穿出,生殖股神经自前侧穿出。

第四节 骨 盆

骨盆上与腰椎相连,下通过髋臼与下肢骨骼相连,身体的力量由躯干向下经骨盆传达至下肢。骨盆的后正中部为骶尾椎,两侧为髂骨内侧面,在前为耻骨联合及耻骨的升降支。

一、骨盆构成

(一)骶骨

骶椎共有5节,成年后互相愈合成一块,呈三角形,底宽大朝上,向前突出称为骶岬,尖部与尾骨相连。骶骨两侧上部的耳状面与髂骨相应的关节面形成骶髂关节。大部分骶骨前面光滑,后面粗糙,骶神经的前后支分别经骶前孔和骶后孔穿出,第1~4骶椎的棘突相连形成骶中嵴,各关节突形成骶中间嵴,各横突形成骶外侧嵴。

(二)尾骨

呈三角形,由尾椎互相融合形成,在人类为退化遗迹。

（三）髋骨

髋骨是一个不成形扁板状骨，由3个部分组成，髂骨在上，耻骨在前下，坐骨在后下，三骨的会合处为髋臼。两侧髋骨在前部通过耻骨联合相连。在髋臼的下部，耻骨与坐骨支形成一个不整椭圆形孔，称为闭孔，被闭孔膜覆盖，只在上部相当于闭孔切迹部分留一个小缺口，闭孔血管及神经由此通过。髂骨与耻骨上支在前相连接的部分形成髂耻隆起。髂骨与坐骨相接的部分不显著。在闭孔下部的缩窄部分相当于耻骨下支与坐骨下支的连接点。

1. 髂骨

髂骨呈扇形，扇柄朝下，与坐、耻骨相接，扇面即髂骨翼，翼的上缘为髂嵴，呈S形。髂嵴前部的内唇为腹横肌及腰方肌附着，中间为腹内斜肌附着，外唇为阔筋膜张肌、背阔肌、腹外斜肌及臀中肌附着。髂嵴前端的隆起为髂前上棘，为缝匠肌及一部分阔筋膜张肌的起点。其下方另有一隆起为髂前下棘，是股直肌直头的起点。髂嵴往后延伸至髂后上棘，为骶结节韧带的部分起点，其下方有髂后下棘，相当于骶髂关节的最后部。髂骨翼外侧面后部参与形成骶髂关节，前部向外凸出，为臀肌附着处。髂骨内侧面分前、后两部分。前部为髂窝，光滑而凹陷，构成骨盆的后外侧壁，下方以弓状线与髂骨体为界。

2. 坐骨

坐骨体近似锥形，构成髋臼的后上部。坐骨体的外侧面有闭孔外肌附着，内侧面光滑，有闭孔内肌附着。坐骨上支的前缘形成闭孔的后界。坐骨下支的前端移行为耻骨下支。坐骨结节在坐位时是支持身体重量的重要部分，股后屈膝、伸髋肌群均起于上。自坐骨后缘有向后突出的三角形坐骨棘，有肛提肌、尾骨肌、上孖肌及骶棘韧带附着，作为坐骨大、小孔的分界。

3. 耻骨

耻骨上缘是腹直肌的止点及锥状肌的起点。耻骨体及耻骨支附近为股内收肌的起点。耻骨上支上缘锐薄，称为耻骨梳，有陷窝韧带及反转韧带附着，耻骨梳向前的隆起称为耻骨结节，为腹股沟韧带的内侧起点。坐位时，虽然身体的重量由坐骨结节支持，但耻骨体及耻骨弓有固定坐骨结节的功用，防止向内靠拢或向外分开。站立时，虽然身体的重量经髂骨传导到股骨，但耻骨上支及耻骨体可以作为支撑点，防止两块髂骨向内靠拢。

二、骨盆整体观

（一）小骨盆和大骨盆

两侧髋骨的弓状线与骶骨上缘形成一圆周，在此圆周以上部分为大骨盆，其内有消化器官。大骨盆的上部向前敞开，无明显入口，只借两侧髂嵴张开部分表示，其出口即小骨盆的入口。

小骨盆或称真骨盆，居于下方，其上口即大骨盆的出口。小骨盆内有直肠及泌尿生殖器官。小骨盆的下口不规则，无明显界限，且高低不平，在前为耻骨联合下缘，在两侧为坐骨结节，在后为骶尾骨。它们之间有两个切迹，在正中，耻骨弓在耻骨联合之下，由耻骨支形成,其下为泌尿生殖器官;在两侧的骶坐骨切迹,由骶骨体的侧部与坐骨体及坐骨结节形成,此切迹进一步将骶结节韧带和骶棘韧带分为坐骨大、小孔,盆腔内的血管、神经借此二孔使臀部和会阴部沟通。在小骨盆两侧之下部各有一闭孔。

正常情况下,人体直立时,骨盆朝前方倾斜。骨盆上口平面与水平面形成的骨盆倾斜度为50°~60°。骨盆下口平面与水平面也形成约15°。腰5及骶骨纵轴相交成腰骶角,约为130°。

(二)男女性骨盆的不同点

男女性因生理上不同,骨盆的形状有许多不同点。一般来说,女性的骨盆较规则,男性不规则;女性骨盆上口大,呈卵圆形,男性上口较小,呈心形;女性的骨盆较宽而浅,男性则较窄而深;女性的骨盆较直,男性呈漏斗状;女性的骶岬不显著,男性隆凸;女性的坐骨大切迹角度大,男性小;女性的耻骨下角大,为90°~100°,男性小,为70°~75°;女性的髂骨翼近似水平,男性则峭立等。

三、骨盆功能

从结构上说,骨盆可以看作一个完整的环,并可分为前后两弓。后弓由骶骨上部、骶髂关节及骶髂关节至髋臼的髂骨部分构成,后弓是直立位或坐位的负重部分,比较坚固,不易骨折;前弓由髂骨至耻骨的部分构成,连接两侧后弓,比较脆弱,易发生骨折。

从性质上说,骨盆可分为承重弓和联结弓两种。承重弓包括股骶弓和坐骶弓,前者起于髋臼,上行经髂骨至骶骨,站立时承受体重;后者起于坐骨结节,经坐骨支和髂骨后部至骶骨,坐位时承受体重。联结弓在骨盆前部,一方面借耻骨体及其上支与股骶弓相连,另一方面借耻骨及坐骨下支与坐骶弓相连,这两种连接均能稳定及加强承重弓。

骨盆前、后弓有两个骶髂关节和一个耻骨联合,这些关节具有相当弹性,在运动中可以减少震荡,又因为均有韧带连接,在剧烈的运动中也能维持稳定。

骨盆的另一功能为保护盆腔脏器,盆腔内的泌尿生殖和消化器官因为有骨盆壁的坚强保护,得以保持安全并具有相当的活动余地。骨盆除前上部腹壁和下部会阴较薄弱外,两侧均极其坚固。骨盆还是骨盆肌肉以及一些下肢肌肉的起止处。骨盆各骨主要为海绵骨所构成,有丰富的肌肉保护,血供良好,骨折后易于愈合。

四、骨盆软组织解剖

(一)肌肉和筋膜

盆腔的肌肉包括盆腔内壁肌肉和盆膈的肌肉,前者在小骨盆的侧壁有闭孔内肌、髂肌、腰大肌等,后壁有梨状肌。

1.骨盆侧壁

(1)闭孔内肌($L_{4\sim2}$):起自闭孔周围的骨面和闭孔筋膜的内面,肌纤维向外集中,穿过坐骨小孔,出小骨盆,经髋关节囊的后面,与上、下孖肌同止于股骨转子窝,此肌能使大腿外旋。

(2)梨状肌($S_{1\sim3}$):起自小骨盆的后壁,$S_{1\sim5}$骶椎椎体前面及骶结节韧带,向外集中由坐骨大孔出骨盆,止于股骨大转子上缘后部。它将坐骨大孔分成梨状肌上、下孔,上孔内通过臀上神经和血管,下孔通过臀下神经、血管和坐骨神经等。梨状肌收缩能使大腿外旋、外展。

2. 骨盆后壁

(1)髂肌($L_{1\sim4}$):起自髂窝、髂筋膜、骶髂前韧带的骨盆面和骶翼的盆缘,呈扇形,向下紧贴骨盆上口的外缘,越过耻骨升支,最后加入腰大肌腱的外侧。部分纤维直接止于股骨小转子及髋关节囊。

(2)腰大肌($T_{12}\sim L_4$):位于腰椎椎体和横突之间,起于T_{12}和$L_{1\sim4}$椎体的侧面、椎间盘和横突根,向下途中有髂肌纤维加入,经腹股沟韧带的腔隙止于股骨小转子。

髂肌和腰大肌向下合为一肌腱,称为髂腰肌,是大腿强有力的屈肌,在下肢固定时,尚可使躯干前屈。

3. 骨盆底

骨盆的下口为盆膈所封闭,主要由肛提肌和尾骨肌形成,两者合称盆膈肌,但前部阙如,两侧肛提肌之间有一裂隙,为泌尿生殖膈所代替,后者紧张于耻骨下支及两侧肛提肌之间。

(二)主要韧带

骨盆环周围的主要韧带包括骶髂前韧带、骶髂后韧带、骶结节韧带和骶棘韧带等。骶髂关节及周围的韧带以及骨盆底的肌肉和筋膜共同组成骶髂复合体。骶髂韧带非常坚强,能维持骶骨在骨盆环上的正常位置,骶棘韧带能防止一侧骨盆的外旋,而骶结节韧带能防止在矢状面上的旋转。

1. 骶髂后韧带

骶髂后韧带分为长、短两部分,为坚强的纤维束,从骶外侧嵴向外斜至髂骨,加强骶髂关节的后部。短韧带的纤维近乎水平,长韧带的纤维则斜行,在短韧带的浅面向下与骶结节韧带相融合。

2. 骶髂前韧带

骶髂前韧带为宽薄的纤维束,内侧起自骶骨骨盆面的外侧,向外止于髂骨耳状面的前缘和耳前沟。该韧带仅在骶髂关节上部存在。

3. 骶结节韧带

骶结节韧带为一坚强的纤维束,起点很宽,一部与低髂后韧带融合,由髂后上棘和髂嵴的后部向下止于坐骨结节,其附着处由坐骨结节沿坐骨支前延为镰状突。臀大肌一部起于此韧带下部的纤维,一部与股二头肌的起点相混。这个韧带作为骨盆下口的后外侧界,也作为坐骨小孔的下界。

4. 骶棘韧带

骶棘韧带为一扇形坚强韧带,基底由骶尾骨的侧面向外止于坐骨棘,其后部为阴部神经越过。该韧带介于坐骨大、小孔之间,作为二孔界限。由臀部观察,骶棘韧带位于骶结节韧带的深面。它和骶棘韧带能使骶骨稳定于坐骨结节及坐骨棘上，防止骶骨在髂骨上向后转动。

（三）主要血管

腹主动脉在第4腰椎水平分叉成髂总动脉，后者至骶髂关节处进一步分为髂内和髂外动脉。右侧输尿管一般跨越右髂外动脉起始处至小骨盆，而左侧输尿管则跨越左髂总动脉分叉的前方至小骨盆。

1. 髂外动脉

髂外动脉由髂总动脉分叉处至腹股沟韧带中点，沿腰大肌内侧缘与骨盆缘下行，在腹股沟韧带的深面，前面为腹横筋膜，其后为髂筋膜，以后移行为股动脉。这两层筋膜也随股动脉入股形成股鞘。在腹股沟上方，髂外动脉的分支有腹壁下动脉和旋髂深动脉。

2. 髂内动脉

髂内动脉为髂总动脉的内侧末支，起点多平 L_5 和 $L_5 \sim S_1$ 椎间盘高度。髂内动脉主要供给盆腔脏器、盆壁和外生殖器，它的分支均向下行于覆盖腰大肌和梨状肌腹膜壁层的深面，同时越过腰骶丛的浅部。它的变异性非常大。

（四）主要神经

盆腔内的神经主要为骶丛和自主神经系统的骶部。组成腰丛的 $L_{1\sim4}$ 部分与 L_5 合成腰骶干，也参与骶丛的组成。

1. 骶丛

骶丛由腰骶干、骶神经前支和尾神经前支的一半构成。它贴于骨盆后壁，在梨状肌与其筋膜之间，位于骶髂关节骨盆面之前，重要分支有坐骨神经、阴部神经等。

（1）坐骨神经：为全身最大的神经，分为两部分，腓总神经起于 $L_{4\sim5}$ 及 $S_{1\sim2}$ 的后股，胫神经起于 $L_{4\sim5}$ 和 $S_{1\sim2}$ 的前股。两部合并，包于一个总鞘内，由坐骨大孔出骨盆。

（2）阴部神经：由 $S_{2\sim4}$ 神经根组成，位于坐骨神经内侧由梨状肌下缘出骨盆，并由坐骨小孔入会阴。

2. 自主神经骶部

节前纤维来自 $S_{2\sim4}$ 骶髓灰质前外侧柱的细胞，以后经过这些神经的前根和盆丛，止于盆腔脏器之壁，在此交换神经元后，短小的节后纤维分布于肛门和直肠的平滑肌。

第二章

脊柱疾病病因、病理与发病机制

第一节 概 述

脊柱疾病是一类常见病，其中以颈椎病与腰椎病发病率最高，两者的发病率可占成人脊柱疾病的60% ~80%，在某些职业甚至可高达90%以上。流行病学统计表明，有75% ~85%的人会发生颈肩腰腿痛。根据美国国家统计显示，腰背痛的年发生率为15% ~20%，是最常见的导致45岁以下人群活动受限的原因。在欧洲国家，腰背痛的年发生率为25% ~45%。而我国60岁以上的老年人已达1.3亿，占全国人口的1/10。随着社会的老龄化，老年脊柱退行性变成为了颈肩腰腿痛发病率日趋增高的一个重要原因。

脊柱是人体的支柱，与中枢神经系统、周围神经系统、自主神经有密切的关系，尤其与脊髓和神经根紧密相关。脊柱疾病轻者头、颈、肩臂、腰腿痛，影响工作和生活能力，重者瘫痪，给社会、家庭、个人造成严重的危害。近几十年来，由于脊柱疾病而造成的一系列的相关费用在逐年增长。在美国，用于治疗脊柱疾病的年平均费用在100亿~150亿美元，而社会补偿金花费达200亿~300亿美元。

脊柱病的病因学是以传统的病因学说为基础，结合脊柱的解剖、生理功能，来阐述各种脊柱相关疾病的病因及发病特点的学说。主要研究脊柱遭受损害之后，产生的脊髓、周围神经、血管及内脏神经损害的一系列症状的病理与发病机制。

第二节　病　因

脊柱疾病的病因多种多样，大体可分为内在因素和外在因素两类。

一、内在因素

内在因素主要指脊柱骨关节及软组织生理、病理性的因素。如人生中各组织尤其是脊柱的正常老化、退变，以及一些组织的炎症、肿瘤、压迫性病理改变等。

（一）年龄

不同的年龄，脊柱病变的好发部位与发生率也不一样，如儿童易发生寰枢椎半脱位，青壮年易发生腰椎间盘突出症，老年人则常见骨质增生，以及由脊柱内在平衡失常引起的心血管疾病。

（二）退行性变

1. 椎间盘退变

一般认为，椎间盘是人体最早最易随年龄而发生退行性改变的组织，与劳损、外伤有重大关系。椎间盘由髓核、纤维环和椎体上下软骨板三者构成，使上下椎体紧密连接。正常椎间盘髓核含水 80%、纤维环含水 65%，随年龄的增大，含水量逐渐减少，因而逐渐失去弹性和韧性。20 岁后，纤维环开始纤维变性，渐而出现裂纹；髓核多在前者变性的基础上，于 24 岁左右出现继发性改变；软骨板退变较晚，故年龄大者，易患椎间盘疾病（40 岁以上）。当椎间盘破裂或脱出之后，含水量更少，椎间盘软弱，失去了支撑重量的作用，椎间隙狭窄，椎周组织相对松弛，脊椎弯曲时椎体前后错动，产生椎体间不稳，在诱因作用下易发生椎体滑脱或椎间关节错位，从而对神经根、椎间血管、交感神经或脊髓造成压迫、刺激而致病。

2. 椎间盘突出

椎间盘突出症是在椎间盘退变的基础上发生的，而外伤是其发病的重要原因。椎间盘破裂向后方脱出可以压迫脊髓、神经根，从而产生症状。腰段脊柱负重大，为好发部位；颈椎活动度大，椎旁肌肉不发达，外伤机会多；胸椎椎间盘较小且有胸廓限制运动，故较少发生。

3. 韧带椎间盘间隙的出现与骨质增生

退变后，硬化的髓核产生移位，突向韧带的下方，使局部压力增高，牵拉纤维环及四周的纵韧带，继而牵拉椎体边缘，引起韧带连同骨膜与椎体周边皮质骨间的分离，再加上椎体间关节的松动移位，加速韧带与骨膜的撕裂，形成韧带椎间盘间隙，并在此产生血肿，直接刺激窦椎神经而出现症状。韧带下方血肿形成后，随着血肿的机化、钙盐沉积，最后形成突向椎管、椎间孔、颈椎横突孔的骨刺或骨嵴，直接压迫神经根、椎动静脉、交感神经、脊髓而致病，向前突出太多也会压迫食管，产生吞咽困难。

4. 小关节的退变与韧带的增厚钙化

椎间盘退变、椎间关节失稳及异常活动导致小关节退变增生，形成损伤性关节炎。椎间盘及小关节的退变使黄韧带松弛，渐而增生、肥厚，并向椎管内突出，当钙化或骨化后可刺激脊神经根或脊髓。血肿若渗入后纵韧带下，可形成后纵韧带骨化（OPLL）。前纵韧带与后纵韧带钙化或骨化后，可起到局部制动作用，增加颈椎的稳定性。

（三）先天性发育不全与畸形

先天性椎体融合，以 $C_{2\sim3}$ 和 $C_{3\sim4}$ 多见，两节椎体融合，其下一节椎体由于负荷增加使退变明显加剧，甚至出现损伤性关节炎；颈肋与 C_7 横突肥大，可产生锁骨下动脉或臂丛受压症状；脊柱裂是因椎弓根和附件发育缺陷所致，影响脊柱的稳定性；先天性椎管狭窄，其椎管、椎间孔及横突孔等骨性孔道比正常人狭小，代偿功能较差，使得本来不会引起病变的轻度脊柱错位、骨质增生也可产生较重的症状。

（四）内分泌失调

多见于更年期妇女，内分泌失调常并发自主神经功能紊乱，可加剧脊柱失稳。妇女经期前紧张性头痛常为 C_2、C_3 椎体小关节错位引起。

（五）体质

体质的强弱与脊柱相关疾病的发生有密切关系。年轻力壮，气血旺盛，筋骨强健，关节滑利，抵抗外邪能力强，外力也需要足够大才能引起损伤；年老体衰，体质不足，肌肉松弛，骨质疏松者易发生损伤，产生病症。

（六）心理精神因素

可见于神经衰弱或癔症。Frymoyer 早期研究发现，腰腿痛患者中焦虑与抑郁等症状比较常见；Svensson 和 Anderson 认为，经常忧虑、紧张是与腰背痛有关的危险因素。患者的神经活动抑制过程减弱，对疼痛的感受阈降低，肌肉紧张。颈肩腰腿部疼痛的性质、部位和范围都不一定，常有变化，压痛位置也常无定点，使人难以捉摸，且体位改变及咳嗽等腹内压增加动作，也不会使疼痛加剧。此外尚伴有其他一系列症状，如易激动、易恐惧、容易悲观、不易自控、经常头痛、四肢麻木、记忆力减退等，有时还伴有呼吸道或胃肠系统功能紊乱症状，而腰背部组织或内脏无任何器质性病变存在。

上述病因中，以椎间盘退变、椎周软组织相对松弛最为常见。

二、外在因素

劳损、损伤是其主要的外在因素，它取决于工作类型、工作姿势，是否长期低头伏案工作或长期弯腰负荷劳动；是体力劳动还是久坐或久站作业；有无体育锻炼的习惯和工间活动；是在高温还是在严寒环境中工作以及生活习惯中有无嗜烟、酗酒等。

(一)损伤

当外力作用超过脊柱及软组织的生理负荷,或由于任何原因使脊柱与软组织功能控制失调时,如交通意外、运动性损伤、高处坠落等,可造成不同程度的脊柱、肌肉、筋膜、韧带、关节囊等损伤破坏,包括骨折、脱位、出血、肿胀、纤维断裂及小关节滑膜嵌顿等。损伤的特点是受伤均与外力有关。外力可因大小、方向、性质、程度、接触部位不同而有差异,但总的可分为直接外力和间接外力。

1. 直接外力

直接外力所致的损伤发生在外力接触的部位,如跌仆、坠落、撞击、挤压等可直接引起脊柱内外平衡失调,小关节紊乱或错位、脱位。

2. 间接外力

间接外力是指暴力作用于人体,损伤不是发生在暴力作用的部位,而是远离外力作用的部位。根据损伤暴力性质的不同又可分为以下 4 种。

(1)传达暴力:暴力作用于人体的某一部位,传达至脊柱引起相应的损伤。如拳击头部或扇耳光,引起寰枢关节错位,出现头晕、耳鸣、眼花的颈椎病症状;高处坠落,臀部着地,躯干的重力向下,地面的反作用力从臀部向上传达,集中于腰部,导致腰部的损伤。

(2)扭转暴力:是由于脊柱过度或不协调的扭转所致的损伤。扭转暴力可与传达暴力同时存在。例如身体固定,头部向一侧旋转,外力可经上颈椎传达到下颈椎,引起下颈椎的损伤。因此扭转暴力所致的损伤可能并不发生在旋转最初发生的节段,而发生在应力较集中和解剖结构较薄弱的节段,常见的为 $C_{4\sim5}$、$L_{4\sim5}$和 $L_5\sim S_1$。

(3)杠杆暴力:指外力作用与身体重力之间形成杠杆,在其支点发生损伤。例如人体颈椎承受着头部的重量,在其屈伸和侧方活动中,C_4是支点,突然、强力或超过正常范围的活动会造成支点处的损伤,如压缩性骨折、小关节脱位等。杠杆暴力所致的损伤,常常发生在脊柱的活动与不活动相交的节段,如 $C_{4\sim5}$、$C_{5\sim6}$、$T_{12}\sim L_1$、$L_{4\sim5}$和 $L_5\sim S_1$。

(4)肌肉牵拉作用:肌肉是脊柱活动的动力因素,也是脊柱外源性稳定的因素,当脊柱周围的肌肉强烈收缩,使脊柱内外平衡失调,使已有损伤或解剖上的薄弱环节发生移位。

(二)劳损

脊柱是人体运动和负重的轴心,连接脊柱的软组织包括韧带、关节囊、筋膜、椎间盘以及肌肉。超越生理能力的活动或在生理范围内反复的活动,会使应力过分集中在脊柱的某一节段,导致慢性劳损。长期、反复、持续的应力集中于脊柱的椎间盘、韧带、小关节及肌肉、筋膜等组织,超出了组织所能承受的疲劳程度,就会产生脊柱的损伤。

引起慢性劳损的原因有以下几种。

1. 职业相关

脊柱疾病与职业有一定的关系。如颈椎疾病常发生于长期低头或伏案工作的人;腰椎疾病多见于经常弯腰负重工作的工人;小提琴家与经常单肩负重的农民易患颈椎病与脊柱侧弯。

2. 不良的姿势习惯

如歪头写字、姿势性驼背、趴睡、高枕侧卧者都易引起脊柱周围肌肉劳损甚至脊柱变形。

3. 不当的运动锻炼

剧烈运动前没有充分地做好热身准备容易产生扭伤；单侧长期持重的运动，如打保龄球等，会因右肩臂肌肉发达引起脊柱侧弯。

4. 反复损伤或治疗不当

旧伤未愈，又再次损伤该部位或者急性损伤后，发生组织撕裂、血肿，又未彻底治疗，可发展为纤维性变形成创伤性瘢痕，以致肌肉、韧带、关节囊等的粘连，造成伤侧椎旁软组织痉挛，幼儿及青少年时期外伤尤为多见。

肌肉失调、肌肉痉挛及肌肉挛缩构成了慢性劳损的三联病理反应，若不及时纠正，不良刺激始终贯穿在病程之中，旧的创伤和新的创伤交杂在一起，使症状更加复杂。

（三）慢性炎症

脊柱周围的各种炎症可以直接刺激邻近的肌肉、韧带，或是通过淋巴系统扩散以致造成该处张力降低，韧带松弛或关节内外平衡失调，致使脊柱退行性改变加剧或提早。咽喉部的细菌等可以沿淋巴管扩散到颈椎的枕寰、关节周围、肌肉、韧带、关节囊等，导致肌肉痉挛、收缩，甚至使项韧带玻璃样变、项肌黏液样变、关节囊韧带玻璃样变。炎症致关节囊及周围韧带充血松弛，从而出现颈部肌张力下降，也可发生骨质脱钙，使颈椎稳定性遭到损害，导致颈椎失稳而引发骨质增生。因咽喉炎引起的颈椎病以青年居多，儿童中绝大多数自发性 $C_{1\sim2}$ 错位也与此密切相关，是颈椎病低龄化的主要原因之一。

（四）神经肌肉系统疾病

主要见于小儿麻痹后遗症等疾病。如臀大肌麻痹，当患者行走，健侧下肢向前跨步时，其身体要向后倾斜以代替麻痹的臀大肌功能不足，然后再摇摆前进；臀中肌麻痹，当健侧下肢向前跨步时，其身体向外侧倾斜以稳定骨盆，然后摇摆前进；单侧股四头肌麻痹，患者用手按压患侧大腿前方跨步前进；两侧股四头肌麻痹，患者将身体向前屈曲，以保持膝关节伸直，维持步行。这些步态都改变了脊柱在行走过程中的生理负荷，使脊柱偏向负重，从而使脊柱退变提早或加重。

（五）气候及环境因素

在高原生活及工作的人，由于缺氧，代偿性血红蛋白增高，血液黏度增加，影响了血液循环，关节肿胀，缺少营养，关节发生退变的可能性增加。在南方，阴冷潮湿的季节较多，易损伤关节和肌肉，发生炎症反应，也促使关节炎的发生。工人长期的水中作业，同样发生关节炎的机会较多。

（六）感受风寒

脊柱退变或失稳者，由于局部受凉肌肉痉挛、收缩不协调，易诱发脊柱相关疾病。

第三节　病　理

脊柱退变始于椎间盘,椎间盘塌陷时,椎间隙变小。纤维环撕裂能使髓核水分含量进一步减少(纤维环与髓核可以单独发生退变,但常同时发生),也可使髓核膨出或突出,致使椎间隙变窄。向后膨出或突出的椎间盘和肥厚的黄韧带导致椎管狭窄,在某些情况下,这也导致神经根受压肿胀。在椎管狭窄的情况下,硬膜外脂肪也受到影响,由于椎间盘高度降低,椎体周围稳定的韧带松弛,椎体异常活动范围增加,使关节突关节周围韧带压力增加,最终导致关节突关节进一步退变或关节囊撕裂。关节突关节不稳和椎间盘退变成为进一步加重狭窄和不稳定的因素。随着中央椎管和神经根管容积减少,对神经及其血供的压力不断增加,发生缺血性神经炎,引起椎管狭窄的临床症状。马尾部狭窄可致神经根发生脱髓鞘改变,引起持续性疼痛。

一、椎间盘

人体椎间盘由 3 个基本成分构成,即水、胶原及蛋白多糖。水分构成了重量的主要部分,其含量可随椎间盘承受的载荷量的变化而变化。随年龄增长,椎间盘的水分含量下降,髓核脱水而缩小至中心部,其分散载荷的能力也随之降低,从而使纤维环的负载相对增加。胶原的主要作用是维持椎间盘的张力属性。

髓核组织主要含有Ⅱ型胶原纤维,可使髓核的水分含量维持在较高水平,这是髓核能够抵抗压缩载荷的物质基础。纤维环中含有等量的Ⅰ型和Ⅱ型胶原纤维,可进入中老年阶段后,Ⅰ型胶原的含量逐渐增加。椎间盘组织中蛋白多糖主要包括硫酸角质素和硫酸软骨素,其与椎间盘的抗压缩能力也有直接关系,髓核中的蛋白多糖含量高于纤维环。随着年龄增长、退变过程的开始,椎间盘组织中的蛋白多糖含量会逐渐减少。在儿童及青少年时期纤维环呈胶状,随年龄增长,其组织结构逐渐开始纤维软骨化,内层板状结构中出现软骨细胞,髓核与纤维环之间原本非常清楚的界线开始模糊;髓核组织也随着空化、干燥和成纤维细胞的增长,逐渐被纤维软骨样组织替代。

构成椎间盘的软骨板、纤维环及髓核,从 20 ~ 30 岁开始变性,在急性损伤或慢性劳损的作用下,可加速变性进程,其病理改变可表现为以下几点。

(一)软骨板

逐渐变薄、钙化,甚至被髓核侵蚀而造成缺损,并产生软骨囊性变及软骨细胞坏死,使软骨板失去向椎间盘内渗透组织营养液的能力,这样会更加促进纤维环及髓核的变性。由于软骨下出血,纤维环退变,椎体边缘骨赘增生而形成椎骨的继发性改变。

（二）髓核

含水量逐渐减少，其中纤维网和黏液样组织基质逐渐被纤维组织及软骨细胞所替代，而成为弹性下降的纤维软骨实体。因此椎间盘的高度降低，椎间隙狭窄，如发生椎间盘突出，则椎间隙更加狭窄。

（三）纤维环

纤维环变化比软骨板与髓核早，一般20岁以后就停止发育，开始退变。纤维交错的纤维环会因持久运动与互相摩擦，导致纤维变粗和发生网状变性和玻璃样变性，从而使纤维弹性变弱，失去原来的清楚层次与韧性，产生不同的裂隙。在一定诱因下，纤维环破裂，髓核可由破裂处突出。因后纵韧带在后外侧较薄弱，故椎间盘以向后外侧突出者居多。突出的椎间盘早期为较软的纤维组织，以后可逐渐钙化及骨化。

Fraser等人认为，纤维环外周的机械性破坏，由纤维环内过度的高张力及继发性的高椎间盘内压所致。其对纤维环损伤进行了形态学分类。

1. Ⅰ型

Ⅰ型，又称边缘型（即纤维环撕裂型），在纤维环的外层，平行于相邻的1或2个软骨终板的分离性损伤。损伤在纤维环与椎体的边缘附着部，而且常有血管性肉芽组织长入，并可达到纤维环中层，相邻椎体骨缘可出现杯形缺损。肉芽或纤维组织长入取代骨髓，其下骨小梁硬化，骨赘形成。

2. Ⅱ型

Ⅱ型，又称环状撕裂，常见于侧方纤维环，但是可向前或向后延伸，尤其是在外层纤维环病变时。这些病变与血管长入有关，但如同边缘病变一样，无组织学的证据表明有修复发生，此型常伴有边缘性损伤。

3. Ⅲ型

Ⅲ型，又称放射状裂隙，这是进一步退变的结果，髓核突出处的裂隙常在纤维环外层平行或垂直于软骨终板，尤其影响纤维环的后侧或后外侧，有时大的裂隙可延伸至前方。放射状裂隙与髓核脱出有关，其可成为髓核与软骨终板物质向外突出的通道，导致椎间盘突出。后侧外周放射状裂隙的边缘常有血管长入，即血管化，但是无组织学修复的迹象。

上述的组织学与病理学的改变，导致椎间盘高度降低，纤维环膨出，椎间盘突出，椎体后缘的骨赘随之出现，形成了椎管前方结构向椎管内扩张的因素。

二、关节突关节

关节突关节，即小关节，其退变过程与身体其他部位的滑膜关节相似。小关节退变的早期改变是软骨退变渐而波及软骨下骨，形成损伤性滑膜炎。正常情况下，小关节与前面的椎体间关节共同承担垂直应力，当椎间盘的髓核发生退行性改变的时候，椎间盘的高度降低，椎间隙变窄，相对的小关节突发生上下移位，甚至引起小关节半脱位，关节囊受牵拉，小关节在应力负荷作用下，产生损伤性病理改变。小关节周围被关节囊包囊，关节的损伤性炎症必然累及滑膜，产生炎症反应。反复的滑膜炎会使滑膜增厚，滑液分泌减少。小关节的关节软骨面的营养来自滑液的正常代谢，滑液分泌减少或滑液成分的改变均影响小关节软骨结构的维持，发生退行改变。

在椎间盘退变的过程中，关节突增生肥大，内聚而形成球形关节，椎板增厚，关节囊及周围的韧带均松弛，椎间孔的纵径势必缩短，如再遭受外伤或椎周软组织劳损，即可导致上位椎体活动范围的增加，进一步发展成为滑脱，使椎间孔横径(前后径)及椎管的矢状径均缩短，发生椎管狭窄。关节囊前方与黄韧带相连，黄韧带前方的间隙为神经孔，是脊神经通过的部位。当小关节损伤引起炎症或增生改变时，脊神经孔变小，刺激脊神经发生炎症反应。在腰椎会出现侧隐窝狭窄，患者会出现持续性坐骨神经受压的表现。同时由于椎间盘变窄和失稳，关节突关节负荷增加，引起关节突过度骑跨、肥大、增生，关节囊韧带增生骨化，发生骨性关节炎。

三、椎体

椎体退行性变多见于老年人，由于长期慢性劳损，骨小梁的应力改变，加上老年人的骨质疏松，椎体的边缘易发生增生，即骨赘。如果是长期的屈曲位退变，椎体前缘增生明显；如果是长期的伸直位退变，椎体后缘增生明显。单纯的椎体增生较少见，常伴有椎间关节的增生，造成椎管狭窄。在年轻人也可见到椎体增生，多由于外伤造成。脊柱失稳后活动度增加，在关节突关节、钩椎关节或椎体边缘的韧带、骨膜，遭受牵拉、损伤，甚至引起韧带和骨膜与椎骨分离，加上椎间关节的异常活动，使骨膜与椎骨间形成间隙，同时发生出血、机化，而后骨化成为骨质增生。骨质增生的好发部位在颈、腰椎，这与活动度较大、易于损伤有关，胸椎也有但较少。骨质增生随年龄的增长而增多，但不一定致病，只有骨刺突入椎管、椎间孔或横突孔，才可压迫脊髓、神经根、椎旁交感神经或椎动脉而出现症状。

四、椎周软组织

脊柱周围结缔组织很多，但引起临床症状的主要是椎管和神经根管通道周围的韧带组织。

(一)黄韧带改变

黄韧带正常厚度为2～4 mm，由于长期过度牵拉或脊柱失稳活动度加大，使黄韧带负担过大，早期的病理改变主要是韧带松弛、增生、肥厚，后期则可出现钙化或骨化，压迫神经根而出现症状。当脊柱后伸时，肥厚的黄韧带发生皱褶并突入椎管内，或深陷于椎板下方而压迫脊髓产生症状。

(二)前、后纵韧带改变

前、后纵韧带可能因为遭受急性损伤，也可能由于脊柱失稳长期过度活动而受到损伤，早期引起出血、水肿、机化，后期发生钙化与骨化，对脊髓与神经根造成压迫并产生症状。

（三）项韧带钙化

颈椎失稳后，项韧带由于过度活动而肥厚，或因损伤后修复不良而钙化、骨化。项韧带钙化多见于$C_{3\sim6}$的夹肌、半棘肌与小菱形肌附着点处，头颈及上肢运动易损伤此段项韧带。项韧带钙化部位与颈椎病的发病部位多一致。

（四）椎旁肌改变

椎旁肌肉可遭受急性扭伤或慢性劳损，多为肌腱的骨附着点处发生撕脱性损伤，或为肌纤维局限性撕裂。慢性劳损的局部组织呈纤维性变，或机化粘连，椎体周围的肌肉因疼痛而产生保护性痉挛，使椎间关节活动受到限制，甚至使椎间关节处于畸形位。这将增加局部受压部位的退行性变，其结果是椎间关节的纤维性僵直，但很少会发生骨性强直。病变晚期椎间关节周围的肌肉萎缩。

五、神经根

神经根可受突出的椎间盘、变窄的椎间孔或骨刺的压迫。椎间盘向后外侧突出虽未侵入椎间孔，但仍可压迫硬膜囊内的神经根。如单独压迫后根则可出现麻木感而无运动障碍；反之，如果压迫前根，则可有运动障碍而无麻木感；如在前后根汇合处受压，则患者既有运动障碍又有感觉障碍。神经根受压后，根袖可发生纤维化增生肥厚，轻者有神经纤维炎症改变，重者神经纤维可以发生沃勒变性。

六、椎动脉

椎动脉可因颈椎滑脱或钩突关节骨质增生的骨刺压迫而受挤压或扭曲，这可从椎动脉造影中得到证实。椎动脉受压后可产生血循环障碍，一侧椎动脉受压尚不至于出现脑动脉缺血症状；若一侧已有病变，在做向健侧转头使健侧椎动脉也受压迫后，则可出现症状。寰枕关节及寰枢关节错位，常加大椎动脉第三段的扭曲，极易引起双侧椎动脉供血不全而发生眩晕或晕厥；颈椎失稳错位对椎动脉刺激引起痉挛时，也可发生头晕或眩晕症状。

七、脊髓

脊髓损伤后出现以下病理变化。

（一）脊髓休克

一旦脊髓发生解剖学或生理学意义上的横断伤，脊髓上下行传导束功能完全丧失，损伤平面以下发生瘫痪，感觉、自主运动、深反射功能消失，脊髓功能处于暂时性生理停滞状态，此期称为“脊髓休克”。大体病理一般看不到明显的器质性改变，但可能有出血和血肿，显微镜下看不到神经细胞和神经纤维束的破坏。24～48 h后，脊髓的反射功能开始逐渐恢复。膀胱和肠道功能瘫痪会导致尿潴留、肠梗阻。血管舒缩神经失去了对血管的控制之后，血压立即下降，损伤平面以下出汗现象消失，同时体温也受到了影响。如为不完全损伤，度过了脊髓休克期（4～6周），脊髓功能会逐渐有所恢复。

（二）脊髓实质性损伤

如果为急性损伤，可以造成脊髓挫伤、裂伤及碾挫伤，严重时可将脊髓完全横断。病理改变可见髓质内出血和血肿，神经组织受机械性损伤后表现为细胞肿胀，尼氏小体聚集，染色体溶解，核消失或偏位，胞质呈无定型，甚至呈空泡状，长束神经纤维可见断端缩成球状，髓鞘断裂。损伤后血管病变可加重损害范围和损伤程度。脊髓受压早期，如排除挤压因素，脊髓功能可以全部或者大部分恢复；如果压迫持续存在，伤后可立即出现不同程度的弛缓性瘫痪。后期脊髓可因压迫而引起血液循环障碍，脊髓发生萎缩、缺血性坏死、液化及瘢痕形成，使瘫痪成为永久性。

（三）脊髓出血、坏死及囊腔形成

脊髓遭受损伤后，最早可见的组织形态学的改变就是出血。动物实验显示，损伤后15 min可见中心灰质的薄壁血管破裂，有红细胞漏出到血管周围间隙，30 min可见红细胞及血浆积聚在中央灰质、后角的血管周围及脊髓实质中，1 h可见灰质中有多处出血灶，白质中偶见小片出血。3 h灰质中灶性出血融合成片，出血面积占脊髓面积1/4左右，白质中出现出血灶。6 h出血面积进一步扩大，约占横面积的50%，达到脊髓出血量的一个高峰，中央管多已破裂。出血的中心部开始凝固性坏死，进一步液化则形成小囊腔，12～24 h脊髓的50%以上为出血所破坏。灰质碎裂坏死，48 h至1周脊髓大部分坏死，残留周边部分白质。2周时残存周围的白质也被破坏，4～6周时则大部分为神经胶质所代替。

（四）硬脊膜内或硬脊膜外出血

损伤后由于硬脊膜内或硬脊膜外小血管破裂，可有少量出血，使硬膜内外压力增高，压迫脊髓，如形成血肿，则可产生类似脊髓受压的病理改变，临床上表现为不同程度的神经损伤症状。随着血肿的吸收，感觉和运动可有一定程度的恢复。出血和血肿也可向上、向下蔓延数个节段，使神经损害程度加重，瘫痪平面不断升高。如果病变部位在颈髓，出血可向上蔓延至延髓，影响呼吸和循环中枢，患者可在短时间内死亡。

（五）脊髓水肿

脊髓损伤后在出血的同时，早期即开始肿胀。神经纤维的水肿表现为轴索与髓鞘之间的空隙加大，根据实验观察，伤后5 min就可以出现水肿，3 d后达高峰，一般7～14 d逐渐消失。如果损伤持续存在，则水肿可持续更长时间。

第四节 发病机制

脊柱疾病的发病机制主要是内、外因作用于脊柱及周围的软组织，使其产生一定的病理变化，从而引起一系列的相对应的临床症状。

目前，有关脊柱疾病发病机制的学说主要有以下 3 种。

一、骨性学说

骨性学说是医学界普遍遵循的传统理论，有广泛深远的影响。国内外多数学者认为，骨质病变是形成脊柱病变的主要因素，有人强调椎间盘变性、椎间盘突出、椎骨椎体缘骨赘形成、椎间孔缩小、椎体移位等病理改变。先天因素及后天病变造成椎管狭窄的危害性更为学术界所公认。在这种观点指导下，针对骨质病变进行手术，确实解决了部分难治性的脊柱疾病，如重型脊髓型颈椎病。因此，半个世纪以来，骨性学说长期处于独尊的地位。

二、软组织损伤学说

对于骨性学说不能说明的现象，运用软组织损伤学说却能予以较满意的解释。

(1)85% ~90% 的患者在无外伤的情况下，毫无诱因地突然出现颈肩臂痛或头晕、耳鸣等症状。

(2)X 线所见与疼痛、眩晕等症状不成正比。

(3)采用针灸、封闭、拔罐等非手术治疗，疼痛等症状可以较快缓解，部分患者的症状甚至呈戏剧性地迅速消失。

三、软硬相关学说

软组织损伤学说(软学说)与骨性学说(硬学说)两大学派争论了 10 余年，过分强调软组织的损伤，忽视骨性病变的作用；或者过分强调骨性病变的临床意义，而忽视软组织损伤的客观存在，都是片面的。两者的结合则可以更全面地解释脊柱疾病的发生机制。

第三章

颈椎退行性病变相关疾病

第一节　颈椎病

一、概述

广义地讲，所有的颈部疼痛不适、活动障碍等表现均可诊断为“颈椎病”，这是从症状学的角度进行命名。但是，从专业角度或严格意义上诊断，颈椎病是特指因颈椎间盘退变及其继发性改变，包括韧带改变、骨质增生、椎间盘突出、后纵韧带钙化和继发性椎管狭窄等，刺激或压迫相邻组织如脊髓、神经根、血管等，并引起相应症状或体征者称为颈椎病。

（一）流行病学

调查发现，50 岁左右的人群中有 25% 以上患过或正患颈椎病；60 岁左右的人群中有 50% 以上患过或正患颈椎病；70 岁左右的人群中患病率更高，几乎达到 100%，可见颈椎病的发病率随着年龄的增长而成倍递增。

（二）发病原因

从本病的定义可以看出它发病的病因是颈椎椎间盘退行性变。研究证实，我们人类椎间盘在 20 岁以后即开始退变，在绝大多数情况下，这种退变是缓慢、渐变和无症状的，当遇到劳损、外伤及感染等诱发因素后退变可明显加速，并在原有基础上出现一系列继发性改变，包括椎间盘髓核突出或脱出、韧带骨膜下出血骨化，连接颈椎的前、后纵韧带、黄韧带及项韧带发生松弛导致颈椎失稳，进而增生、肥厚，特别当后纵韧带及黄韧带增生情况下，减少了椎管和椎间孔容积，从而引起各种临床症状。

好发于$C_{5\sim6}$、$C_{4\sim5}$椎间隙。

二、病理生理

颈椎病的病理机制比较复杂，目前仍不完全清楚，它的发病是一个连续的过程。通常将其分为3个阶段。

（一）椎间盘变阶段

从20岁即已开始，由于椎间盘水分丢失，导致其生物力学性能改变，使纤维环的胶原纤维变性，纤维排列紊乱，出现裂纹和断裂，使纤维环出现裂隙。此种裂隙以后方居多，在外力作用下可诱发髓核从此裂隙向后方突出。从生物力学的角度来看，其特征是弹性模量改变，内压升高，椎间不稳和应力重新分布。

（二）骨刺形成阶段

骨刺形成阶段是上一阶段的延续，表明所在节段椎间盘退变已经引起椎间应力分布的变化，即代偿性反应，具体表现为骨赘形成以及小关节、黄韧带等组织结构的增生肥大，其结果是重建力学平衡，这是人体的一种防御机制。从病理角度看，多数学者认为骨赘来源于韧带和椎间盘退变损失后出血、无菌性炎症，最后导致机化、骨化或钙化。

（三）临床刺激压迫阶段

只有当两个病理阶段的改变对周围相邻组织脊髓、神经根和血管等产生影响而引起相应变化才具有临床意义。

(1)前方压迫以椎间盘和骨赘为主：压迫脊髓前中央动脉或沟动脉，以运动障碍为主，下肢重于上肢。

(2)前中央或前侧方的压迫：侵犯脊髓前角与前索，并出现一侧或两侧的锥体束征。

(3)侧方和后侧方的压迫以黄韧带、小关节为主：表现为以感觉功能障碍为主。

(4)脊神经根的压迫：来源于钩椎关节及椎体侧后缘的骨赘。关节不稳及椎间盘侧后方突出也可压迫神经根。

(5)椎动脉：真正由于增生和压迫导致狭窄的很少见，但造影发现因椎动脉痉挛，使一颅内血供减少，产生眩晕，甚至摔倒。

(6)各种小关节松动、脱位、增生、肥厚均可刺激位于关节周围的末梢神经纤维，产生颈部疼痛和不适。

三、诊断

（一）症状与体征

颈椎病主要有以下4种类型。

1. 神经根型颈椎病

神经根型颈椎病型最多见，占 50% ~60%。由于颈椎退变，致压物压迫脊神经根或被动牵拉产生神经根性症状。表现为与受累神经一致的神经干性痛或神经丛性痛，同时有感觉障碍、感觉减弱或感觉过敏等。神经支配区的肌力减退，肌肉萎缩，以大小鱼际和骨间肌为明显，上肢腱反射减弱或消失。当颈椎间盘和骨赘压迫神经根，同时因脊神经根被膜的窦椎神经末梢受到刺激，则有明显的颈项痛和上肢痛。其中以 $C_{4\sim5}$、$C_{5\sim6}$ 和 $C_{5\sim7}$发病率最高。

2. 脊髓型颈椎病

脊髓型颈椎病占颈椎病的 10% ~15%。由于压迫脊髓，此型症状最严重。锥体束在脊髓内的排列由内及外，依次为颈、上肢、胸、腰、下肢及骶部的神经纤维。

依据脊髓受压部位，锥体束直接受压或因血供障碍可产生不同症状。通常可分为3 型：①中央型（上肢症状为主型），锥体束深部邻近中央管处先被累及，先出现上肢症状，以后出现下肢症状；②周围型（下肢症状为主型），锥体束表现受累，先出现下肢症状，当进一步发展累及锥体束深部，则出现上肢症状，但症状严重度仍以下肢为重；③前中央血管型（四肢症状型），脊髓前中央动脉受累，上、下肢同时出现症状。

患者出现上肢或下肢麻木无力、僵硬，双足踝棉花感，足尖不能离地，触觉障碍，束胸感，双手精细动作笨拙，夹东西、写字颤抖，手持物经常掉落。在后期出现尿失禁或排尿、排便困难等括约肌功能障碍。

检查时有感觉障碍平面，肌力减退，四肢腱反射活跃或亢进，而腹壁反射、提睾反射和肛门反射减弱或消失。霍夫曼（Hoffman）征、髌阵挛及巴宾斯基（Babinski）征等阳性。依据上、下肢感觉，运动和括约肌功能进行颈脊髓功能评分。目前国际通用的为日本整形学会（JOA）17 分评分，可作为临床脊髓功能的评定。

3. 椎动脉型颈椎病

椎动脉型颈椎病确诊困难。理论上由于颈椎退变性压迫因素或节段性不稳定，可致椎动脉遭受压迫或刺激，使椎动脉狭窄、折曲或痉挛，造成椎-基底动脉供血不全，出现偏头痛、耳鸣、听力减退或耳聋、视力障碍、发音不清、突发性眩晕而猝倒。因椎动脉周围有大量交感神经的节后纤维，可出现自主神经症状，表现为心悸、心律失常、胃肠功能减退等。

4. 交感型颈椎病

交感型颈椎病确诊困难，也有学者不承认此类型的存在，认为此类型就是椎动脉型颈椎病。由于此型以中年妇女为多见，因此常认为是女性更年期综合征的临床表现，根本就不是什么“颈椎病”。患者职业多与长期低头、伏案工作有关，主要表现为症状多，客观体征少；感到颈项痛、头痛头晕、面部或躯干麻木发凉、痛觉迟钝；易出汗或无汗，感到心动过速或过缓、心律不齐；也可有耳鸣、听力减退、视力障碍或眼部胀痛、干涩或流泪。或诉记忆力减退、失眠等女性更年期综合征症状。

（二）影像学检查

虽然影像学检查十分重要，但诊断必须同时结合临床表现，而不能单独依靠影像学检查作为诊断颈椎病的依据。

1. X 线片

X 线片可示颈椎曲度改变，生理前凸减小、消失或反弓，椎间隙狭窄，椎体后缘骨赘形成，椎间孔狭窄。在过伸、过屈动力位摄片时可显示颈椎节段性不稳定，表现为在颈椎过伸和过屈位时椎体滑移距离>3 mm，颈椎管测量狭窄，矢状径<13 mm。

2. CT

CT 可显示颈椎间盘突出，颈椎管矢状径变小，黄韧带骨化，硬膜间隙脂肪消失，脊髓受压。由于颈椎间隙相对腰椎间隙明显狭小，并且呈一定弧度，故 CT 扫描颈椎间盘突出有一定误诊率，临床上常常有患者行 CT 检查，报告显示"CT 椎间盘突出"，而患者没有任何表现，若行 MRI 检查却是完全正常。不过 CT 检查在显示椎间盘椎管钙化程度方面非常准确。

3. MRI

MRI 可确诊是否有颈椎间盘突出、脊髓受压程度和范围：T_2 加权硬膜囊间隙消失，椎间盘呈低信号，脊髓受压或脊髓内出现高信号区加权示椎间盘向椎管内突入等。

四、颈椎病的自然史

颈椎退行性疾病在中老年人群中普遍存在，有症状、需要医学干预的仅占极少。研究发现，50 岁以上症状轻微的颈椎病患者，部分 MRI 上无异常发现；但在部分患者中却存在严重的脊髓压迫。此时，对于外科医生如何判断患者是否需要治疗，什么样的治疗措施是恰当的，这些问题的回答需要医生通过科学了解颈椎病的自然史以及对临床表现和物理检查结果的正确分析，才能做出科学理性的回答。

（一）神经根型颈椎病的自然史

神经根型颈椎病是临床最常见颈椎病类型，临床发现"软性"椎间盘突出的预后可能要比继发性椎间孔狭窄和硬性椎间盘（椎体后缘骨赘）压迫要好。因为症状的改善，通常与椎间盘的脱水和退变程度有关。但椎间盘的"软"和"硬"程度往往在手术中才能明确判断。

许多研究表明，少数神经根性颈椎病，在非手术治疗后常可能残留有神经系统症状。Lees 和 Turner 发现在 2/3 患者中残留有神经系统症状。理疗中心提供的非手术治疗效果满意度明显高于临床中心的结果。典型的椎间盘髓核突出会随着时间的延长而逐渐部分脱水吸收、体积缩小、压迫减轻，这就是许多"软性"椎间盘突出的患者经过一段时间的保守治疗后症状逐渐消失的原因。椎间孔狭窄和慢性侧方椎间盘突出引起的神经根型颈椎病的自然史目前尚不清楚，但两者的预后都较好，只有少数患者残留有神经系统症状。

（二）脊髓型颈椎病的自然史

一般认为脊髓型颈椎病发病后神经系统功能恶化是非线性的，也即不可预测性。一些患者的病程中出现了平台期，但症状自然改善的病例很少，少数病例出现了相当快的神经功能恶化期。通常认为 MRI 检查 T_2加权像上出现高信号影像作为预测神经功能永久损害的依据，但与一些患者的临床随访表现并不一致。

典型脊髓型颈椎病的症状进展是缓慢和隐匿的，许多患者在病情进展期间都会出现一段稳定期，从出现症状到手术治疗的时间从几个月到数年不等。

手的感觉障碍是常见的主诉，患者描述指尖麻木感、刺痛感和手套感，前两者通常局限于手指。值得注意的是许多患者主诉所有手指均发生感觉障碍，而不是按照神经根皮节支配的模式出现。应该强调这是脊髓受压的症状，而不是数根神经根同时受压的根性放射痛症状。

脊髓型颈椎病出现步态异常，通常是下肢肌张力增高的结果，而不是肌力下降造成的。患者常主诉双下肢沉重感，并且不能精确控制双下肢的随意运动。早期颈椎病的患者出现步态异常，大多数患者自己可以非常敏感地察觉，但物理检查往往不能发现这种非常精细的本体感觉异常。在许多严重脊髓型颈椎病患者中，步态不稳发生急骤并且进展迅速，就诊时需要外力辅助或者需要轮椅才能行动。

手部症状的加重非常敏感，直接引起患者的关注。患者发现自己完成精细动作困难，如系纽扣、从移动目标上取物品，写字时笔迹发生变化；手部肌肉无力可能导致手的动作能力下降，生活自理能力困难。

以往认为脊髓型颈椎病是一种良性病变，但这种观点受到越来越多的质疑。临床上，许多脊髓型颈椎病造成严重的神经功能障碍，恢复起来十分困难。

总之，关于脊髓型颈椎病自然史的研究文章很多，比较一致的看法是：脊髓型颈椎病发病过程中常常有一个稳定期和随后的急骤功能恶化期。这就是脊髓型颈椎病确诊后应该尽早手术治疗的理论依据。

五、鉴别诊断

(1)肩周炎、肘管综合征和腕管综合征。

(2)胸廓出口综合征。

(3)神经根肿瘤。

(4)与颈椎骨折、脱位、结核和肿瘤所致的脊髓压迫症的鉴别。

(5)侧索硬化症：好发于40岁，无感觉障碍、肌肉萎缩明显。

(6)脊髓空洞症：好发于青年，出现感觉分离。

(7)女性更年期综合征：50岁左右女性患者出现手指或者四肢远端麻木，夜间或早晨有明显症状时应该注意。

六、治疗

颈椎病是一种慢性退变性疾病，其治疗应根据不同的病程和不同的病理类型而有所不同，分为非手术治疗和手术治疗两方面。非手术治疗是基本治疗方法，又是手术治疗方法的基础。

(一)非手术治疗

1. 适应证

(1)轻度颈椎间盘突出症。

(2)早期脊髓型颈椎病。

(3)神经根型颈椎病。

(4)颈椎病的诊断依据不足,需边治疗边观察、进一步确诊的患者。

(5)全身情况差,不能耐受手术者。

(6)手术恢复期的患者。

2. 非手术治疗的方法

非手术治疗包括颈椎牵引、理疗、改善不良工作体位和睡眠姿势。药物治疗以消肿止痛、活血、营养神经为主,急性发作期可用甘露醇、地塞米松(无糖尿病)缓解症状。

(1)颈椎牵引是颈椎病非手术治疗的基本方法,其目的和作用如下。

1)限制颈椎活动,减少负重,减轻病变组织水肿、充血。

2)使头部肌肉松弛,解除痉挛,减轻椎间盘压力负荷,有利于膨出椎间盘复位。

3)有助于维持颈椎生理曲度,恢复颈椎正常序列和小关节功能。

(2)牵引重量和注意事项:

1)座位牵引重量一般为 1.5~2.0 kg,卧位牵引要感觉舒服很多,可以适当增加牵引重量,病重者牵引时间可以持续 24 h。

2)原则上无论何种伤病采用枕颌带牵引术,其最大牵引重量不超过 3 kg(也有认为不超过 5 kg),否则有引起皮肤软组织压迫坏死可能,或者引起下颌关节综合征。

(二)手术治疗

1. 手术适应证

(1)脊髓型颈椎病由于疾病自然史将逐渐发展,使症状加重,故确诊后应及时手术治疗。

(2)神经根型颈椎病经上述非手术正规治疗无效而症状逐渐加重者。

2. 手术禁忌证

有严重心、肺、肝、肾功能障碍不能耐受手术者,术后发生心脑血管意外及肺栓塞可能性极大者,已发生严重瘫痪预计手术效果不佳者。

3. 手术入路与手术方式选择

(1)前路手术:是最常用的手术方式,具有切口小、损伤轻的优点。若压迫来自前方,节段不超过 3 个椎间隙、后方无压迫、无发育性椎管狭窄者可从前路手术;若发病为单个椎间盘,可行前路髓核摘除椎间植骨融合内固定术,有条件者可行人工椎间盘置换术;超过一个间隙者可行椎体次全切除髂骨植骨或钛网植骨钢板内固定术;若前方压迫情况严重或椎管严重发育性狭窄者,应先行后路减压,一期或二期行前路减压植骨内固定术。

(2)后路手术:若压迫来自椎管后方,或以后方压迫为主,或者属于前方广泛椎管压迫,可选择后路椎管减压术,如后路椎管扩大成形术,根据具体情况可一期行后路侧块钉棒固定植骨融合术,也可行开门钢板固定术等。

4. 经验与教训

术前常规应摄颈椎正侧位片、颈椎 CT 平扫重建,了解骨性椎管是否有局部骨性狭窄,是否合并有发育性椎管狭窄或颈椎后纵韧带骨化及范围大小;行 MRI 检查了解脊髓是否有缺血变性,便于抉择手术方式及了解预后。文献中报道有术前不行 CT 检查,仅根据 MRI 检查行前路减压植骨内固定术,造成患者瘫痪加重甚至死亡者,术后查找原因时发现有严重的后纵韧带骨化、椎管狭窄、术中硬脊膜粘连严重,从而造成医源性颈髓损伤者,应引以为戒。

七、手术效果评估及其预后

(一)影响手术效果的相关因素

颈椎病的手术疗效是有多方面因素决定,无论是前路、后路或者侧前方手术,其手术目的无非是减压和稳定。因此,手术时机的选择是疗效好坏的首要问题。在受压的脊髓神经根组织未发生不可逆性损伤之前手术,有可能获得良好结果,反之即使减压彻底也无济于事。除手术操作的准确性以外,下列因素也应该高度注意。

1. 诊断是否正确

临床上常常可以见到把脊髓侧索硬化症和脊髓空洞症错误地当作颈椎病进行手术,其效果可想而知。

2. 手术部位和入路选择

术前应认真阅读影像学资料,以了解椎管压迫来自方向,前方压迫为主则选择前方手术效果最好,反之应该采取后路手术,或者是前后路手术,否则不能达到最佳效果。

3. 病程长短

神经组织长时间压迫导致缺血时间过久可产生神经变性,甚至发生不可逆性改变,故一旦确诊,不宜长时间地进行保守治疗,尽早手术是关键。

4. 减压范围

减压范围不够会影响术后疗效。

5. 骨赘能否吸收

尽管有研究发现,椎间隙融合固定后骨赘经过 1 年时间可以有 50% 吸收或者变小,但是这种吸收是非常缓慢且不彻底的,会影响术后神经功能恢复。

(二)术后疗效的临床判断

大量的临床病例手术结果观察已经证明,神经根型颈椎病手术效果最好,术后优良率可达 90%(身前手臂疼痛消失、神经障碍恢复);而脊髓型颈椎病的效果则非常不理想,前路手术减压的长期效果据报道,患者脊髓功能恢复满意率是 60% ~70%,20% 有改进,10% 完全没有缓解。有学者认为脊髓型颈椎病的术后 2 年患者的满意率最高。这表明,虽然手术已经完成了充分减压,但由于脊髓内在的变化,仍将妨碍神经功能的康复。

痉挛症状的恢复常常晚于感觉和运动功能的恢复。进一步的临床研究发现，在整个颈椎病术后当天至长期随访过程中，患者术后病情的变化主要有以下几种类型。

1. 无反应型

术后仅有轻微变化，患者感觉身体有轻松感，但无感觉和运动功能改变，多数症状和体征不发生改变，术后3～6个月仍无改善迹象，多提示神经组织已变性，恢复困难，预后差。

2. 缓慢恢复型

术后1周有某些症状改善，以后仍有缓慢好转，但功能的好转不明显，3～6个月后往往不再有进步。此型预后也不乐观。

3. 一过性反应型

术后数日症状明显减轻，并有部分功能恢复，1周后突然停止恢复，或者已改善的功能又回到术前状况。这种情况证明减压是有效的，但由于神经组织已有变性，故不能恢复，预后可能欠佳。

4. 即刻反应型

术后数日，患者感到四肢轻松，躯体紧缩感和沉重感消失或减轻，关节功能明显改善，而且这些变化继续进展，提示脊髓血液供应恢复，脊髓变性不严重，预后良好。

5. 延迟反应型

少数病例术后短期内无明显改善，而术后1～2个月症状缓慢改善，并且这种改善持续相当长时间。这种情况多见于病程长的神经根型颈椎病或脊髓型颈椎病，预后较好。

第二节　颈椎管狭窄症

一、概述

颈椎管狭窄症系指在颈椎管骨性狭窄的基础上，颈椎间盘退行性改变引起椎间盘膨出或者突出，相邻椎体后缘和小关节骨质增生、黄韧带肥厚压迫和刺激颈脊髓神经根而产生脊髓、神经症状。

颈椎管狭窄可分为原发性和继发性两种。原发性为先天发育性颈椎管狭窄，继发性主要为退变性颈椎管狭窄及少见的医源性颈椎管狭窄。白种人的椎管一般比黄种人要粗，因此白种人出现脊髓性压迫的比例小，亚洲的黄种人较容易出现脊髓压迫。

颈椎管狭窄症和过去一般的颈椎病概念的不同之处在于存在骨性狭窄因素，这一点很重要。临床研究提示骨性狭窄的存在对于手术方式的选择有重要参考意义。将“颈椎管狭窄症”从颈椎病的诊断中分离出来，目的在于强调它的先天因素、潜在危险性和手术方式的选择等方面的特殊性，从而引起临床医生的足够重视。

二、诊断

(一)症状与体征

1.发病特点

发病特点为多见于中、老年人,缓慢隐匿性发病。常因外伤而诱发。

2.脊髓压迫症状

脊髓压迫症状可表现四肢麻木、无力、活动不灵,双手不能做精细动作,胸部有紧束感,下肢活动不灵,有踩棉花感,解大小便费力。检查可发现四肢及躯干感觉减退,肌力减弱,四肢腱反射活跃或亢进,Hoffmann 征和 Babinski 征阳性。脊髓功能状况也可按 JOA 评分。

3.颈神经根压迫症状

颈神经根压迫症状首先表现为沿着神经根分布区域的疼痛,常相当严重,如同放电样的感受。为了缓解疼痛,患者常表现出上肢高举等被动体位。有神经根损伤障碍表现,Spurling 征阳性。神经根损伤的定位:$C_{3\sim4}$椎间为 C_4 神经根,$C_{4\sim5}$为 C_5 神经根,以此类推。

(二)影像学测量

1.X 线颈椎管矢状径测定

系诊断颈椎智狭窄的依据。颈椎管矢状径的测定为颈椎椎体后侧中央至相对椎板连线之最短距离。正常颈椎管矢状径为:C_1 20 ~ 34 mm,C_2 18 ~ 21 mm,$C_{3\sim4}$为 12 ~ 14.5 mm,$C_{6\sim7}$为 11 ~ 13.5 mm,颈椎矢状径临界值为 13 mm,≥13 mm 为正常,<13 mm 为颈椎管狭窄。

2.颈椎管 CT 和 MRI 检查

CT 和 MRI 检查可确诊,除能观察上述椎体中部狭窄之部位,同时也可观察颈椎管其他部位有无狭窄征象。颈椎椎管前后径<12 mm 为椎管狭窄。

三、治疗

(一)治疗原则

由于颈椎管狭窄症常常表现为脊髓压迫,故确诊后最好的治疗方法就是迅速手术解除脊髓压迫。

1.保守治疗

保守治疗适用于术前准备阶段或不能耐受手术的患者。

具体方法:理疗、改善不良工作体位和睡眠姿势。药物可用西比林、颈痛颗粒等,急性发作期可用甘露醇、地塞米松(无糖尿病)缓解症状。不可行牵引治疗,可能加重患者的症状。

2. 手术适应证

经正规保守治疗无效，病情加重，严重影响生活与工作者均可行手术治疗。

手术禁忌证：有严重心、肺、肝、肾功能障碍不能耐受手术者，术后发生心脑血管意外及肺栓塞可能性极大者，已发生严重瘫痪预计手术效果不佳者。

（二）手术方式

颈椎管狭窄良好的手术疗效有赖于手术方式的正确选择和脊髓的充分减压。

1. 后路椎管减压术

后路椎管减压术是传统的手术方式。该术存在很多缺点，椎管狭窄病例因其缓冲间隙小，椎管内压力高，采用各种咬骨钳切除椎板时，咬骨钳反复撞击脊髓，易造成脊髓的直接损伤。术后因脊柱不稳可出现“鹅颈畸形”等并发症。

2. 后路椎管扩大成形术

由日本学者所进行的各种椎管扩大椎板成形术替代椎板切除术，使疗效大大提高，尤其“单开门”椎管扩大成形术因其具有较多的优点而在临床上广泛地使用。但“单开门”手术有其自身缺点，如减压不彻底、颈椎反弓脊髓漂移幅度小、椎间盘突出和后纵韧带骨化重、脊髓漂移幅度大，往往引起 C_5 神经根牵拉症状（表现为屈肘和肩外展功能障碍）等。

3. 前路减压术或者联合后路椎管扩大成形术

前路减压较彻底直接，避免了后路手术的缺点，但对后纵韧带骨化重和椎体附件骨赘、黄韧带肥厚等不能充分减压。前路直接减压联合后路间接减压，脊髓漂移对重型颈椎管狭窄减压充分彻底。总之，前后路联合减压治疗重型颈椎管狭窄症疗效较好，其缺点是创伤大、手术时间长。

4. 经验与教训

术前应根据患者影像学检查、症状、体征及手术耐受性抉择手术方式是单纯后路减压还是分期或一期后前路联合手术。术中可应用磨钻和薄枪钳减少对脊髓的干扰，若出血多时宜冷静压迫止血，切勿在血泊中操作而造成医源性脊髓损伤。必要时可在局部麻醉（局麻）下行后路减压，便于指导术中操作，防止出现脊髓损伤并发症。

第四章

腰椎退行性病变相关疾病

第一节　腰椎间盘突出症

一、概述

腰椎间盘突出症是因椎间盘变性，纤维环破裂，髓核突出刺激或压迫神经根、马尾神经所表现的一种综合征，是腰腿痛常见及重要的原因。

国外最早认为腰椎间盘突出症是一种"软骨瘤"并进行手术。1932 年美国青年医生 Joseph. barr 首次提出腰椎间盘突出是腰腿痛的可能病因，他介绍一例典型患者由神经科医生 Jason mixter 完成手术，术后病理报告仍为"软骨瘤"。两人经复习研究既往手术病例，共同在《新英格兰医学杂志》发表了名为《累及椎管的椎间盘破裂》的论文（第 1 篇关于椎间盘突出的文章）。国内 1946 年天津骨科医院方先之教授首先在国内开展腰椎间盘髓核摘除手术，1954 年在《外科学报》发表了国内第 1 篇关于腰椎间盘突出症手术的论文。

之前有腰椎间盘纤维环破裂症、腰椎间盘脱出症、腰椎间软骨盘突出症等多种称谓，现统称腰椎间盘突出症。

统计表明，瑞典人腰痛的发病率在轻体力劳动者中占 53%，在重体力劳动者中占 64%，患腰痛者 35% 将发展为腰椎间盘突出症。本病占下腰痛患者的 10% ~15%，占因腰腿痛住院者的 25% ~40%。

本病多见于青壮年，其中 80% 为 20 ~ 40 岁，老年人发病率极低，20 岁以内者占 6%，男女比为(7 ~ 12)：1，这与男性劳动强度大及外伤机会多有关。

本病虽然腰椎各节段均可发生，但由于腰骶椎活动度大，处于活动的脊柱与固定的骨盆交界区，其承受的应力最大，椎间盘容易发生退变和损伤，故 $L_{1\sim5}$椎间盘和 $L_{5\sim}S_1$椎间盘突出发生率最高,可占90%以上。国外报道以 $L_5 \sim S_1$ 最多见,国内以 $L_{4\sim5}$ 最多见,高位椎间盘突出占3% ~5%,两处同时突出者占5% ~10%,3 处以上同时突出者少见。

二、椎间盘解剖要点和退变突出的病理过程

(一)椎间盘成长和退变

出生后 6 个月,纤维环和髓核尚未完全形成;20 岁时椎间盘基本成熟,纤维环和髓核方可以分离,髓核此时保持胶冻样性质,弹性很好;30 岁时髓核水分减少,但仍保持柔软和韧性;40 岁时椎间盘失水更多,髓核失去胶冻样特性,呈现面团样;50 岁椎间盘呈一硬团,髓核大部分纤维化而减少;60 岁以后椎间盘髓核逐渐纤维化,故不容易发生椎间盘髓核突出或者高位椎间盘髓核突出。

(二)椎间盘的解剖生理

1. 组成

椎间盘是体内最大无血管组织。

(1)上下软骨板无血供、无感觉纤维。

(2)髓核含水 80%,以蛋白黏多糖为主,含有少量胶原纤维。具有高度弹性和膨胀性,无血供、无感觉纤维。

(3)纤维环由胶原纤维(50% ~70%)和纤维软骨组成。表面有血供和感觉纤维(属窦椎神经支配——腰痛的原因)。

(4)椎间盘细胞占 1%,合成、维持适当的大分子物质(如蛋白黏多糖、蛋白酶及抑制剂),保持椎间盘组织的动态平衡。来源:纤维环-间质细胞和髓核细胞脊索。

2. 胶原蛋白和蛋白黏多糖的功能特性

(1)膨胀压力、机械负荷及水化作用

1)蛋白多糖可产生很高的膨胀压填充于椎间盘中。

2)椎间盘所含水分的多少依赖于椎间盘所承受外加负荷的大小和蛋白多糖含量的多少;高负荷时,可使椎间盘内 20% ~25% 的水分流出,在晚上休息时再进入(水化作用)。

3)机械负荷主要由胶原纤维维持。

(2)溶质渗透性蛋白黏多糖带负电荷,故带正电荷的抗生素如庆大霉素或托布霉素能更大程度进入椎间盘组织内(青霉素和头孢霉素带负电荷)。

(三)临床病理分期

腰椎间盘突出主要的病理基础是腰椎退行性变,病理学上分为以下 5 种类型。

1. 纤维环膨出

纤维环附着于相邻椎体垢环之间,呈环状凸起,完整而无断裂,若其均匀性膨出至椎管内,可引起神经根受压。

2. 纤维环局限性突出

纤维环局限性隆起，内层纤维环断裂，髓核向内层纤维环薄弱处突出，但外层纤维环仍然完整，产生临床症状。切开外层纤维环，髓核并不自行突出。

3. 椎间盘突出

突出的髓核为很薄的外层纤维环所约束，产生严重的临床症状。切开外层纤维环后髓核自行突出。

4. 椎间盘脱出

突出的髓核穿过完全破裂的纤维环，位于后纵韧带下，髓核可位于神经根的外侧、内侧或椎管前方正中处。

5. 游离型椎间盘

髓核穿过完全破裂的纤维环和后纵韧带，游离于椎管内甚至位于硬膜内蛛网膜下隙，压迫马尾神经或神经根。

三、基本病因与诱发因素

(一)基本因素

基本因素为椎间盘退行性变。积累伤力是椎间盘变性的主要原因。应该注意：无论椎间盘是否退变，急性损伤都会发生椎间盘突出，在非急性损伤时，椎间盘突出的先决条件是发生了退变性改变。

(二)诱发因素

(1)遗传：有阳性家族史的患者21岁以前发病率比正常人高5倍。

(2)妊娠。

(3)身高和体重：过高过胖者。

(4)年龄：中年最高，20～50岁占64%，40岁以上占36%。

(5)外伤和职业：司机。

(6)脊柱畸形和生理曲度的改变：外伤骨折导致畸形。

(7)吸烟。

(8)糖尿病。

(9)种族：印第安人、非洲黑人发病率极低。

四、诊断

(一)症状与体征

1. 腰痛和坐骨神经痛

95%的腰椎间盘突出症发生在 $L_{4\sim5}$ 或 $L_5\sim S_1$ 椎间盘，故患者多有腰痛和坐骨神经痛。有关突出椎间盘压迫神经根引起疼痛的机制，目前主要的理论如下。

1）机械压迫学说。

2）化学性神经根炎学说。

3）椎间盘自身免疫学说。

2. 下腹部痛或大腿前侧痛

在高位腰椎间盘突出，$L_{2\sim4}$神经根受累，可出现这些神经根（股神经）支配区的下腹部、腹股沟区或大腿前内侧疼痛。

3. 麻木

当椎间盘突出刺激了本体感觉和触觉纤维，引起肢体麻木而不出现下肢疼痛，麻木感觉区按受累神经区域分布。

4. 间歇性跛行

患者行走时，随着距离的增多而出现腰背痛或患侧下肢放射痛或麻木加重。行走距离短者仅10米多，多为数百米，取蹲位或坐位休息一段时间症状可缓解，再行走症状又复出现，称为间歇性跛行。这是因为椎间盘组织压迫神经根或椎管容积减小，使神经根充血、水肿及炎性反应所致。当行走时，椎管内受阻的椎静脉丛逐渐扩张，加重了对神经根的压迫，引起缺氧而出现症状。

5. 马尾综合征

马尾综合征多见于中央型腰椎间盘突出症患者。患者可有左右交替出现的坐骨神经痛和会阴区的麻木感。有些患者在重体力劳动后或在机械牵引和手法“复位”后，突然出现剧烈的腰骶部疼痛、双侧大腿后侧疼痛、会阴区麻木、排便和排尿无力或不能控制，出现严重的马尾神经受损的症状。以后疼痛消失出现双下肢不全瘫，括约肌功能障碍，解大、小便困难，男性出现阳痿，女性出现尿潴留和假性尿失禁。

6. 肌瘫痪

神经根严重受压时出现神经麻痹，受累肌瘫痪。$L_{4\sim5}$椎间盘突出，L_5神经根麻痹，胫前肌，腓骨长、短肌，踇长伸肌及趾长伸肌瘫痪，出现足下垂。其中以踇长伸肌瘫痪、踇趾不能背伸最常见。

（二）体征

1. 腰椎侧凸和脊柱外形变化

腰椎前凸减小、消失或后凸。$L_{4\sim5}$椎间盘突出常出现腰椎侧凸，$L_5\sim S_1$侧凸不明显，临床上患者行走呈姿势性侧凸。腰椎侧凸与腰椎间盘突出组织和相邻神经根的部位有关。突出物在神经根内侧–腋部，腰椎凸向健侧，使神经根松弛，减轻神经根所受突出椎间盘的压力。突出物在神经根的外侧–肩部，腰椎凸向患侧，使患侧纤维环紧张和髓核部分还纳，达到减轻椎间盘对神经根的压迫。腰椎侧凸也受到骶棘肌痉挛的影响。但腰椎棘突偏歪不能作为腰椎间盘突出症的特有体征，约50%的正常人有棘突偏歪。

2. 压痛点

在后侧椎旁病变间隙有深压痛，压痛点多在病变间隙的棘突旁。有时向同侧臀部和下肢沿着坐骨神经分布区放射。深压痛刺激了骶棘肌中受累神经的背根神经纤维产生感应痛。压痛点在$L_{4\sim5}$椎间盘突出较$L_5\sim S_1$椎间盘突出更为明显，但也有部分患者仅有腰背部压痛而无放射痛。

3. 腰椎运动受限

腰椎间盘突出症患者腰椎各方向的活动度都会减低。有腰椎侧凸时,腰椎向凸侧侧弯受限。根据椎间盘突出的类型,腰椎的前屈后伸运动受限程度也不同。纤维环在未完全破裂时,腰椎后伸受限。

4. 肌肉萎缩与肌力的改变

受累神经根所支配的肌肉,如胫前肌,腓骨长、短肌,踇长伸肌及趾长伸肌、腓肠肌等,皆可有不同程度的肌肉萎缩与肌力减退。椎间盘突出症,踇趾背伸肌力明显减弱,严重时距小腿关节(也称踝关节)背伸无力。椎间盘突出症可见小腿三头肌萎缩或松弛,肌力也可改变但多不明显。

5. 感觉减退

感觉障碍可表现为主观麻木与客观的麻木。神经感觉障碍按受累神经根支配区分布。其中以固有神经支配尤为明显,L_4神经根受损,大腿内侧和膝内侧感觉障碍;L_5神经根受损,足背前内侧和拇趾感觉障碍;S_1神经根受损,足外侧及小趾感觉障碍。

6. 腱反射改变

$L_{3\sim4}$椎间盘突出,膝反射减弱或消失;$L_5\sim S_1$椎间盘突出,跟腱反射改变。

(三)特殊体征

(1)直腿抬高试验阳性:正常神经根在直腿抬高50°~70°时有3~5 mm的移位。

(2)仰卧挺腹试验:患者仰卧,做挺腹抬臀的动作,使臀部和背部离开床面,出现患肢坐骨神经痛者为阳性。

(3)股神经牵拉试验:患者取俯卧位,患肢膝关节完全伸直。检查者上提伸直的下肢,使髋关节处于过伸位,当过伸到一定程度时,出现大腿前方股神经分布区域疼痛者为阳性。此方法用于检查$L_{2\sim3}$和$L_{3\sim4}$椎间盘突出的患者。

(4)屈颈试验(Lindner征):患者取坐位或半坐位,两下肢伸直,此时坐骨神经已处于一定的紧张状态,然后向前屈颈,引起患侧下肢的放射性疼痛者为阳性。

(四)影像学检查

影像学检查是诊断腰椎间盘突出症的重要手段,但正确诊断腰椎间盘突出症必须将临床表现与影像学检查相结合,仅以影像学检查为依据或片面强调影像学检查的重要性是不正确的。也就是说仅有影像学检查证实而无相应腰椎间盘突出的临床表现,则不能诊断"腰椎间盘突出症"。

1. 腰椎X线平片

腰椎X线平片有以下征象:

(1)腰椎正位片正常或者可呈侧弯。

(2)腰椎侧位片椎间隙狭窄、生理前凸变小或消失,严重者甚至反常后凸。

2. CT

CT主要是观察椎管不同组织密度的变化。表现为硬膜外脂肪组织消失,椎间盘组织从后方压迫硬膜囊或从后外侧压迫神经根，硬膜囊向一侧推移，神经根向不同方向移位。较大的椎间盘突出，神经根由突出椎间盘影所覆盖，硬膜囊受压变扁。

3. MRI 检查

从 MRI 图像上所表现的信号，大体上分为高、中和低强度。通常在 T_2 加权像，骨皮质、韧带、软骨终板和纤维环为低信号强度；椎体、棘突的松质骨因含骨髓组织，故表现中等信号；椎间盘介于前两者之间；脂肪组织和血管为高强度信号，脊髓和脑脊液次之。T_2 加权像对椎间盘组织病变显示更明显。正常椎间盘在 T_2 加权像上显示较均匀减低信号，在 T_2 加权像上呈高信号。而 T_2 加权像上退变椎间盘呈中度信号，在严重退变呈低信号，称为黑色椎间盘，由于 T_2 加权像脑脊液信号强而发亮，椎间盘突出压迫硬膜囊显示更加清楚。

五、鉴别诊断

（一）与腰痛为主要表现的疾病的鉴别

（1）腰肌劳损、韧带炎、急性腰扭伤。
（2）第三腰椎横突综合征。
（3）椎弓根峡部不连与脊柱滑脱症。
（4）腰椎结核或椎体骨肿瘤。
（5）陈旧性腰椎骨折后遗症。

（二）与腰痛伴坐骨神经痛的疾病的鉴别

（1）神经根及马尾肿瘤：呈现持续性疼痛，夜间痛明显。
（2）腰椎管狭窄症：年龄较大(50 岁以上多见，间歇性跛行)。

（三）与坐骨神经痛为主要表现的疾病的鉴别

（1）梨状肌综合征。
1）以臀部和坐骨神经痛为主，症状与活动有明显关系。
2）髋关节外屈、外旋位抗阻力时可诱发本病症状。
3）坐骨神经 84.2% 从梨状肌下缘穿过，15.8% 从梨状肌中间穿过下行。
（2）盆腔疾病：以腰痛为主，可能有牵涉痛。

六、治疗

腰椎间盘突出症的治疗方法有保守治疗、介入手术和外科手术治疗。

（一）保守治疗

1. 适应证

适用于初次发作，病程较短（3 个月以内）及经休息后症状明显缓解，影像学检查无严重突出者。

2. 目的与效果

目的是使椎间盘突出部分和受到刺激的神经的炎性水肿加速消退，从而减轻或解除对神经根的压迫。80% ~90% 的患者可以经非手术治疗而愈。

3. 方法

(1)绝对卧床休息：可以减少椎间盘承受的压力，缓解原先髓核对神经根局限性的压迫，达到临床症状减轻或消失。卧床休息甚为重要，一般卧床 3 ~4 周症状大多能缓解。

(2)牵引：可使椎间隙增大及后纵韧带紧张，有利于突出的髓核部分还纳。

(3)推拿、按摩：可缓解肌痉挛，松解神经根粘连，或者改变突出髓核与神经根的相对关系，减轻对神经根的压迫。

(4)硬膜外腔注入少量激素和麻醉药物，可抑制神经末梢的兴奋性，同时改善局部血运，减轻局部酸中毒，从而起到消炎作用，阻断疼痛的恶性循环，达到止痛目的。但如系巨大的椎间盘突出压迫神经根，因机械性刺激未能解除，故症状也难以缓解或消失。

(5)静脉用脱水、激素及抗炎止痛药。

(二)介入手术治疗

介入手术也称有限手术或“微创”手术，目前主要方法有：①髓核化学溶解法(胶原酶注射疗法)；②臭氧疗法；③经皮髓核切吸术；④激光消融术。

1. 髓核胶原酶化学溶解法

经皮化学髓核溶解术(CNL)：1963 年 Smith 首次采用经皮椎间盘穿刺注入木瓜凝乳蛋白酶治疗腰椎间盘突出症，开创了微创脊柱治疗的先河，随后胶原酶被广泛地用于临床。

(1)方法与原理：即将胶原酶注入椎间隙或者突出髓核区域，通过使髓核的主要成分软骨黏多蛋白解聚释放硫酸软骨素，从而达到溶解髓核，解除对神经根压迫的目的。

(2)临床价值：其运用价值一直存在着争议。其毒性反应及远期疗效还需在临床上进一步验证，争议较大。McCulloch 统计北美近 17 000 例髓核化学溶解疗法，并发症发生率为 3. 2%，常见的并发症有变态反应、椎间盘炎、灼性神经痛、继发性椎间孔或椎管狭窄。

由于蛋白酶所具有的专一性，即使准确地注入突出髓核部位，也只能达到部分溶解，故效果有限。

(3)适应证：初发、轻度突出或脱出患者，因为各种原因暂时不能进行开放手术的患者。

(4)效果：由于髓核的主要有效成分是蛋白黏多糖，其次才是胶原蛋白，因此胶原酶仅仅能够溶解少部分突出髓核，并且受到手术者技术条件限制，其最终临床效果是非常有限的。

2. 臭氧治疗腰椎间盘突出症

(1)臭氧是 3 价氧原子，是一种强氧化剂，是手术室、化验室、换药室等医疗场所进行空气消毒的一种常用消毒气体。常温下半衰期约 150 min，在水中的溶解度是空气的 13 倍。

(2)应用原理与现状:臭氧髓核消融术是通过注射少量臭氧气体,使髓核组织脱水萎缩,不损伤髓核周围组织及神经,达到使椎间盘减压的目的。它的优点是安全系数高、风险小、见效快,无变态反应及其他明显并发症,对高龄患者安全。缺点是适应证局限,只适用于单纯性腰椎间盘突出症患者。

目前在欧洲,臭氧主要应用于腰椎间盘突出和骨关节疾病的治疗、创伤及难治性溃疡(如糖尿病足)的治疗、癌症的辅助治疗、抗自由基防衰老、脑卒中及病毒性肝炎等疾病的治疗。

(3)镇痛机制:抑制无髓损伤感受器纤维,激活机体的抗损伤系统,并通过刺激抑制性中间神经元,释放脑啡肽而起作用,类似于化学针灸的作用。

(4)国外统计显示经皮穿刺臭氧注射术治疗椎间盘突出症的有效率为68%~80%。

(5)适应证以椎间盘源性(椎间盘膨出)腰痛为主、初发轻度突出患者。

3. 经皮腰椎间盘切吸术(APLD)

(1)方法和作用:1975年Hijikata SJ首次报道采用经皮穿刺技术治疗腰椎间盘突出症,开辟了一条介于开放手术和保守治疗间的新途径,由于其优越的性能和操作的改进,使之在全球迅速被推广。

1)优点:①不必进入椎管内手术,保持了椎管的稳定性;②避免了硬膜外和神经根周围的出血;③没有硬膜外瘢痕形成和减少了神经根的周围粘连;④局部麻醉,手术简便,创伤小,安全性大,恢复快;⑤并发症少;⑥在椎间盘镜下操作,可避免盲目性。

2)缺点:①手术是在X线透视下进行,难以达到彻底减压;②适应证较局限,只限于单纯性和急性椎间盘突出症。

3)手术方法:在后正中线旁进针,斜穿入椎间盘后,依次换套管后,用切吸器摘除髓核组织,对纤维环后方钻孔,以产生减压及内压外泄作用,使突出髓核对神经根压力降低、体积缩小、软化,从而解除对神经根和周围痛觉感受器的压迫和刺激。

(2)适应证:初发、轻度突出或脱出患者,各种原因暂时不能进行开放手术的患者。

(3)治疗效果:各家报告的治疗有效率为70%~97%。有研究发现,在临床上经APLD治疗的大多数突出间盘治疗后并无明显回缩,因此临床症状改善不明显。

4. 经皮激光椎间盘减压术

(1)应用现状:经皮激光椎间盘减压术(PLDD)是继化学溶核术、PD、PAD和AMD之后腰椎间盘突出症经皮穿刺治疗的又一项新进展。1986年在奥地利最先将PLDD技术用于临床,并于1987年首次报道了这一临床应用结果。迄今为止,世界范围内实施PLDD的病例数已愈万例。国内于20世纪90年代初开始在临床上应用此项新技术。最近几年来报道较多的波长为2.1 μm的钬激光,其辐射范围更易控制、精确度高、安全性大。

(2)方法与原理:PLDD是指在C形臂X线或CT的引导下,用16G或18G穿刺针刺入病变的颈或腰椎间盘,通过穿刺针导入200~800 μm光纤,然后启动激光治疗系统发射激光,将椎间盘部分髓核汽化,从而降低椎间盘内压力,达到治疗椎间盘突出症目的的一种微创手术方法。它的优点:①手术操作简单,在局麻下进行治疗,而且手术时间很短;②手术造成的创伤很小(针眼1 mm);③同期可进行多个椎间盘病变的治疗;④因为无椎管内的操作,因此术中及术后并发症很少;⑤住院时间短;⑥手术治疗后常见的瘢痕形成和出血问题不会出现;⑦患者痛苦小,恢复快。它的缺点同样是适应证较局限。

其作用机制是激光汽化一定量的髓核组织后,椎间盘内压显著降低,从而缓解对神经根及周围痛觉感受器的压迫和刺激,进而达到缓解和消除症状的目的。

(3)LDD的治疗效果:目前各家报道的有效率为70%~95%,其中在PLDD创始人之一Ascher的一组报道中,333例平均随访26个月,疗效为78.4%。

(4)适应证:初发、轻度突出或脱出患者,各种原因暂时不能进行开放手术的患者。

(三)外科手术治疗

临床研究已经证实,绝大多数腰椎间盘突出症患者经过正规的保守治疗,其临床症状和体征可以得到明显缓解甚至痊愈,仅有10%~20%的患者需手术治疗。

1.外科手术指征

(1)确诊后经过正规保守治疗(1个月左右,有的认为应有3~6个月)无效者;或保守治疗有效,但是经常复发,严重影响工作生活者。

(2)急性腰椎间盘突出症,根性疼痛剧烈,无法缓解且持续性加重者。

(3)出现典型的神经根受压定位损伤体征者或马尾神经受压症状和体征者。

(4)影像学检查显示为明显或破裂型巨大突出、脱出者;对神经或硬膜囊有明显严重压迫者。

(5)老年患者,腰椎间盘突出合并有严重腰椎椎管狭窄者。

(6)青少年患者(可能有遗传因素或外伤史)保守治疗无效者。

2.手术方法

(1)后路腰椎间盘突出髓核摘除术:包括半椎板切除椎间盘切除术、全椎板切除椎间盘切除术、椎板间开窗椎间盘切除术。此术式的优点是术野清楚、操作方便,术后效果肯定。缺点为半椎板、全椎板椎间盘切除,会造成脊柱后柱结构的破坏,对脊柱稳定性有一定影响。开窗式椎间盘髓核摘除术对脊柱稳定性影响较小,但手术操作难度较大。

(2)后路椎间盘髓核摘除术+腰椎融合术:脊柱融合的基本目标是防止进一步的节段运动,包括横突间植骨融合术、椎间植骨融合术及椎间融合器融合术,同时一期行内固定术,以达到腰椎在正常序列融合的目的。此术式是目前国际最为常用的手术方法。

横突间植骨融合术的优点为技术方法简单,融合率较好。缺点是完整保留椎间盘可成为潜在的疼痛源,后方入路可损伤后方椎旁软组织。

经后路腰椎间融合术(PLIF)的技术是指采取后方入路进行后外侧及前方椎体间融合。显露后方结构并进行广泛的椎板切除,目前多采用椎弓根螺钉技术来提供坚强的后方固定,防止植骨块向后漂移,并在植入椎间融合装置时做临时撑开。该术式的优点包括:大量切除了作为疼痛源的椎间盘;增加了椎间高度,协助恢复矢状面力线,增加神经根管的垂直高度;植入椎间骨块并加压。

后路椎间融合器融合术的方法是切除病变椎间盘后,把充满骨粒的椎间融合器(cage)植入病变的椎间隙中。该术式的优点是保持椎间隙高度,提供前柱支撑,增加了融合率,患者可早些下床活动。

(3)经前路手术方式:经前路途径有经腹膜和经腹膜外两种方式,以后者多见。前路手术其优点在于:能良好地暴露整个椎间隙和软骨盘;可同时处理 $L_{4\sim5}$ 和 $L_5\sim S_1$ 椎间盘;可在椎间盘摘除后植入大块髂骨,椎间融合面积远远大于 PLIF;保持椎间隙宽度,并能达到骨性融合。但前路经腹入路需进入腹腔,术后易发生胃肠消化功能紊乱,也有术后发生肠粘连者。其缺点是手术入路过程中可发生灾难的血管损伤和腹部脏器损伤,无法可靠地解除对神经根的压迫,如损伤自主神经丛,造成逆向射精。

(4)微创手术:后路显微内镜下腰椎间盘切除术(MED)是现代脊柱微创技术之一,为治疗腰椎间盘突出症的有效手术。它的优点是对局部软组织破坏小,手术视野清晰,由于减少了显露和切口闭合时间,故实际手术时间 20 min 左右,出血少,损伤轻微,缩短患者术后住院和康复时间。微创可扩张通道系统,同时完成椎间盘髓核摘除、侧隐窝神经根管减压术和椎间植骨融合术。

(5)人工椎间盘置换术(ADR):是近年来治疗腰椎间盘退变性疾病的新方法,从20世纪80年代开始临床应用。它不仅切除了病变椎间盘,同时恢复了该节段的稳定性和活动功能,理论上可避免腰椎融合带来的相邻节段退变加速。其优点是并发症少,伴有的病理改变少,保留椎间隙更高,关节突关节影响较小。缺点是人工假体材料需要改进和完善。

(6)人工髓核置换术(PDN):单纯髓核置换的优点如下。

1)手术操作简单,创伤小,易被患者接受。

2)可以用微创技术,甚至在内镜下置入。缺点是不适用于严重椎间盘退行性病变和椎间隙变窄者,只适用于早、中期椎间盘退行性病变者。

(四)并发症防治

1. 椎间盘突出症手术的常见并发症

(1)术中神经根损伤。

(2)硬脊膜损伤及脑脊液漏。

(3)受纳切口感染和椎间隙感染。

(4)术后复发:国外报道为5%~20%,国内报道为1.8%~6.3%。复发原因:节段定位错误和(或)髓核摘出减压不彻底。近年研究发现脊柱不稳是复发的主要原因。先行保守治疗,必要时再次手术,手术时应考虑椎间植骨融合术,特别是节段因承受应力较大,最好行原位椎间植骨融合术。

(5)术后神经根粘连。

(6)椎间隙塌陷和脊柱不稳。

2. 对于以腰痛为主要症状患者的注意事项

(1)先评估过程应更加小心,应想到引起腰痛的其他原因。

(2)拍摄腰椎屈伸位动态 X 线片以判断有无腰椎不稳(矢状位滑移 3 mm 或伸屈角度位移>11°)。

(3)理论上腰椎间盘造影术有助于诊断椎间盘源性下腰痛。

(4)单纯的髓核摘除术不能解除患者的长期腰痛,再次手术时应行椎间植骨融合术。

3. 腰椎间盘突出症手术内固定指征

(1)首先应明白，是否行内固定，在脊柱外科领域仍存在争议。

(2)髓核突出是造成腿痛的主要原因，单纯髓核摘除即可获得很好疗效；当髓核突出伴有更长时间（超过6个月）的腰痛，并经过检查证实有腰椎节段不稳时，应考虑行椎间植骨融合术。

(3)对于复发性腰椎间盘突出，二次手术时可考虑行融合术，因为复发本身就说明有腰椎不稳，而且显露这个节段时需要做更大的切口和暴露有可能加重不稳。

综上所述，腰椎间盘突出症的手术治疗方式在不断发展，但传统术式仍是目前最常用且疗效可靠的方法。显微外科技术的应用使得手术损伤更小。必须综合考虑患者的病情和医院的技术水平等因素来决定患者的治疗方案。

七、临床自然转归

应该明白，腰椎间盘突出症是一种自限性疾病，绝大多数患者不用采取任何治疗措施都有可能自动缓解，时间为1~2周或者数月、数年不等。

有学者研究总结，起初2个月60%的患者腰腿痛症状明显减轻，1年时20%~30%的患者仍主诉腰腿痛，要求手术的决定一般在1年内做出。

第二节 腰椎管狭窄症

一、概述

早在1803年法国解剖学家 Antoine Poral 通过尸体解剖观察到脊柱畸形可产生一节或多节段椎管狭窄，严重者可使原椎管缩小一半，造成脊髓压迫症。1949年荷兰神经外科医师 Verbiest 较系统地提出椎管、神经根管和神经孔狭窄的概念，称为椎管狭窄。1972年Epstein 认为椎管狭窄可由发育性或退变造成，后者为临床所常见。1976年 Amoldi 和其他20位国际知名学者在 *Clin Orthoprel Res* 杂志上联合提出了较全面的腰椎管狭窄症的定义和分类（即国际分类法）。因此，1975和1976年被认为是对腰椎管狭窄症较全面认识的一个时期。

（一）定义

腰椎管狭窄症是指腰椎管因某种因素发生骨性和纤维结构的异常导致一处或多处管腔狭窄，压迫硬脊膜与神经根而产生的一系列症状和体征的临床综合征。本病是腰腿痛常见原因之一。

(二)分型

1. 解剖学分型

(1)中央椎管狭窄通常发生于椎间盘水平,即椎管前后径减少,并可能由此导致神经性间歇性跛行及臀部、大腿或小腿疼痛。当矢状径<10 mm 为绝对狭窄,<10 ~ 13 mm 为相对狭窄。狭窄的原因通常是由于黄韧带肥厚,上位小关节增生、内聚,椎体边缘骨质增生及椎间盘突出。典型的影像学表现是椎管形态显示为“三叶草”。

(2)侧方通道(周围性)狭窄包括侧隐窝狭窄、根管狭窄和椎间孔的狭窄等,其标准是上关节突与椎体后缘的距离<4 mm。这些部位的狭窄都可以挤压神经根并引起放射痛。

2. 病因学分型

(1)原发性腰椎管狭窄包括先天性、发育性椎管狭窄。

(2)继发性椎管狭窄包括退行性、医源性、创伤性和其他椎弓峡部裂滑脱等所致椎管狭窄。其中临床上以退行性椎管狭窄最为多见,多发生在老年人,女性发病平均年龄为73 岁,男性发病年龄稍小些。女性患者比男性容易发生脊柱滑脱,而退行性滑脱也是椎管狭窄的原因之一。

由于退行性变所致的椎管容积减小是缓慢发生的过程,神经组织能适应和耐受此变化,当超过神经耐受的极限则出现症状。然而绝大多数生理性退变,即使影像学检查有较重的椎管狭窄,也可无神经症状。

二、诊断

(一)症状特点

(1)由于椎管狭窄多为退行性椎管狭窄,故发病人群多为 50 岁以上中老年及从事重体力劳动者。青年人患此病非常少见,除非患有先天性椎管狭窄、外伤史和手术史、椎体滑脱、侧弯等因素。

(2)慢性发病,有多年下腰痛史,逐渐出现一侧或两侧下肢痛,站立、行走后疼痛加重。

(3)研究总结最常见临床症状为间歇性跛行(假性跛行)及站立不适(94%),其次为麻木(63%)、无力(43%),症状为双侧的占 68%,膝上和膝下均不适的占 78%。病史中同腰椎管狭窄症有关的资料还包括年龄超过 65 岁,严重的下肢痛,坐位时疼痛消失。

神经根管狭窄可出现大腿前内侧和小腿前内侧疼痛或麻木。L_5 神经和 S_1 神经受累,出现小腿、足背、足底疼痛,也可出现下肢麻木。活动行走除疼痛麻木外,也可因步行路途距离增加而感小腿乏力,这些症状可因休息、下蹲而缓解,再度行走活动又复出现,也称间歇性跛行。中央型椎管狭窄可为腰骶部痛、双下肢疼痛、麻木、会阴麻胀感、排尿费力。患者为了缓解疼痛常呈前屈位行走,减少伸直位时腰椎黄韧带增厚突入椎管内,从而使腰椎管容积增加,这称为姿势性跛行。有的患者喜侧卧屈曲位,不愿仰卧。这些患者可以较长骑自行车锻炼身体而不能长时间步行活动。另一部分患者表现为行走活动中肌痉挛性疼痛,多为小腿前外侧肌肉,不因体姿改变有所缓解,此与下肢血氧张力降低有关,称为缺血性跛行。

(二)体征特点

检查时常常正常,或仅有非特异性表现。腰椎无侧弯,但腰椎前凸减小,腰椎前屈正常、背伸受限,腰椎后伸时,可感腰骶部痛、骶部痛或下肢痛并麻木。一些患者的体形呈现猿类动物的形态即臀部、膝部微弯,躯干向前弯曲,这种半弯曲的姿态可以帮助患者站立及步行较长的距离。可有下肢肌或臀肌萎缩,一般无感觉障碍,也可有 L_5 或 S_1 神经分布区痛觉减退,踇背伸力正常或减弱,跟腱反射减弱或消失,直腿抬高试验阴性。

(三)影像学检查

(1)X 线片示腰椎退行性改变,如骨赘形成,椎间隙狭窄,腰椎生理前凸减小或反常。

(2)腰椎 CT 轴位片示腰椎间盘膨出,关节突唇样增生、内聚(呈三叶草样),椎管矢状径<10 mm,侧隐窝前后径<3 mm。

(3)腰椎 MRI:T_1 加权像可示多个椎间盘突出;T_2 加权像示多个椎间盘信号减低,硬膜囊呈蜂腰状狭窄。

三、鉴别诊断

(1)恶性肿瘤:病史、夜间痛、体重减轻及疼痛并不因体位的变化或服用止痛药而减轻者,需要高度怀疑恶性肿瘤的存在。

(2)感染:老年患者由于机体抵抗力下降,容易患原发性椎间隙感染和脊柱结核。

(3)血管性跛行:对于有腿痛的中老年患者,神经性跛行必须同血管性跛行进行鉴别。

(4)周围神经性疾病。

(5)骨性关节炎。

四、治疗

(一)非手术治疗

虽然非手术治疗不能解除神经组织受到的压迫,但可以消除或减轻神经根、马尾、硬膜及硬膜外炎症和水肿,从而减轻或缓解症状。

(1)短时间卧床休息:通常需要卧床休息 3 ~ 5 周症状即可缓解或消失,对于缓解严重狭窄对神经根的挤压有一定帮助。但是长时间卧床可能导致老年人其他并发症发生,故许多学者认为卧床时间不宜超过 2 周。

(2)药物治疗:在卧床休息期间可以适当应用非甾体抗炎药物(NSAIDs)。此类药物主要是作用于小关节突周围,对于改善后伸运动有明显效果。

(3)理疗、功能锻炼、适当腰椎牵引和中医中药疗法等。

(4)封闭。

(二)手术治疗

1.手术适应证

非手术治疗无效时即考虑手术治疗。目前较普遍认同的指征:

(1)中重度的神经压迫症状,无或伴有轻度腰背痛。

(2)影响行走功能的坐骨神经痛。

(3)进行性加重的行走距离受限(即间歇性跛行)。

(4)大部分或进行性神经功能缺失。

(5)出现马尾神经受损症状。

(6)经保守治疗无效者。

单独影像学依据、椎管结构狭小或较轻的神经根压迫而无明显症状都不是手术指征。手术的目的并不是治愈,也不是治疗腰背痛,而是改善腿痛、间歇性跛行、神经功能缺失等压迫症状,尽量恢复原有的生活方式。高龄患者并不是手术禁忌证,已有较多文献报道高龄患者疗效满意。

2.手术禁忌证

有严重心、肺、肝、肾功能障碍不能耐受手术者,术后发生心脑血管意外及肺栓塞可能性极大者,已发生严重瘫痪预计手术效果不佳者。

3.手术方式

(1)腰椎管狭窄减压术式分类:腰椎管狭窄减压术式报告很多,基本分为广泛椎板切除减压和有限减压两类。

广泛椎板切除减压法:手术时将在所有受累的脊柱横向平面去除椎板和黄韧带,再对侧隐窝行减压,对于受累神经手术根在直视下从硬膜起始部至神经孔出口的整个行程行彻底减压。确定减压是否充分的方法是仔细用神经探子松动神经根和用带钩神经根探子探查神经管道。此术式的缺点是由于广泛破坏脊柱后方结构,对脊柱稳定性有一定影响,并可能发生硬膜囊神经根的术后粘连。选择后路全椎板切除的原因是尽管临床症状提示仅为单平面狭窄、单侧神经根受压,但椎管狭窄是一种多平面疾病,单平面减压远期效果不理想。

有限减压法:退变性椎管狭窄多为阶段性,主要为黄韧带打褶、增生性肥厚,小关节和关节囊的增生,以及纤维环膨出所致。在矢状面骨性椎管常常不狭窄,因而应行选择性的有限减压,以保留较多的后部骨和韧带结构,从理论上讲,可减少术后发生脊柱不稳定。有人通过 Mata 分析报道其疗效优于全椎板切除术。

目前主要有多节段椎板切开术、选择性椎板切除术、选择性单侧或双侧单节段或多节段椎板切开术以及多种椎板成形术,如内侧椎板成形术、开门式椎板成形术等。

(2)关于植骨融合问题:近年来对于腰椎管狭窄减压术后行融合的作用讨论较多,减压后没有同时行植骨融合术,已有并发腰椎滑脱的报道,尤其减压时行小关节全切者术后并发腰椎滑脱者可高达 2 倍,是术后效果不好的原因之一。若患者有下列因素,应考虑需同时行植骨融合术。

1)伴有退行性椎体滑脱。

2)伴有脊柱侧凸或后凸。

3)同一平面复发性椎管狭窄,当确定再次行手术治疗时。

4)小关节去除过多。

(3)内固定的目的、适应证及其方法如下。

1)目的:①纠正脊柱畸形;②稳定脊柱;③保护神经组织;④降低融合失败和提高融合率;⑤缩短术后康复时间。

2)适应证:①稳定或纠正侧凸或后凸畸形;②两个或两个以上平面行较为广泛的椎板切除;③复发性椎管狭窄且伴有椎体滑脱;④屈伸位 X 线片(动力位片)显示椎体平移超过 3 mm,成角>11°时;⑤椎间盘脱出髓核巨大、从事职业易复发者。

3)内固定方法的选择应以短阶段固定为主,根据术者掌握的熟练程度和患者的实际情况灵活应用。

4. 经验与教训

腰椎管狭窄症外科治疗随着手术技术的不断进步,手术疗效确切,越来越多的人接受了外科手术治疗,然而仍有相当一部分人不能从手术中获益。因此,手术前仍要慎重考虑,手术指征、手术方法及减压、融合、内固定要因人而异,采用个体化方案。但必须遵循腰椎管狭窄症的手术原则,即对脊髓、神经根彻底减压,使其有一定的活动范围,而又不影响脊柱的稳定性。如何选择最有利于患者的术式,降低手术并发症,提高疗效,仍是有待继续研究的课题。

第五章

骨关节炎

第一节　骨关节炎的分类

骨关节炎(osteoarthritis,OA)在临床中分为两大类,即原发性(特发性)骨关节炎和继发性骨关节炎,其分类依据是以有无全身性和局部的致病因素作为分类标准。累及部位不同而分为周围关节的关节炎和脊柱骨关节炎。骨关节炎无确定性的定义,目前以美国骨科医师学会于2004年定义的膝关节骨关节炎的定义作为参考。

一、原发性(特发性)膝关节骨关节炎

无确切原因和特异性的致病因素而出现的关节软骨的退行性改变。与年龄增长有显著的关联性,老年人发病率较高。

二、继发性膝骨关节炎

有确定原因导致的骨关节炎,包括创伤和特定职业的反复性劳损:包括先天性疾病和明确相关疾病,如代谢性疾病、内分泌性疾病、骨发育不良、晶体沉积疾病等。继发性骨关节炎的发病年龄可能早于原发性骨关节炎,也可能是某些潜在的全身性疾病的一种临床表现。

根据病理变化的特点将骨关节炎分为增生性和侵蚀性2种。增生性骨关节炎重点为软骨破坏丧失以后,软骨下骨质增生、新骨形成以及硬化等表现。侵蚀性骨关节炎表现为软骨破坏后发生骨侵蚀,不出现骨质增生的变化即无新骨形成。

第二节 骨关节炎的诊断标准

在流行病学的研究中，大多数学者仍然使用 Kellgren 和 Lawrecne 的放射学诊断标准。该标准将骨关节炎分为 5 级：0 级为正常；Ⅰ级为关节间隙可疑变窄，可能有骨赘；Ⅱ级有明显的骨赘，关节间隙轻度变窄；Ⅲ级为中等量骨赘，关节间隙变窄较明确，软骨下骨质轻度硬化改变，范围较小；Ⅳ级有大量骨赘形成，可波及软骨面，关节间隙明显变窄，硬化改变极为明显，关节肥大及明显畸形。

这一标准属于放射学评价，而且对骨赘的作用强调得较多，此标准仍存在较大的争议。

一、膝关节 OA 的诊断标准

美国风湿病学院于 1986 年提出膝 OA 的诊断标准，包括临床的 X 线的诊断。

临床标准：

(1)1 个月里大多数日子膝痛。

(2)关节活动响声。

(3)晨僵<30 min。

(4)年龄>40 岁。

(5)膝关节骨性肿胀伴弹响。

(6)膝关节骨性肿胀不伴有弹响。

最少存在(1)(2)(3)(4)，或(1)(2)(3)(5)，或(1)(6)，即可诊断 OA。

临床加 X 线标准：

(1)1 个月里大多数日子膝痛。

(2)X 线关节边缘有骨赘形成。

(3)OA 性滑液(透明、黏性、WBC<2000/mL)。

(4)不能查滑液，年龄>40 岁。

(5)晨僵<30 min。

(6)关节活动时弹响声。

最少存在(1)(2)，或(1)(3)(5)(6)，或(1)(4)(5)(6)，即可诊断 OA。

二、髋关节 OA 的诊断标准

临床标准：

(1)1 个月里大多数日子髋关节疼痛。

(2)髋关节内旋<15°。

(3)髋关节外旋<15°。
(4)红细胞沉降率(ESR)<45 mm/h。
(5)ESR 未查,髋屈曲<15°。
(6)晨僵<60 min。
(7)年龄>50 岁。
最少存在(1)(2)(4),或(1)(2)(5),或(1)(3)(6)(7),即可诊断 OA。
临床加 X 线标准:
(1)1 个月来大多数日子髋关节痛。
(2)ESR<20 mm/h。
(3)X 线股骨头或髋臼骨赘。
(4)X 线髋关节间隙狭窄。
最少存在(1)(2)(3),或(1)(2)(4),或(1)(3)(4),即可诊断髋关节 OA。

三、手关节 OA 的诊断标准

(1)1 个月里大多数日子疼痛或僵硬。
(2)10 个指间关节中硬性组织肿大>2 个。
(3)掌指关节肿胀<2 个。
(4)1 个以上远端指间关节骨性肿大。
(5)10 个关节 1 个或多个畸形。
最少存在(1)(2)(3)(4),或(1)(2)(3)(5),即可诊断 OA。

四、OA 病情严重性判断

为了便于观察药物治疗效果,或判断人工关节置换指征等,需要有一前瞻性严重程度指数。现只介绍 Michel Lequesen 推荐的膝关节 OA 严重性判断方法。见表 2-1。

表 2-1　膝 OA 严重性指数(ISOA)

状态	疼痛或不适	分数/分
夜间卧床时	无或轻微不足道	0
	仅运动或某姿势时	1
	不动时	2
起床后晨僵或进展性疼痛	<1 min	0
	1 ~ 15 min	1
	>15 min	2
站立 30 min 后行走时	无	0
	仅在行走一段路以后	1
	开始行走时,且越来越重	2

续表 2-1

状态	疼痛或不适	分数/分
坐起时不用手辅助	最大步行距离(可能步行时痛)	0 或 1
	无限	0
	>1 公里,但有限	1
	约 1 公里(约 15 min)	2
	500～900 m(8～15 min)	3
	300～500 m	4
	100～300 m	5
	<100 m	6
	需一手杖或拐杖	6
	需双手杖或双拐	
坐起时不用手辅助	日常活动上楼梯	2
	下楼梯	0～2
	下蹲或下跪	0～2
	走不平的路	0～2

总分:此表为膝 OA 严重性指数计算法,按所列各项打分,计算总分 14 分者为病情极严重。11～13 分为非常严重。8～11 分为严重。5～7 分为中度。1～4 分为轻度。8～12 分考虑人工关节置换。

第三节　骨关节炎的发病机制

一、骨关节炎的危险因素

(一)年龄、活动和失用

全身各关节 OA 的发病率均与年龄有明显的正相关性。根据流行病学调查,60 岁以上的人群中,接近 100% 的人有膝关节退变的组织学表现,80% 以上的人至少有一个关节退变的影像学表现,OA 的发病率达 40%,约 10% 的老年人因 OA 导致活动受限。在老年人群中,不但 OA 的发病率随年龄增加而升高,关节退变的程度和 OA 的症状也不断加重。有学者认为 OA 的发病率有一个“年龄上限”,即达到一定的年龄(一般认为在 80 岁左右),OA 的发病率将不再上升,甚至出现下降。有学者认为这是因为 80 岁以上人群活动的量和强度都明显下降造成了“年龄上限”的出现,但现在尚未有一个被广泛认可的解释。OA 的发病率(尤其在老年)随年龄增加而升高,其主要原因是随年龄的增长,人体生理功能下降,关节的保护性结构的功能和关节软骨的自身修复能力均下降,此时如存在其他危险因素(如创伤),就极易发展为OA。

活动特别是体育运动一方面容易直接损伤关节软骨,使软骨基质破坏并影响软骨细胞的活性,降低其修复能力;另一方面运动时反复冲击可造成软骨下骨的微骨折,微骨折经重建后使局部骨密度增高,在受到冲击时变形能力降低,对软骨的保护力减弱,软骨更易受损。同时软骨下骨经重新塑形后,使关节面发生变形,改变了局部的力学分布状态,发生OA的可能性会大大增加。

长期石膏固定、卧床及缺乏锻炼等,可使关节软骨出现失用性萎缩,软骨蛋白多糖合成停滞,生物力学性质发生变化而易于损伤。基于软骨的上述变化,在解除制动后如立即进行强度较大的锻炼,极有可能造成关节软骨损伤。因此对于刚刚恢复活动的患者,在制订康复训练计划时要细心认真、循序渐进,避免损伤。这一点已被动物实验证实,将石膏长期固定的实验犬分为两组,一组摘除石膏后立即在跑步机上奔跑,另一组进行循序渐进的康复训练,结果发现第一组实验犬的关节软骨出现溃疡样变,生化检测显示软骨内蛋白酶活性增加。

(二)内分泌障碍

Ⅱ型胶原COL2A1(位于12染色体)基因突变可能会引起关节软骨的结构和物质构成的异常,不仅造成软骨发育不良,而且软骨胶原可出现缺陷,构成关节的生物材料性质异常,是产生遗传性OA的基础。遗传性OA通常于生长发育停止后不久开始出现临床症状,且以后OA的程度比较严重。

生长发育期的骨骼发育异常和骨生长异常导致的关节相对面一致性发生改变,关节正常的生物力学特性遭破坏,在承重时受力不均,也可能导致OA。其他有关OA并发发育不良和关节松弛的基因缺陷详见其他章节。内分泌异常性疾病如肢端肥大症不仅引起关节生物力学性质异常,其软骨又因代谢失调易损伤导致OA。多种代谢性疾病如血色素沉着、尿黑酸尿症(褐黄病)、威尔逊病及高歇氏症等,患者可因软骨基质发生异常沉淀导致软骨细胞受损,发生OA可能性明显高于正常人群。

(三)神经控制失调

关节周围的肌肉、本体感觉以及神经对肌肉运动的控制对稳定关节起极重要的作用。随年龄增长或受疾病影响,神经系统对关节周围的肌肉和感觉的控制支配能力下降,肌力也下降,出现关节不稳定。不稳定的关节很容易发展为OA,以后十字韧带损伤导致的膝关节不稳为例,Boynton和Tietjens回顾了38例单纯PCL损伤患者,在伤后平均13.4年,X线表现出与时间呈正相关的膝关节退行性变;Dejour等对45例PCL损伤患者进行了长期随访,在损伤后15年,40例(89%)患者出现膝关节疼痛,在损伤后25年,全部患者均出现骨性关节炎,出现的主要部位是胫股关节内侧间室或整个间室。神经性关节病(Charcot关节)是因神经失调导致关节炎的典型实例,由于关节失去感觉神经支配,尤其是痛觉和位置觉功能的丧失,使正常关节的保护性反射丧失,加上局部软骨和骨的代谢紊乱、关节囊韧带松弛,关节软骨易受到损伤。由于痛觉和本体感觉丧失,虽然软骨易损伤，患者未察觉而仍进行活动，已破坏的软骨在尚未修复的基础上继续损伤，很快发生退行性变，甚至自骨面剥离，成为神经性关节病。

（四）自身机械特性改变

每一关节在生长发育时都有其自身特性，一旦自身特性出现异常，此关节就易受损伤发展为 OA。以膝关节为例，如发育时过度内翻，内侧胫股关节就易受损，同样过度外翻外侧胫股关节承重过多，易发生 OA。Q 角过大时髌骨外侧压力增高易出现髌股关节炎。总的来说，每个关节对所承受重量的分配都是由其独特的解剖学特点所决定并与其相适应。这种解剖特点是否正常也决定了其功能是否正常。

外伤或其他原因造成的关节囊和韧带松弛或断裂将造成关节不稳，成为 OA 的另一主要原因。同样，软组织弹性过高和关节过度活动（如埃-当综合征）也可增加 OA 的概率。上述变化加上肥胖、运动、创伤和不当活动等会大大增加 OA 发生的可能性。另外，双下肢不等长将引起身体的摇摆，使关节受力不均而导致 OA。

（五）肥胖

肥胖与 OA 存在一定关系，到目前为止尚无确定性证据，但很多研究表明肥胖人群发生膝关节 OA 概率较高。OA 的发病率与体重指数（BMI）有关，BMI 高的人群膝关节和手部 OA 发生率高，但髋关节炎发生率无显著提高。在其发病机制中，瘦素（leptin）可能是关键因素之一，另外，肥胖者关节机械性压力增高，是发病的重要力学因素。

（六）其他危险因素

食物中许多营养成分含抗氧化剂可以抵抗氧自由基对机体的损害，防止或延缓某些疾病（包括 OA）的发生。现已证明维生素 C 和维生素 E 是食物中最有效的抗氧化剂。维生素也可抑制 OA 的发展，维生素在骨代谢中十分活跃，而骨的重塑对 OA 是否稳定十分关键。

在关节受到较大的冲击力或负荷时，如软骨下骨的变形能力较强，就可以协助软骨吸收震荡、减少冲击，保护软骨使之不易受损。相反，如软骨下骨变形能力较弱，它对软骨的保护能力就弱，软骨受冲击时易损伤。骨的变形能力主要由骨密度决定，骨密度越高，变形能力越弱。因此骨密度高的人发生 OA 的可能性较大，这也是骨质疏松患者不易发生 OA 的原因之一。

还有研究表明血清中 C 反应蛋白的水平与 OA 的 X 线表现的进展有直接关系，说明炎症反应在 OA 的发展中占重要地位。OA 还与性别、生活方式和局部肌力等因素有关。

二、骨关节炎发病的机制

(一)软骨中蛋白酶在OA中的作用

1. 对胶原的降解

MMPs 在软骨基质大分子(Ⅱ型胶原和黏多糖)的降解中起重要作用。胶原酶在距氨基终点约3/4处的特定位置将Ⅱ型胶原解旋,使胶原更易被胶原酶和其他MMPs进一步降解。

现已确认MMPs中有3种胶原酶(即胶原酶1、2、3)在关节软骨中可呈现活性状态。胶原酶3(MMP-13)是Ⅱ型胶原最有效的降解酶,比另两种胶原酶更多地参与软骨中Ⅱ型胶原的降解。胶原酶1、2、3和其他绝大多数的MMPs相同,是以酶原的形式存在于软骨中的。当存在激活物时,MMPs就可以被激活。不同的激活物激活不同的MMPs,如基质降解酶1可以激活胶原酶1,明胶酶A可以激活胶原酶3。但在一般情况下,MMPs的激活物在软骨中也是以酶原的形式存在的,它们可被纤维蛋白溶酶(纤溶酶)激活。纤溶酶来自纤维蛋白溶酶原,而纤维蛋白溶酶原又是由软骨细胞产生的尿激酶型激活物或由丝氨酸蛋白酶(如组织蛋白酶B)激活。虽然大多数MMPs是以酶原的形式存在于软骨中,但MTl-MMP(MMP-M)和基质降解酶3却在被分泌出软骨细胞前就有可能被细胞内的furin酶激活。现已证明MTl-MMP可激活明胶酶A和胶原酶3,因此当MT1-MMP和基质降解酶3以活性酶的形式分泌到基质中后,有可能激活其他以酶原形式存在的MMPs,引发一系列酶促反应,增加软骨的降解。另外,组织蛋白酶K(一种半胱氨酸蛋白酶)也可以降解三重螺旋结构的胶原,但组织蛋白酶K的初始裂解点的位置与胶原酶的位置不同,目前还没有证据证明组织蛋白酶K在关节软骨胶原的降解中起作用,其作用需要进一步的研究。

在OA时,关节软骨中各种MMPs的表达和含量均有所增加,MMPs的这种变化最早出现于退变早期过程中关节软骨表面或邻近软骨表面的部位。表达和含量有所增加的MMPs主要包括基质降解酶1(MMP-3)、明胶酶A(MMP-2)及明胶酶B(MMP-9),还有胶原酶1(MMP-1)、胶原酶2(中性粒细胞胶原酶或MMP-8)、胶原酶3(MMP-13)、MT1-MMP以及基质溶解素。此外,OA时纤维蛋白溶酶原激活物以及组织蛋白酶B在人体和动物实验性OA软骨中也有所上升。

在健康的关节软骨中,Ⅱ型胶原在胶原酶作用下的降解和解旋最早也发生于软骨表层的软骨细胞周围,并且胶原的降解和解旋过程随着年龄的老化而增加。OA时,表层软骨胶原的降解更为显著,同时局部形成纤维性变。而后随着退变的发展胶原降解的范围逐渐扩大到软骨深层。因为胶原酶是由软骨细胞释放出来的,所以胶原降解的初始阶段总是在软骨细胞的周围更加明显,以后随着损害的加剧,降解深入到基质的内部和基质之间的区域。总结可知,OA时Ⅱ型胶原细胞在胶原酶作用下的分裂有明显增加,从软骨表层的细胞周围开始,逐渐向深层和远处发展。但需注意这种胶原酶作用下的分裂增加,一般不发生在与软骨下骨相邻的深层软骨。通过对胶原酶活性的研究表明,对于大多数OA,Ⅱ型胶原的降解并非由胶原酶1所介导,现认为胶原酶3最有可能是胶原降解的关键酶。

OA 时,Ⅱ型胶原的合成同样有显著增加,但是这些新合成的胶原以及软骨中未被降解的胶原也被部分降解。现在有学者在研究用新的选择性抑制剂控制 MMPs 的活性,减少它们对新合成胶原的降解,这给我们探索 OA 的治疗方法提供了一个新的思路。

2. 对糖蛋白的降解

黏蛋白中的核心蛋白也可被不同的蛋白酶降解,降解点通常在 G1 与 G2 区之间的球间区以及富含硫酸软骨素的区域。在球间区已发现有 2 个主要的酶降解点:①黏蛋白酶点,在此点上蛋白酶如细胞表面关联性 ADAMTS(一种有血小板凝血酶敏感蛋白基序的解离素和金属蛋白酶)可降解黏蛋白;②MMPs 点,多种 MMPs 可通过此点降解黏蛋白。有证据表明,OA 时通过上述两个降解点介导的软骨基质黏蛋白降解现象有所增加。

OA 的软骨中积累着黏蛋白的各种降解产物。在软骨退变早期,过度的蛋白水解作用会导致黏蛋白降解片段的分子体积减小,并随年龄的老化碎片逐年积累增加。但以后随着软骨退变的加剧,黏蛋白碎片的分子体积反而出现增大的现象。部分学者认为这可能是蛋白水解作用异常引起变化。但更多的学者认为,OA 时关节软骨可能出现了新合成的黏蛋白,因为软骨中新合成黏蛋白的现象可以从硫酸软骨素上出现的抗原表位反映出来,而此抗原表位在正常情况下只见于生物合成活跃的胎儿软骨。实验也表明,在 OA 关节滑液中某些抗原表位有所增加,如 846 表位,这些抗原表位来自软骨基质降解过程中释放出来黏蛋白碎片,因此可以认为这些黏蛋白是新近合成的。由此可以推测软骨中分子体积较大的碎片可能是新合成的黏蛋白被部分降解后所形成。

(二)软骨基质降解的机制及调控

总体上看,OA 时 MMPs 介导的基质降解有所增加,这一现象是如何造成的呢?首先,基质分子的降解产物本身就可能刺激软骨降解,并会形成一种慢性循环,造成软骨的持续降解。OA 时软骨中的纤维连接素数量有所增加,纤维连接素的片段可以通过细胞表面感受器对软骨细胞介导的软骨吸收作用进行刺激或加强。因而,纤维连接素的降解在软骨的蛋白水解作用过程中起着重要的正反馈作用,使细胞对软骨的吸收出现持续性增加。纤维连接素的这种作用是一种细胞反应,其间涉及细胞因子,细胞因子在纤维连接素介导的软骨降解过程中通过自分泌和旁分泌的形式起着重要的作用。

在 OA 中,软骨细胞上白介素(IL)-1 感受器及 IL-1 本身的表达都有所增加,甚至比在类风湿关节炎中还多。OA 时软骨内的肿瘤坏死因子 α(TNF-α)含量增高程度也多于类风湿关节炎,TNF 感受器的表达也高于类风湿关节炎,并且 IL-1 感受器及 IL-1 和 TNF-α 及其感受器也比正常软骨高。离体实验证明,IL-1 和 TNF-α 是软骨降解的有效激活物。实验还表明,当 IL-1 与制瘤素 M(oncostatin M,IL-6 家族中的一种)相结合时,能更有效地促使软骨的吸收。但是通常在 OA 的滑液中,制瘤素 M 的含量并不升高。

在 OA 软骨细胞中诱导型一氧化氮合成酶(iNOS)的含量比正常软骨和类风湿关节炎都要高。这与 OA 时一氧化氮生成的增加有关。软骨细胞的 iNOS,TNF-α,IL-1α 和 IL-1β 的表达在关节炎中是有相关性的:IL-1α,IL-1β 和 TNF-α 都是软骨中一氧化氮生成的有效刺激物。一氧化氮可调节由 IL-1 介导抑制黏多糖合成的过程,还可导致软骨细胞凋亡，这可能是OA软骨中出现的细胞凋亡的原因之一。与上述作用相反，研究表明一氧化氮可能对软骨还起一定的保护作用，如一氧化氮生成受到抑制时蛋白酶活性和蛋白多糖降解的程度有所加强，说明一氧化氮对软骨的作用是双重的。

力学负荷地改变软骨基质也能导致基质分子降解和合成的变化，这一现象具体是如何发生的尚需进一步研究。软骨的正常平衡状态是由机械因素和细胞因子及生长因子的信号共同调控来维持的，OA时，软骨基质结构的病理变化可能导致正常平衡状态严重失调，这种平衡的严重失调又会导致基因表达的变化。

对MMPs的活性的调控不仅在其转录激活、翻译及细胞外酶激活等各个阶段进行，而且金属蛋白酶组织抑制剂（TIMP）的水平也对MMPs的活性起决定作用。到目前为止已经发现了四种MMPs抑制剂，它们是TIMP1、TIMP2、TIMP3和TIMP4，这些抑制剂在与有活性的MMPs之比为1∶1克分子浓度时起作用。在OA中，因缺乏TIMP，使MMPs对软骨基质进行了过度蛋白水解作用，从而导致软骨的破坏。

（三）软骨基质蛋白成分和基因表达的一般变化

OA早期在软骨表层基质受到损害的同时，中间带和深层带的基质中二聚糖、核心蛋白多糖和黏蛋白的含量却有所增加，这些基质成分的增加无疑可以补偿软骨细胞负荷增大和软骨表层分子受损和缺失所造成的影响。同时在这些较深的部位Ⅱ型前胶原的合成显著增加。实验研究表明，合成的主要是ⅡB型前胶原，ⅡA型前胶原的合成一般只在OA发病初期成软骨细胞分化之前才能观察到。Ⅲ型胶原的表达和合成很有限。Ⅵ型胶原含量增多，可能是由于细胞周围的塑形引起的。软骨受损加剧后黏蛋白和连接蛋白合成或表达有所增加。另外，OA时基质中的蛋白多糖、纤维调节素和连接蛋白，还有核心蛋白多糖及二聚糖的表达和合成均普遍上升。这种上升与胰岛素样生长因子（IGF）-1含量及其感受器的增加有关。IGF-1是黏多糖合成的有效刺激物，是基质中糖蛋白合成增加的主要原因。还应注意软骨中糖蛋白的合成增加的区域同时也是基质降解增加的区域。

在OA中还有许多其他的基质分子的分布和成分发生了变化。软骨中的低聚蛋白的分布发生了变化。软骨基质蛋白、细胞黏合素、骨连接素、纤维连接素及其他分子的成分均有所增加，导致软骨部分地呈现出胎儿软骨的特性，即合成代谢活跃，因此相应的糖蛋白的合成将增加。

（四）OA中软骨基质装配的调控

在OA发展的整个过程中，合成代谢的过程主要受两种基本的生长因子影响，即IGF-1和转化生长因子-β（TGF-β）。其他一些物质，如关节滑液、软骨及其他部位的抗炎性或调节性的细胞因子、源于血小板的生长因子、成纤维细胞生长因子、表皮生长因子和白介素（IL-4、IL-6、IL-10和IL-13）等，均以不同的方式作用于软骨的合成代谢。IGF-1可刺激成人软骨中的胶原和蛋白多糖的合成，还能抑制蛋白多糖的降解。尽管血液循环中的IGF-1是肝脏在生长激素的作用下合成的，但就软骨而言，局部生成的IGF-1才是软骨细胞修复反应的主要决定因素。OA时关节滑液中IGF-2的含量增加，它受葡萄糖调节，是胚胎时期一个关键的生长因子，但 IGF-2 在 OA 中的作用尚待确定。IGF-1 的 mRNA 水平在 OA 关节组织中有所增加，IGF-1 结合蛋白（IGFBPs）的数量也有所增加。软骨细胞受到 IL-β 和 TNF-α 的刺激后就会释放出 IGF-1，但在 OA 中，尽管 IGF-1 的含量有所增加，软骨细胞对这种生长因子却缺乏敏感性，因此软骨细胞的合成代谢增加的程度不能代偿分解代谢的速度，导致基质代谢不平衡，呈负增长。有学者认为软骨细胞对 IGF-1 的敏感性降低可能是因为 IGF-1 的活性受到 IGFBPs 的过度限制：在 IL-1 的调节下，IGFBPs 含量增加，当软骨细胞表面的 IGFBPs 多于 IGF-1 受体时，IGF-1 将更多的与 IGFBPs 连接，同时与 IGF-1 受体的结合力下降，使软骨细胞利用羟脯氨酸合成蛋白多糖的能力下降。蛋白酶可以降解这些 IGFBPs，调节它们的活性。碱式成纤维细胞生长因子可刺激软骨细胞增生，但并不刺激氨基糖胺多糖的合成。关节软骨中的生长因子与细胞因子之间还表现出协同关系，有助于调节重要的细胞代谢过程：IL-6 和 TGF-β 相结合或成纤维细胞生长因子和 IGF 相结合可增加软骨细胞的增生。

TGF-β 在刚合成时是与一种潜在相关性肽相连结的，当这种肽被蛋白酶去除后，TGF-β 即可被激活。TGF-β 在活体状态下功能十分活跃，若将其注入实验动物的关节内，可导致软骨和骨的边缘肥大增生，并且可生成其他种类的骨形态发生蛋白而加强基质合成。TGF-β 还能刺激Ⅱ型胶原和黏多糖的基因表达，并抑制滑液成纤维细胞及软骨细胞中的 MMPs 的 mRNA 的表达。另外，TGF-β 可以刺激纤溶酶原激活抑制蛋白 1 的生成以及 TIMP 的合成，从而调节蛋白水解作用，加强基质合成，进一步控制细胞因子如 IL-1及 TNF-α 的降解作用。

（五）软骨细胞过度增生、表型的表现与基质的钙化作用

成熟的软骨细胞并不合成 X 型胶原，正常情况下，X 型胶原只在软骨内化骨的过程中由肥大的软骨细胞合成，并且与矿化前软骨基质的吸收相关联。但是在 OA 中，软骨内却有 X 型胶原的表达与合成以及基质的矿化。这一现象主要发生在退变的软骨中，主要原因可能是早期肥大的软骨细胞表面Ⅱ型胶原感受器 AnnexinV 的表达增强。OA 软骨中，由骺板中的前肥大细胞生成的有抑制细胞肥大功能的甲状旁腺素相关肽的含量也有所增加。OA 的另一个特点是软骨细胞肥大的同时出现相伴随的细胞凋亡，这种现象主要发生在软骨表层及中间的区域，集中体现了软骨细胞对细胞外基质的损伤反应，并且细胞表型反转成为类似胎儿的表型。这些变化通常发生在远离Ⅱ型胶原蛋白水解和变性反应活跃的区域。骺板肥大的另一个特征是上述部位的Ⅱ型胶原和胶原酶 3 的表达也有所增加。

以潮线为界靠近软骨下骨的软骨可出现部分钙化，此处的软骨内化骨过程可以被重新激活，这一过程的特征为 X 型胶原表达增加和潮线的复写或复制，而这一区域与未钙化的软骨又以潮线为界相分开。OA 时，来自软骨下骨的血管又重新侵入软骨，形成与软骨内的化骨相似的过程。而且，作为一种软骨内化骨过程，关节软骨的边缘开始有骨赘形成，最终导致软骨边缘覆盖的骨刺。这样，由于出现了额外的软骨内骨化的过程，关节软骨生理学特征发生了很大的变化。

(六)OA 中骨的变化

在研究 OA 时,大多数报道将主要注意力集中在关节软骨的变化,但实际上,OA 时软骨下骨也发生了显著变化。同时远离病变关节部位的骨质也发生了一些变化。OA 中骨的变化首先表现为骨量的变化:比如在髋关节 OA 中,股骨颈处骨的硬度和密度都低于正常骨质,但要注意这种骨密度的降低还远达不到骨质疏松症的程度。同时,臀部和脊柱等远离髋 OA 区域处的骨矿物质密度却增高。髋关节 OA 患者的骨丢失也有所增加。又比如在多发性 OA 中也有过度矿化现象,但有证据表明,女性多发性 OA 患者的手部,随着 OA 程度的增加,骨量却在减少。其次是骨转换速率发生了变化:在髋关节 OA 中,关节处的软骨下骨矿化程度较低,并且有很多未完全矿化的类骨质出现。类骨质成分升高的同时伴有Ⅰ型胶原的合成与含量增加以及碱性磷酸酶含量的增加,TGF-β 成分也有所增加。总之,这些变化是髋关节 OA 中骨转换增快的表现。远离 OA 的部位也可出现骨转换加快的变化,如在髂骨嵴中,与骨转换有关的骨钙素、IGF-1、IGF-2 及 IGF 成分均有增加,表明此处骨转换的速率在增加。

发生 OA 之前,不同人之间的骨转换速率本身就存在差异,并且根据 OA 的类型不同,不同患者的骨转换有可能发生不同的变化。OA 时上述的骨变化说明,位于紧邻软骨的软骨下骨发生的变化最大。对软骨中Ⅱ型原胶原合成的分析表明,Ⅱ型原胶原的 C-前肽的含量在外围血中显著减少,表明整个机体系统的变化在影响着软骨中Ⅱ型胶原的合成。与系统变化导致Ⅱ型胶原合成异常的道理相同,我们可以得出以下的假设:每个人的机体系统中的骨骼转换存在着根本性的差异,正是这种差异,而不仅仅是导致关节退变的局部因素,引起了(至少是部分引起了)特发性 OA 的发生,也就是说骨转换的变化引起了骨骼系统的变化,而骨骼系统的变化又使关节容易发生退行性变。

骨的闪烁扫描图也显示了骨转换和软骨退变之间的联系,并且其结果支持上述观点。骨闪烁扫描图显示在关节软骨的退变之前或退变时都可能伴随骨转换的变化。根据不同部位骨转换的变化可以预测出患者以后发生 OA 的可能性及程度,如根据骨扫描图可预测患者是否会发生手部 OA,或预测膝部 OA 进展恶化的程度或患者发生多发性结节性 OA 的可能性。利用组织学评估及磁共振成像(MRI)技术对人和动物(如成年豚鼠)的研究表明,软骨出现退行性变的同时伴有局部软骨下骨的变化,如软骨下骨囊性变、骨小梁和类骨质厚度的变化及骨形成的速率改变等,也说明了软骨下骨的变化和软骨退变之间存在联系。但目前尚无技术可以检测到 OA 临床前期软骨的变化,因此在根据骨转换的改变做上述预测时尚无法同时预测是否存在可导致关节间隙变窄的软骨退行性变。

OA 关节中常有骨赘形成,同时还有关节边缘软骨帽的形成以及软骨内化骨的出现。实验表明,关节内其他部位的软骨缺失导致了软骨内化骨和软骨帽的形成,软骨内的这些变化常常仅累及单个间室,是局部性变化。与此相反,骨转换的变化却表现为总体性或系统性。骨转换的增强及其产生的变化可由尿液检查反映出来,当骨吸收过程增强时,尿中出现的骨特有的脱氧吡啶酚交联反应增强,说明骨的转换加快。而尿液中的这些变化并不只单纯代表 OA 局部骨转换增加,更应该是由广泛的骨骼系统转换的变化所导致。

在退变的关节中，软骨和软骨下骨中均发生了变化，这无疑反映了同一关节内的软骨和软骨下骨是互相依存的关系，因为其中一个发生变化就会影响到另一个的力学承重状态并改变其组织转换率。因而，OA 可同时观察到软骨和软骨下骨的变化就不足为奇了。但是与原发性 OA 相比，遗传性 OA 是由软骨基因突变引起的，其关节的变化首先是由软骨的变化引起，因此对遗传性 OA 的研究应有助于确定原发性 OA 中软骨和软骨下骨的变化是同时发生还是相互独立存在。

骨质疏松症时可出现骨的过度吸收和骨矿物质的净损失，同时骨质疏松的患者很少发生 OA，反之，OA 患者很少出现骨质疏松。可见骨的结构、转换及密度会对关节软骨的转换产生显著确定性的影响，从而在 OA 的发病机制中起着重要的作用。因此，在人为控制的情况下适当降低骨密度，很可能有助于预防和控制关节退行性变。

OA 中骨和软骨变化之间的相互关系还可能是由一种组织产物对另一组织产物的分子影响所导致的。有报道表明，从 OA 骨中取出的骨细胞，经培养后可以刺激非关节炎的人关节软骨释放蛋白多糖，但非关节炎骨却不能达到上述效果。对此现象尚需进一步研究。

（七）OA 的炎症

类风湿关节炎的患者经常有关节疼痛的症状，疼痛的原因部分是因为有侵蚀性破坏关节软骨及骨的关节炎症的存在。但是 OA，这种软骨及骨的侵蚀性破坏却非常少见，一般认为在 OA 关节中存在着有限的非侵蚀性滑膜炎，并且炎症以紧邻关节软骨的部分滑膜最为显著。与滑膜炎会引起类风湿关节炎中关节损伤相似，OA 中滑膜炎的程度也可影响到关节病理变化的发生和发展。

1. 血清学变化

许多研究表明，类风湿关节炎患者的血清透明质酸水平有所上升，并且上升水平与关节炎症的程度和放射学表现的病变进展相一致。在 OA 患者中，透明质酸也常有增加，如血清透明质酸水平持续升高，预示着患者的 OA 疾病有加速发展的趋势。透明质酸水平升高的患者更易出现关节间隙变窄的病理变化。当关节出现炎症时，将产生炎症性因子 TGF-β1，TGF-β1 又将刺激滑膜细胞和软骨细胞合成软骨寡聚蛋白。因此，血清中软骨寡聚蛋白含量升高常意味着 OA 关节炎症的加重或关节损伤的发展。总之，如上述的测试指标（包括透明质酸和软骨寡聚糖蛋白）升高，则表明 OA 滑膜炎的出现或加剧，而滑膜炎的出现和加剧又会加速关节损伤。

2. 滑液变化

OA 时关节滑液中的基质降解酶 1（MMP-3）含量也有所上升，也可显示滑膜炎的存在。OA 滑液中巨噬细胞炎症性蛋白-1 水平升高，且升高程度比血清中的巨噬细胞炎症性蛋白-1 明显，也比类风湿关节炎患者滑液中的巨噬细胞炎症性蛋白-1 水平高。巨噬细胞炎症性蛋白-1 可吸引多形核白细胞和 CD8 淋巴细胞，加强淋巴细胞与内皮细胞的连结，从而可以加强这些细胞向 OA 关节内移动。事实也表明，在 OA 患者中 T 淋巴细胞对软骨黏蛋白及连接蛋白的免疫性增强，并且在实验性 OA 中，T 细胞出现了对胶原纤维的免疫性。因此，巨噬细胞炎症性蛋白-1 不但使 OA 的滑膜炎加重，还可使 OA 关节中免疫反应得到增强,造成对关节的进一步破坏。

系统性炎症 OA 滑液中发现了诱发凋亡的配体,同时软骨细胞上有与此种配体衔接的感受器存在,因此可以认为该配体作用于 OA 关节软骨,使软骨细胞凋亡增加。OA 中患者在血清急性时相的 C 反应蛋白出现少量但有意义的增加,说明患者存在轻度的系统性炎症。因此可以认为 OA 关节炎是系统炎症中较为显著的一个,并且在某些情况下关节的退变非常迅速。

关节内磨损的微粒及组织其他的降解的产物可刺激滑膜细胞增强对前炎症性细胞因子的分泌,细胞因子可加剧其周围滑膜组织的炎症并改变软骨的代谢。在 OA 中,细胞因子 IL-1β 对软骨退变起主要作用,而另一细胞因子 TNF-α 主要对滑膜起主要作用,并可以直接通过滑膜影响关节炎症的程度。TNF-α 和 IL-1 可介导滑膜细胞和软骨细胞产生 MMPs、IL-6、IL-8 和白血病抑制因子等物质对软骨造成破坏。IL-1 对滑膜细胞和软骨细胞的刺激作用是通过这些细胞表面的 IL-1 受体 IL-1R_1 和 IL-1R_2 来完成的;而 TNF-α 对滑膜细胞和软骨细胞的刺激作用则是靠 55kDa 和 75kDa 受体来完成。实验表明,OA 时滑液中的 IL-1R_1 含量有所上升,并证明 IL-1R_1 是 IL-1 与靶细胞内部联系的主要的或唯一的信号介质。IL-1 和 TNF-α 还能通过刺激结缔组织细胞,使其Ⅰ型和Ⅲ型胶原合成增加,从而加速 OA 滑膜的纤维化。TNF-α 和 IL-1 可引起的前列腺素分泌的增加使正在大量更新的滑膜传入的痛感反应增强。OA 患者滑液和滑膜内发现的 P 物质,表明 OA 时有炎症细胞激活并刺激滑膜细胞分泌 IL-1。

3. 细胞因子的调控

细胞因子 IL-1 和 TNF-α 的原态形式分别被 IL-1-转换酶和 TNF-α-转换酶降解后成为活性形式的。对两种细胞因子进行控制时,可遮蔽靶细胞(滑膜细胞和软骨细胞)上的 IL-1 受体和 TNF-α 的 55 kDa 及 75 kDa 受体,从而对 IL-1 和 TNF-α 的活性进行部分调节。此外,IL-1R 的活性还受 IL-1 受体拮抗剂的调节。

(八)OA 的发病机制与治疗的关系

认清 OA 的发病机制是有效治疗的基础,虽然现在对 OA 的发病机制尚未完全阐明,但根据已有的研究目前已找到了一些治疗方法。对 OA 的治疗最主要的是干预引起关节退变的各种因子,阻断其导致的 OA 病理过程。

研究证实,MMPs 确实参与了 OA 的病理过程,因此现在 MMPs 是干预的主要目标之一。尽管将胶原酶 3 作为干预的重要目标来控制和减少关节软骨中胶原纤维损伤,但是对软骨退变产生根本影响的关键蛋白酶目前仍未确定。黏多糖酶被认为对软骨蛋白多糖降解有限速作用,因此学者们考虑通过对它的干预是否可以达到控制和减少蛋白多糖降解的目的。

特发性 OA 的发生与年龄有关,但损伤可使其病理过程迅速加快,因此在治疗时就要干预使关节快速退变的因素。但目前还无法确定是什么因素导致快速退变的出现,所以对其的治疗只能采取以保护关节内最重要的结构即软骨为主要目标的综合方法。

在治疗 OA 时还可通过干预促进合成的因素,以控制退变,进一步加强软骨基质的修复和合成。

在促进软骨合成的治疗时，首先必须准确认定对基质合成起促进作用的生长因子中，哪些是最为关键的因素。从促进基质合成的潜能和在OA中含量增加值方面看，IGF-1的显然非常重要的，但是还可能有更为有效的生长因子或多种因子组合，从整体上对基质进行更新并控制退变。比如MMP抑制剂与能促进基质合成刺激因子结合，可能是目前最有效的基质合成促进剂。对骨形态发生蛋白7的研究显示其也具有能增强关节软骨基质合成以及抑制IL-1的降解作用的能力。

从OA中骨的基本变化以及骨质疏松患者相对不易患OA这一现象中推测，是否可以在控制条件下，通过改变骨转换和骨密度来控制或延缓软骨的退变？适当减少骨密度是否能够减缓关节退变？我们知道女性髋部及膝部OA发病率比男性高，根据这一现象已有性激素治疗方法问世，但要确定性激素对软骨的确切调节作用尚需研究。

在过去的20年中，对OA的病理生理学的认识取得了显著进步，揭示了在细胞、基质、组织等各层面的一系列复杂的分子变化以及组织之间复杂的交互作用，现在能够更好地理解这些变化的发生、发展，这使得今后OA的研究和治疗的前途是极其光明的。

第四节 骨关节炎的诊断与鉴别诊断

一、诊断

诊断骨关节炎，主要根据患者的症状、体征、实验室检查和影像学检查来进行。目前采用美国风湿病学会1995年修订的诊断标准(表2-2～表2-4)。该标准对于区分骨关节炎和炎性关节病的意义较大，但对于早期骨关节炎的诊断意义有限。

表2-2 手骨关节炎的分类标准(临床标准)

1. 近1个月大多数时间有手痛、发酸、发僵
2. 10个指间关节中，有骨性膨大的关节>2个
3. 掌指关节肿胀<2个
4. 远端指间关节骨性膨大>2个
5. 10个指间关节中，畸形关节>1个
满足1+2+3+4条或1+2+3+5条可诊断手骨关节炎

注：10个指间关节为双侧第二、三远端及近端指间关节，双侧第一腕掌关节

表 2–3 膝骨关节炎分类标准

临床标准
1. 近 1 个月大多数时间有膝痛
2. 有骨摩擦音
3. 晨僵<30 min
4. 年龄>38 岁
5. 有骨性膨大
满足 1+2+3+4 条，或 1+2+5 条或 1+4+5 条者可诊断膝骨关节炎
临床+放射学+实验室标准
1. 近 1 个月大多数时间有膝关节疼痛
2. X 线示骨赘形成
3. 关节液检查符合骨关节炎
4. 年龄>40 岁
5. 晨僵<30 min
6. 有骨摩擦音
满足 1+2 条或 1+3+5+6 条，或 1+4+5+6 条者可诊断膝骨性关节炎

表 2–4 髋骨关节炎分类标准

临床标准
1. 近 1 个月大多数时间有髋痛
2. 内旋<15°
3. ESR<45 mm/h
4. 屈曲<115°
5. 内旋>15°
6. 晨僵时间<60 min
7. 年龄>50 岁
8. 内旋时疼痛
满足 1+2+3 条或 1+2+4 条或 1+5+6+7+8 条者可诊断髋骨关节炎
临床+放射学+实验室标准
1. 近 1 个月大多数时间有髋痛
2. ESR<20 mm/h
3. X 线示骨赘形成
4. X 线示髋关节间隙狭窄
5. 晨僵<30 min
满足 1+2+3 条或 1+2+4 条或 1+3+4 条者可诊断髋骨关节炎

二、鉴别诊断

本病需要同以下疾病相鉴别。

（一）痛风性关节炎

中年以上的男性，突然发生趾、跗跖等部位单关节红肿热痛，伴或不伴血尿酸增高，即应考虑痛风性关节炎的可能，如滑液中有尿酸盐结晶即可确定诊断，或用秋水仙碱治疗有特效即可诊断为痛风。

急性痛风性关节炎是原发性痛风最常见的首发症状，半数以上的患者症状首发于第一足趾，约90%的患者在整个病程中病变累及第一足趾。多数患者在发病前无前驱症状，但部分患者于发病前有疲乏、周身不适及关节局部刺痛等先兆。典型发作起病急骤，患者可能在上床睡觉时还感觉良好，但到了半夜因脚痛而惊醒，数小时内症状发展至高峰，关节及周围软组织出现明显的红肿热痛，疼痛甚为剧烈，甚至不能忍受被褥的覆盖。大关节受累时可有关节渗液。可伴有头痛、发热、白细胞增高等全身症状。跖趾、踝、膝、指、腕、肘关节也为好发部位，而肩、髋、脊椎等关节则较少发病。初次发病常常只影响单个关节，反复发作则受累关节增多，半夜起病者居多，一年四季均可发病，但以春秋季节多发。关节局部的损伤如脚扭伤、穿紧鞋、走路多及外科手术、饱餐饮酒、过度疲劳、受冷受湿和感染等都可能是诱发因素。

血尿酸盐和尿液尿酸测定可升高，也可在正常范围。踝、膝等大关节急性肿胀时抽滑液进行旋光显微镜检查，见白细胞内有双折光的针形尿酸钠结晶，有诊断意义。滑液中白细胞计数一般为$(7\sim10)\times10^9/L$，可达$50\times10^9/L$，主要是分叶核粒细胞。对痛风结节可做活检或尿酸酶分解测定等进行鉴别。X线检查，早期除软组织肿胀外，关节显影正常，反复发作后出现骨质改变，关节软骨破坏，关节间隙变窄，病变进一步发展则在软骨下骨和骨髓内见痛风石沉积，骨质呈凿孔样缺损，骨质边缘有增生反应。

（二）化脓性关节炎

化脓性关节炎是细菌等微生物引起的急性关节感染导致的关节炎，多见于儿童和年老体弱者，一般只累及单个关节，以负重关节为主，特别是膝关节和髋关节。

本病常常突然发作，出现关节疼痛、肿胀、关节活动受限，常伴有全身发热和寒战等全身症状。若多个关节被侵犯，常常提示患者有严重的慢性疾病。

患者的外周血白细胞总数和中性粒细胞明显增多，但结果正常者并不能除外化脓性关节炎。关节穿刺液呈化脓性改变。血液、关节液的细菌学检查有阳性发现。

X线表现早期见关节囊肿胀，局部软组织密度增高，关节间隙可稍增宽；由于病变进展迅速，常常1周左右出现关节软骨破坏，关节间隙变窄，关节面骨小梁增生，骨质硬化，严重时出现骨坏死、关节脱位或半脱位；晚期破坏的骨质修复，出现大量新生骨，导致关节强直。

（三）结核性关节炎

患者多有结核病史或结核接触史。起病隐袭，患者常有低热、盗汗、乏力、失眠、体重减轻及心悸等结核中毒症状，多见于儿童、老人和营养不良者，关节疼痛多较轻微，活动后加剧，关节有僵硬感，关节表面皮肤紧张、触之不热。主要侵犯脊柱、髋关节和膝关节。包括单纯骨结核、单纯滑膜结核以及全关节结核。

至少一半骨关节结核患者胸片正常。结核菌素试验阳性，病变活动期红细胞沉降率加快。关节滑液通常是黄白色和混浊云雾状，蛋白质含量高，白细胞增多，中性粒细胞偏多，20%的滑液抗酸染色见结核分枝杆菌，80%的滑液标本结核菌培养为阳性。

1. 脊柱结核

年轻人居多，腰椎结核最多，胸椎、颈椎次之。患者可有受累椎体周围肌肉痉挛，脊柱运动障碍及功能性强直。腰椎或胸椎结核患者不能弯腰，拾物试验阳性。颈椎结核患者不能仰头，有时用双手托住下颚，以防颈椎向前或向后过度运动。发病局部疼痛不明显，偶尔神经根受刺激出现上肢、下肢或胸壁放射痛，咳嗽和大小便用力时疼痛加剧。一般发病半年后病变附近可形成寒性脓肿，破溃后流出清稀脓液，内有干酪样坏死物，窦道经久不愈。可形成椎旁脓肿，在局部出现肿块。若破入椎管或肉芽组织侵入前方使脊髓受压，轻者尿便可略有失禁，重者可发展为截瘫。脊柱结核患者X线表现为椎间隙变窄、脊柱后凸畸形及椎旁脓肿。

2. 髋部结核

患者早期症状不明显，多于一天活动后，下午或睡前略感髋部不适，偶见跛行，早期体格检查可能无阳性发现。病变发展到晚期，常伴大腿和膝关节疼痛，髋关节局部明显肿胀及屈曲畸形，髋关节各个方向活动受限。X线表现为关节间隙变窄、骨质破坏，有时可见死骨。

3. 膝关节结核

患者早期可有膝关节局部肿胀，滑膜或全关节受累后，膝关节呈梭形肿胀。随病情进展，膝关节可逐渐发生屈肌痉挛和关节畸形，严重时可发生半脱位，可形成窦道。初期X线片表现为膝关节周围骨质疏松和软组织层次模糊不清，晚期出现软骨下骨细小的囊状破坏区及毛玻璃样改变，晚期还可见关节囊附近点状或片状钙化，软骨下骨板大部破坏，关节间隙狭窄或消失，关节强直、畸形或半脱位。

（四）大骨节病

大骨节病是一种地方性畸形性骨关节病。主要表现为多发性、对称性关节受累，广泛性横纹肌萎缩，内脏改变轻微，对智力发育和生育能力基本无影响。在临床上绝大多数侵犯儿童和少年的骨骼和关节系统，发生在儿童管状骨骨骺闭合之前。轻者四肢关节增粗、变形、运动障碍、疼痛和肌肉萎缩，重者短指（趾）、短肢畸形，步态如鸭，身材短小，可严重影响劳动力，甚至终身残疾。在流行区，本病也称“矮人病”“水土病”等。发病机制尚无定论，初步研究表明有以下三种因素：

(1)粮食受镰刀菌污染。

(2)无机元素硒缺乏。

(3)饮用水被有机物(如腐殖酸、微生物、毒素等)污染。

该病有独特的流行病学特点。此病仅见于中国、俄罗斯和朝鲜北部少数地区。我国病区主要分布在从四川、西藏到东北的狭长地带(如黑龙江、吉林、辽宁、陕西、山西、甘肃、河南和内蒙古自治区等),虽然成年人也可发病,但多发于骨骺未闭合的儿童和少年,11～15岁的年龄组发病检出率最高,其次为6～10岁年龄组。患者如离开该地区,一般症状可以减轻或延续病程进展,轻者甚至可以自愈。如重返该区域,病情仍可继续发展。本病起病和进展多较缓慢,呈急性或亚急性过程者仅占3%左右。轻型患者或疾病早期,常无明显症状,有时可感觉疲乏及四肢运动不灵活,特别是在早晨起床后。可伴关节酸痛和感觉异常,为本病的前驱期。

X线检查对诊断本病具有重要意义。病变早期尚无明显临床症状时,即可见干骺端先期钙化带病变、骨小梁结构紊乱,腕骨、指骨远端关节面模糊凹陷硬化。病变中期骨骺和干骺端明显接近,发生骺板局限性早闭。病变晚期骨干和骨骺完全融合,掌指骨明显短缩,骨端增粗变形。

(五)强直性脊柱炎

男性发病明显高于女性,发病高峰年龄为20～30岁,40岁以后及8岁以下发病者少见。

本病发病缓慢,开始时感到腰背部或腰骶部不适或疼痛,有时可放射至髂嵴或大腿后侧,疼痛可因咳嗽、喷嚏等动作加重。清晨或久坐、久站后腰背部疼痛加重并伴僵硬感,活动后疼痛及僵硬可缓解。数月或数年后可出现胸或颈椎疼痛,进行性脊柱运动受限甚至畸形。半数左右的患者以外周关节为首发症状,几乎绝大部分患者在病程中均出现外周关节症状,以髋、膝、踝和肩关节居多。髋关节受累高达66%,出现髋部疼痛,活动障碍,有时患者主诉为腹股沟处疼痛,其中1/3髋关节受累患者发展为骸关节强直。肌腱、韧带骨附着点炎症为特征性改变。胸肋关节、胸骨柄、胸联合等部位附着点炎症可导致胸痛、呼吸受限;跟腱、足弓附着点炎症可导致站立、行走时疼痛。患者一般情况多较好,少数有低热、疲劳和体重下降。

早期强直性脊柱炎体征不多,可有骶髂关节、髂嵴、耻骨联合等部位以及肌腱、韧带附着点压痛。有周围关节或关节外表现者可有相应的体征。随着疾病的发展可见明显脊柱关节活动障碍甚至畸形。“4”字试验、骶髂关节压迫试验、髂嵴推压试验、骨盆侧压试验阳性提示骶髂关节炎。颈、胸、腰椎活动度减低。

活动期患者红细胞沉降率增快,血清C反应蛋白增高,类风湿因子(RF)阴性,HLA-B27阳性率大于90%,近半数血清抗肺炎克雷白杆菌抗体水平增高。

骶髂关节X线片具有显著性特征,表现为关节边缘模糊、骨质糜烂、骨硬化、关节间隙变窄及关节融合等,脊柱X线早期有椎体方形变、椎小关节模糊和轻度椎旁韧带钙化,晚期椎间盘钙化,纤维环及前后韧带钙化、骨化,并有骨桥形成,形成“竹节样改变”。

(六)反应性关节炎

1% ~3% 的肠道或泌尿生殖系感染的患者会发生反应性关节炎，一般在前驱感染1 ~2 周后发病。典型表现为非对称性的少数关节炎，以膝、踝和跖趾等下肢关节多见。常并发跟腱炎、跖底筋膜炎、足跟痛及腊肠指(趾)。当脊柱及骶髂关节受累者可有腰背痛。

反应性关节炎呈自限性，一般 3 ~5 个月消退，个别长达 1 年，转为慢性者少见。

实验室检查可见外周血白细胞增高、红细胞沉降率增快、C 反应蛋白增高、血清类风湿因子阴性。X 线检查早期无异常改变，随病程进展见关节附近骨质疏松，关节间隙变窄，骨质侵蚀性改变，常有足跟骨刺、骨膜反应等附着端病变，病程长的患者可有骶髂关节炎和脊柱韧带骨化的 X 线表现。

(七)结缔组织病

结缔组织病一般指结缔组织和血管有广泛炎症损害和纤维蛋白样物质沉积的一类疾病，其基本的病理改变是结缔组织黏液样水肿、炎性坏死、类纤维蛋白变性和成纤维细胞增生。常见的结缔组织病包括系统性红斑狼疮、进行性系统性硬化症、皮肌炎和多发性肌炎、结节性多动脉炎、混合性结缔组织病、风湿热和类风湿关节炎等。

结缔组织病常累及骨关节，从而发生结缔组织病关节炎，骨关节侵犯时常呈多发、对称性，好侵犯手、腕、足等周围小关节，中轴骨关节侵犯少见，多伴有皮肤病损，由于常为慢性全身性疾病，合并全身多组器官的病变，如心脏、肾脏、肺等。多有自身免疫性血清学检查的异常。骨关节 X 线表现较为相似，早期常无阳性 X 线表现，骨质疏松明显且出现早，以后常见骨质边缘侵蚀破坏和小囊变、关节间隙变窄、关节半脱位、软组织肿胀和钙化，用激素长期治疗后常并发骨缺血坏死。

1. 风湿热

急性风湿热是由 A 组乙型溶血性链球菌感染后引起的一种结缔组织非化脓性炎性疾病，患者多为学龄期儿童。常于急性风湿热症状出现前 1 ~3 周有前驱感染史，包括咽炎、扁桃体炎和感冒等短期发热或猩红热。临床表现特点为心肌炎、游走性大关节炎、舞蹈症、皮肤环形红斑和皮下结节，反复发作者可致风湿性心瓣膜病。

急性风湿热的关节炎，以大关节受累为主，受累关节由多到少依次为膝关节、踝关节、肘关节、肩关节、腕关节，指(趾)间关节和脊柱少见。一般呈多关节对称性关节炎，关节周围软组织肿胀，伴发红、发热、疼痛和关节功能障碍。关节肿胀和疼痛呈游走性，首先受累关节的红、肿、热、痛及活动受限持续约几天，然后自然消退，又出现其他部位的关节炎，同样持续几天后消失，又转移至其他关节。一般伴有发热，多为低热或中度发热，仅少数表现为稽留高热，伴有苍白、多汗、乏力、食欲下降，一般无畏寒或寒战，抗生素治疗无效。

本病关节炎可以完全吸收和痊愈，一般不伴有关节骨质破坏和关节畸形。仅极少数患者急性风湿热反复发作，可以出现手或足变形，多见于掌指关节，呈尺侧偏移及半脱位，称 Jaccoud 关节病。

实验室检查有A组乙型溶血性链球菌感染证据、红细胞沉降率明显增快、C反应蛋白增高、免疫学检查有阳性发现等，均缺乏特异性，滑液检查见关节滑液量增加，白细胞数明显增多，但培养细菌为阴性结果。关节X线片见关节周围软组织肿胀，但无关节骨质结构破坏。心电图、超声心动图、心肌酶谱有心肌炎相应表现。有舞蹈症时脑电图检查呈非特异性异常脑电波。

2. 类风湿关节炎

类风湿关节炎是一种常见的以关节组织慢性炎症性病变为主要表现的自身免疫性疾病，主要侵犯手足小关节，心、肺、神经系统等其他器官或组织也可受累。

女性易患本病，男性与女性患病比例为1：3。任何年龄均可发病，更多见于30岁以后，女性高发年龄为45～54岁，男性发病随年龄增加而逐渐增加。

典型患者的关节表现为对称性的多关节炎。周围小关节和大关节均可受到侵犯，但以指间关节、掌指关节、腕关节及足关节最常见，其次为肘、肩、踝、膝、颈、颞颌及髋关节。远端指间关节、脊柱、腰骶关节极少受累。受累关节肿胀、僵硬、疼痛，以晨起或关节长时间不动后更为明显，这一现象称为晨僵。晨僵是类风湿关节炎突出的临床表现，往往持续时间较长，一般超过1 h以上，活动后可减轻，晨僵时间长短是反映关节滑膜炎症严重程度的一个指标。关节炎症反复发作或迁延不愈，可侵及关节软骨、软骨下骨及关节周围组织，最终导致关节肌肉萎缩和关节畸形，严重影响关节功能。常见关节畸形有近端指间关节梭形肿大；手腕向桡侧旋转、偏移，手指向尺侧代偿性移位，形成指掌尺侧偏移；近端指间关节严重屈曲，远端指间关节过伸呈"钮孔花"样畸形；近端指间关节过伸，远端指关节屈曲畸形，形成"鹅颈样"畸形；掌指关节脱位；肘、膝、踝关节强直畸形等。

当病情严重或关节症状突出时易见关节外表现。可为单一或者多个器官受累，受累程度也不尽相同。关节外表现包括关节隆突部及经常受压部位出现皮下结节，即类风湿结节；心脏发生心包炎、心肌炎、心内膜炎和心脏瓣膜炎；肺部可出现慢性间质性肺炎、类风湿胸膜炎等；多种神经系统表现等。

70%～80%的类风湿关节炎患者可检测到类风湿因子阳性，虽然个别正常人以及某些其他患者也可见类风湿因子阳性，但是这些人的类风湿因子滴度一般较类风湿关节炎低。类风湿关节炎活动期，红细胞沉降率增快，C反应蛋白升高。滑液微浑浊，黏稠度降低，滑液中白细胞计数升高。X线片常检查双手或双足，早期表现正常或远关节端骨质疏松，以后出现关节软骨下囊性破坏或骨侵蚀性改变，严重时出现关节间隙狭窄、关节半脱位、关节强直。

3. 银屑病关节炎

银屑病关节炎见于5%的皮肤银屑病患者。发病高峰年龄约40岁。大部分患者关节症状在银屑病发病5～10年后出现，也有1/3患者先于银屑病或与银屑病同时出现。多数缓慢发病，约1/3患者可起病较急，伴发热等全身症状。关节症状的轻重与银屑病皮损的活动性相一致。

目前将银屑病关节炎分为5类，各类型之间可互相转化。

（1）非对称性关节炎：此型最为常见，见于50%～70%的患者。以侵犯远端或近端指（趾）间关节及跖趾关节多见，膝、髋、踝和腕关节也可受累。由于伴发腱鞘炎症，受累的指或趾可呈典型的"腊肠指(趾)"。此型银屑病皮损可很轻,严重者可造成皮肤缺损。

(2)远端指间关节炎:此型为典型的银屑病关节炎,占5%~10%。出现远端指间关节肿痛,常伴有指甲凹陷、指甲松脱、甲下过度角化、白甲症及甲周红肿。

(3)对称性多关节炎:占15%。有些临床上与类风湿关节炎较难鉴别,但受侵犯的关节不如类风湿关节炎广泛,畸形程度也比类风湿关节炎轻。类风湿因子常阴性,类风湿结节罕见。

(4)银屑病脊柱炎:见于20%银屑病关节炎患者。可出现骶髂关节炎、韧带骨赘。韧带骨赘可发生在无骶髂关节炎者,并可累及脊柱的任何部分。

(5)残毁性关节炎:见于5%患者中,出现手、足、脊柱侵蚀性、破坏性多关节炎,引起关节畸形和致残。

银屑病关节炎大多伴有银屑病皮损和指(趾)甲病变。1/3患者伴炎症性眼病,如结膜炎、虹膜炎等。少数患者可并发类风湿关节炎及强直性脊柱炎。

实验室检查类风湿因子阴性,少数并发类风湿关节炎的患者类风湿因子阳性。病情活动时红细胞沉降率增快、免疫球蛋白以及血尿酸增高。银屑病脊柱炎患者中约50% HLA-B27为阳性。

X线检查与类风湿关节炎相似,但远端指(趾)间关节最易受累。骨质破坏严重者,指(趾)骨末节远端因有骨质溶解而变细、变尖,形成"铅笔头"样畸形;末节指(趾)骨近侧端有侵蚀,骨质增生、膨大,呈帽檐样,伴随着近端指骨变细,形成"铅笔帽"样畸形。脊柱受累时,两邻近椎体中部之间的韧带骨化,形成骨桥,对称分布。骶髂关节炎早期为单侧或非对称性,晚期可发展为双侧融合。

第五节 侵蚀性炎症性骨关节炎

侵蚀性炎症性骨关节炎是主要累及远端指间关节和近端指间关节的结节性骨关节炎的一种亚型,为原发性骨关节炎中的一特殊类型。在发病年龄上,本症最多见于绝经后妇女。

一、病因和发病机制

骨关节炎的病因和发病机制虽至今仍未完全明了,但现普遍公认增龄、关节超负荷和外伤、肥胖、遗传及代谢障碍都是其重要的致病因素。长期以来,有不少学者把骨关节炎视为一种单纯的骨关节退行性疾病,然而近些年来已有不少资料提示骨关节炎存在免疫学异常,如有学者报告近半数的骨关节炎患者血内存在抗软骨细胞抗体,仅次于类风湿关节炎而却明显高于正常人组。如就不同类型来看,免疫学异常的重要意义和地位在各型中还有所不同,早在1990年有国外学者提出结节性全身性骨关节炎为自身免疫性疾病的论点。在此之前,有学者还提出了全身性骨关节炎为激素调节失衡疾病的学说。

侵蚀性炎性骨关节炎也是一种结节性骨关节炎，故应认为免疫学异常和性激素失衡学说在其发病学中也占据着极其重要地位。近年来不少研究表明，遗传在结节性骨关节炎的发病中也有重要地位。

二、临床表现

本症患者绝大多数为绝经后妇女，男子和未绝经的妇女少见；具家族性；常为多关节受累，主要累及远端指间关节和近端指间关节，而很少侵及手以外的足、膝、髋和脊柱。本症的临床表现明显重于一般骨关节炎。关节疼痛显著，常有休息痛和夜间痛以及关节活动受限。局部炎症表现突出，常有明显晨僵及肿大的关节红肿和压痛，不过晨僵时间常短于 30 min。远端指间关节和近端指间关节因骨刺而形成的结节常有红肿和明显压痛。本症可因反复炎症发作而致关节畸形或强直。因此，本症较一般骨关节炎不仅炎症表现重，而且预后也较差。

三、实验室及影像学检查

ESR、C 反应蛋白、α-酸性糖蛋白和触珠蛋白等急性炎性反应物水平明显升高，此外免疫球蛋白也可有升高，然而类风湿因子和抗核抗体等检查常为阴性；X 线检查示关节软骨丧失和软骨下骨硬化，可见明显的骨侵蚀。

四、诊断

该病的诊断可参照使用美国风湿病学会关于手骨关节炎的诊断标准。

(1)一个月来大多数时间手疼痛或僵硬。

(2)在 10 个指关节(其中包括左、右手的第一掌指关节和 2 个近端指间关节与 2 个远端指间关节)中，2 个以上指关节有硬性组织肿大。

(3)掌指关节肿大需达到 2 个。

(4)远端指间关节肿大需超过 1 个。

(5)10 个或更多的关节出现畸形。

当患者出现上述(1)(2)(3)(4)4 条或者(1)(2)(3)(5)4 条时，即可诊断为手骨关节炎。其次，在手关节局部有明显炎症表现及 X 线片示关节软骨下骨质有明显侵蚀时，才能诊断为本症。

五、治疗

对于该疾病的治疗应首选非甾体抗炎药，但应重视长期服用非甾体抗炎药所带来的胃肠道和肾脏的不良反应。对部分本症患者，在口服非甾体抗炎药效果不佳，而且有应用糖皮质激素的指征时，改服小剂量泼尼松(5 ~ 15 mg/d)可收到较好效果；患者如是绝经后妇女，推荐辅以长效雌激素治疗。

第六节 全身性骨关节炎

全身性骨关节炎是好发于指间关节和第一腕掌关节的一种原发性骨关节炎。该疾病是 Haygarth 在 1805 年首次提出并描述，后来 Kellgren 和 Moore 重新命名该疾病为现在的名称并一直沿用至今。该病发病年龄在 40 ~ 60 岁，女性多于男性，主要发生于中年绝经期妇女。实验证实该病为常染色体显性遗传。

根据临床和流行病学特征，Haygarth 将原发性全身性骨关节炎划分为两型。

(1)结节型全身性骨关节炎，其主要特征为：存在结节，以远端指间关节受累及(Heberden 结节)为主，女性多见，有家族遗传性。

(2)非结节型全身性关节炎，其主要特征为：以近端指间关节受累及为主，无明显性别分布差异，家族遗传现象不明显。

结节型全身性骨关节炎的临床特点为：

(1)指间关节多关节受累。

(2)伴 Heberden 结节和 Bouchard 结节。

(3)女性多见。

(4)发病高峰年龄为中年。

(5)功能预后良好。

(6)伴发膝、髋、脊柱骨关节炎。

(7)有明显的家族易感性。

此类患者远端指间关节、近端指间关节和第一腕掌关节均可累及；其他外周关节包括膝、髋和跖趾关节，脊柱也常受累。在慢性关节症状出现以前常有急性炎症表现，受累的关节可有炎性表现如局部发热和积液。红细胞沉降率一般正常或轻度升高，类风湿因子阴性。

该病 X 线表现除一般局限性骨关节炎表现外，还有以下特点：

(1)脊柱关节面、神经弓、脊椎骨突均肥大以至放射学称之为“接吻脊椎”。

(2)膝关节表现明显的关节间隙狭窄，伴“熔蜡”样骨赘(与一般的刺状骨赘不同)。晚期病例放射学改变程度大大超过临床表现。尽管解剖学改变严重，但功能仅轻度影响。

在治疗方面，Heberden 结节常无症状，少数患者可有局部的红、肿、痛，此时可外用消炎止痛剂如双氯芬酸乳胶剂等。必要时口服非甾体抗炎药。若症状仍不缓解可考虑在关节内或关节周围注射激素。

第七节　关节畸形与创伤继发

一、膝关节内、外翻

膝内翻或膝外翻所致的两下肢不等长，可以改变下肢正常负荷的传导，使身体的负荷过度集中于膝关节的内侧或外侧，从而导致骨关节炎的发生。由于先天畸形如先天性髋关节发育不良、Pertnes 病和股骨头骨骺滑脱症所引起的关节位置和形态的异常可以导致髋关节骨关节炎。

二、职业与运动损伤

从事电钻或气动机械操作工作者，由于上肢受到长期、反复的震动性应力的影响，而易于发生腕关节、肘关节和肩关节的骨关节炎。采棉工人手部骨关节炎的发病率较高，而采煤工人膝关节更容易发生骨关节炎。非创伤性长期重复性的动作，可以引起局部关节劳损，并产生临床症状。如在工厂长期做缠绕工作的纺织工人，易于发生腕部骨关节炎；在从事精细工作的工人中，第 2、3 掌腕关节骨关节炎的发病率增高，而无腕部骨关节炎的发生。

严重的实验性关节创伤或扭曲，如半月板撕裂或前十字韧带断裂，均可引发产生骨关节炎。在人类急、慢性关节损伤发生后，这种由于创伤所导致的骨关节炎也很常见。足球运动员的踝关节、膝关节和足部关节以及棒球投掷者的肩关节和肘关节都易于发生运动创伤性骨关节炎。Lee 等观察到音乐家、打击乐手和钢琴师过度活动的关节易于发生骨关节炎，而这些关节的软组织扭伤则更为常见。

然而熟练的跳伞运动员，膝关节、踝关节和脊柱骨关节炎的发生率并不增加。对于膝关节以下截肢的患者，由于患侧肢体在行走时负重量的减少，使得健侧下肢承受的载荷相应增加，因而骨关节炎的发生率增加。

各种原因引起的股骨头无菌性坏死，通过改变髋关节的结构和降低关节的抗冲击力，造成髋关节的骨关节炎。无菌性坏死的一些原因包括：股骨颈骨折、长期大剂量使用皮质类固醇激素、潜水病、脉管炎、胰腺疾病、酒精中毒、镰状细胞病和 Gaucher 病等。

对于健身跑是否会加重骨关节炎的发生尚不能肯定。Finland 的相关调查表明，健身跑步者髋关节骨关节炎的发生率并未增加。作者提出合理的、非竞技性的跑步和行走有助于关节软骨的物质代谢。

而对于坚持经常性健身跑步者的调查显示，与不参加跑步者相比，膝关节骨关节炎的发生率并不增加。另一项针对 50 ~ 72 岁的女性长跑者的研究显示，坚持长跑者膝关节的骨硬化和骨刺形成有所加重，但与未参加跑步者相比，两者在膝关节间隙变窄和骨关节炎症状表现方面并无差别。长期的关节制动能够促进关节软骨的退行性改变。动物实验研究显示，与在松软地面行走的动物相比，长期在坚硬地面行走的动物关节内软骨原纤维形成增多，并且软骨的氨基己糖含量下降。

三、医源性损伤

关节内注射某些药物如四氧化锇或氮芥，被称为“化学性滑膜切除术”，能够造成关节软骨表层和中层的坏死，并可使注射的关节形成骨关节炎。关节内注射贮存的皮质类固醇激素后，可以加速关节骨关节炎病变的进展。其作用主要表现在：

（1）通过缓解疼痛，使关节失去正常的保护性反应，从而关节过度活动、加重关节软骨的磨损和损伤。

（2）皮质类固醇激素可以加速软骨的分解作用，并可导致轻度的由晶体介导的关节炎症反应。

四、冻伤

骨骺闭合之前手部的严重冻伤，可以造成冻伤部位出现早发性骨关节炎。在冻伤当时，人们往往过多关注于软组织的病变，这是由于冻伤当时并无关节损害的表现。关节疼痛常出现于数月或数年之后，一般冬季加重，并表现出明显的客观征象。

冻伤所导致的骨关节炎一般出现在远端指间关节和近端指间关节，除了骨骼增粗、僵硬和出现摩擦音外，常常可以见到特征性的指骨变短。症状性骨关节炎发作的年龄从十几岁到四十多岁，病变只出现在曾经受过冻伤的关节。

儿童发生严重冻伤后不久，X 线检查即可显示有骨骺损伤征象。对于轻度损伤和老年患者，手/足关节的囊性变常作为周围骨病变的首发 X 线改变。一般出现在冻伤 5～12 个月以后，可以伴有骨膜新骨形成，后期的 X 线表现为骨关节炎改变并伴有手指变短，此特征有助于与原发性骨关节炎相鉴别。

发病的原因可能包括血管损伤及寒冷对软组织直接损伤两个方面。动物实验发现，实验兔冻伤后出现血管的广泛性闭塞。关节内透明软骨的局限性冻伤，可以造成 6 个月时出现关节轻度的退行性改变，12 个月时出现关节进行性退行性病变。冻伤造成的外周神经损伤，可使症状加重。

冻伤后一旦出现骨骺损伤，则关节预后不良，治疗上也没有特殊方法。冻伤后交感神经切断术以及其他能够促进骨血运的治疗方法，是否能够防止后期骨关节炎的发生还不能确定。尽管有一些支持性证据，但对于那些由于继发性骨关节炎和皮肤病变造成的严重关节畸形的患者，应采用重建性手术。

五、创伤后软骨保护治疗预防继发性骨关节炎

关节损伤常见于交通损伤、年轻人的运动损伤和世界范围内的老年人的摔伤，手术治疗前交叉韧带（ACL）和半月板损伤恢复了关节稳定性，但是并不能直接治疗关节软骨损伤，负重区的软骨移植也容易引起正常软骨表面退化和骨关节炎，长期研究表明关节

损伤后约有超过50%的患者在10～15年会发生骨关节炎，特别引起关注的是很多运动员在年轻时就得了骨关节炎且常常是多关节骨关节炎，关节损伤是导致继发性骨关节炎的最重要的因素，损伤后的早期干预十分重要，刚损伤的关节表现为极轻或者几乎没有骨关节炎产生，通过早期的软骨保护和修复治疗的效果要远远优于发生骨关节炎后缓解症状的治疗。

急性关节损伤的病理生理反应包括原发性的炎症反应、关节积血、软骨细胞凋亡、软骨基质崩解、失去正常关节的润滑功能，伴随着基质崩解大量蛋白多糖片段释放，初始分解代谢状态将直接启动后一阶段合成代谢反应，急性损伤的结果是关节软骨的应力增加，但一般当时不会发生骨关节炎。

急性期的治疗要减轻和限制软骨细胞凋亡和基质崩解，恢复正常的关节微环境，最终可以减少或消除创伤后关节炎的发生，通过联合手术或非手术治疗达到恢复关节功能的目的。恢复正常的关节微环境的治疗方式大体分为三类。

(1)应用各种抑制因子抑制软骨凋亡，限制急性的免疫应答，如金属蛋白酶抑制剂、肿瘤坏死因子抑制剂、白介素抑制剂、iNOSinhibitors 抑制因子等。

(2)蛋白聚糖抑制因子抑制分解代谢，采用 TLR4mAb 和骨形态形成蛋白刺激骨与软骨生长。

(3)润滑剂恢复关节润滑功能及微环境，如集蛋白聚糖、透明质酸等，关节注射要借助微球或毫微粒作为载体，肽结合蛋白和微球作为结合体。综合以上各种干预措施能够快速将急性炎症所导致的微环境恢复正常，药物作用方法包括口服、关节内注射，或者两者综合运用。

患者选择软骨保护的治疗要获得满意的效果，就要考虑是否合并其他复杂的关节损伤，如前交叉韧带损伤是否伴有局部的软骨缺损，半月板损伤是否伴有前交叉韧带损伤，髋关节发育不良和髋关节撞击的发病年龄、性别和潜在的基因标记物等。FDA 建议软骨保护治疗强调恢复关节的微环境防止继发性的软骨破坏为根本目的，并不同于先前治疗骨关节炎所采用的缓解症状的药物。软骨保护治疗一般意义上受伤前不需要服用药物，而且也不需要长期用药。

第八节　创伤性关节炎发生机制

创伤性关节炎主要是负重关节创伤后引起的一种后遗症，即强大暴力使受累关节正常组成部分及解剖结构遭受破坏，引起软骨变性、破坏及在此基础上的关节软骨、软骨下骨、滑膜、关节囊、周围肌肉和韧带等的一系列改变，最后导致受累关节疼痛、功能障碍。早期诊断创伤性关节炎困难，目前主要通过临床症状及 X 线等影像学资料观察关节退行性改变。现有诊断方式只对创伤性关节炎发展阶段作出评估，尚未见对疾病发展过程及关节软骨退行性改变明确机制的报道。目前对创伤性关节炎发病机制研究的主要方向涉及关节软骨退变、关节周围环境改变、基因与创伤性关节炎的关系。

一、关节软骨退变与创伤性关节炎

创伤性关节炎是软骨细胞与软骨基质之间平衡关系遭受破坏的结果，发生基础为软骨基质降解、软骨细胞生物活性改变，或两者兼而有之。完整的软骨需要软骨细胞与细胞外基质相互作用，软骨细胞负责合成以维持基质，基质提供支架容纳软骨细胞，两者在创伤性关节炎中的具体作用机制尚不明确。目前已有研究两者关系，以探讨软骨细胞在环境力学改变后生物合成变化的报道。

(一)软骨细胞

细胞凋亡旨在通过激活细胞内源性自杀机制，及时清除生理上不需要、严重受损及有潜在危害的细胞。凋亡是由基因指导的细胞主动死亡过程，可受多种理化因素诱导，其在创伤性关节炎中的作用越来越受到关注。力学损伤能引起软骨细胞死亡，但死亡形式是通过凋亡或是坏死，尚有待进一步证实。此外，有许多因素如 Fas 受体、一氧化氮(NO)及白介素(IL)-1 等可诱导软骨细胞凋亡。软骨细胞凋亡及坏死主要发生在关节内骨折后，即骨折线边缘关节面或关节面浅表区域。损伤后出现的关节软骨细胞凋亡及坏死，为创伤性关节炎的发生与细胞死亡之间的关系提供了客观依据。近年有文献报道，软骨细胞凋亡与软骨破坏及退变密切相关，关节创伤、力学超负荷、剪切应力、关节内骨折等力学或化学作用可诱导关节软骨细胞凋亡。软骨受损伤后可引起软骨细胞死亡。在正常关节软骨中，仅1%的软骨细胞出现凋亡征象，凋亡主要发生于软骨肥大层，随着年龄的增加，软骨细胞凋亡率也逐步增加。文献报道，软骨细胞异常死亡势必影响软骨分解和合成代谢的动态平衡，因此软骨细胞异常凋亡参与了创伤性关节炎的病理过程。损伤使软骨细胞数量进一步减少，而软骨细胞减少可减弱软骨维持或修复细胞外基质的能力，间接影响了软骨的修复。关节软骨不含单核细胞，因此缺乏吞噬能力，凋亡或坏死的细胞成分可能对软骨造成进一步损伤。理论上，如果关节软骨损伤后细胞凋亡在软骨退变过程中起重要作用，就可应用相应药物来阻断这种自身损伤机制，以延缓关节软骨退变过程，阻止创伤性关节炎的发生。有文献报道，在动物缺血-再灌注模型中应用天冬氨酸特异性半胱氨酸蛋白酶抑制剂，可明显改善细胞存活率。

(二)关节软骨基质

关节软骨的完整性主要取决于软骨细胞与其细胞外基质之间的稳定。软骨细胞负责合成基质，基质为细胞提供力学支持。软骨细胞与软骨基质之间的失衡是创伤性关节炎发生发展的主要因素，两者关系遭受破坏的具体机制有待进一步研究。许多实验结果显示，早期关节软骨破坏对创伤性关节炎发生发展起着重要作用，关节损伤后软骨基质成分丢失、软骨细胞生物合成基质减少，或两者同时改变可导致应力改变，而这种改变只能通过关节周围组织液流动、基质力学形状改变加以适应。创伤性关节炎表现为受累关节软骨破坏，外界异常应力作用于关节后基质通过形状改变传导应力，而基质形状改变后的反馈反应，使得软骨细胞生物合成改变，导致基质及细胞减少。相关研究表明，基质金属蛋白酶(MMP)是导致骨关节炎病理改变的重要原因。与损伤后软骨改变密切相关,可由关节软骨细胞、滑膜细胞、成纤维细胞等分泌至细胞外,经前肽裂解激活,软骨组织受到应力负荷后出现糖胺聚糖丢失,导致关节软骨应力改变而退变。其中,MMP 在软骨后续损伤反应中发挥很大作用,软骨损伤后 MMP mRNA 表达升高可达正常的10~250倍。

二、关节周围环境与创伤性关节炎

受累关节周围环境的变化主要是关节内外环境的变化,其中外环境主要为关节力学改变,内环境主要为关节周围理化环境变化。关节损伤后受累关节正常生物力学、生物学、理化性质等遭到破坏,应力反复作用后关节的正常结构发生退变及成分改变,引起关节退变,最终导致创伤性关节炎。

(一)关节力学外环境变化

关节面是否平整、关节结构的完整性及成分改变、软组织损伤等,均可影响创伤性关节炎的发生。关节内骨折由多因素引起,如生物力学、生物学改变等。关节内骨折后关节软骨浅表层形成浅的不规则的裂缝,随着病情的发展而扩大和加深,使更多更深的软骨遭到破坏,最后发展至骨软骨层。相关实验证明,关节损伤后软骨浅表层生存能力减弱,软骨受力后其浅表层改变尺寸明显小于中间层及深层。持续的应力导致关节软骨浅表层、中间层剪切应力变形,因为软骨层只能通过变形来对应力改变作出反应,使浅表层缓冲减弱而损伤。关节软骨腐蚀处、浅表层及中间层胶原呈线性排列,这种排列不能很好地适应剪切负荷的改变。关节软骨层腐蚀后关节面不平整,微小的改变即可致使关节面接触应力改变。关节接触应力方向梯度符合拉格朗日四点中心法(以研究单个流体质点运动过程为基础,综合所有质点运动,构成整个流体运动关节面的持续应力梯度),包含关节软骨持续内剪切应力,并可能导致局部组织液的缺乏,关节面应力改变后关节软骨的生物合成同样减少。负荷的速率、大小改变都影响生物合成,与负荷大小改变相比,负荷速率改变对生物合成影响更大。动物及临床实验发现,在负荷变化改变蛋白多糖、DNA 合成方面,动力负荷较静负荷的作用更强。剪切力作用于关节软骨后,关节腔体积及组织液无明显变化,仅见关节胶原等软骨固定成分的改变。正常情况下,间断的低剪切应力可促进胶原合成,力学应力可促进关节软骨新陈代谢,关节软骨在结构上能适应高压缩负荷。临床及动物实验显示,异常负荷变化可影响关节软骨的组成结构、新陈代谢及力学性能,导致关节其他组织功能退变。关节骨折后关节面复位不良、关节软骨厚度与创伤性关节炎密切相关,而关节面复位不良与创伤性关节炎发生机制密切相关。关节内骨折后行切开复位内固定会破坏周围软组织的庇护,增加感染等并发症,长时间并发症可导致关节僵硬,最终发展为创伤性关节炎。损伤后关节软骨坏死区与受力速率、受力方向密切相关,关节骨折位置不同,发生创伤性关节炎的概率也不同。有调查显示,踝关节创伤性关节炎中约有1%与创伤有关,膝关节胫骨平台骨折后发生创伤性关节炎的概率为17%~52%。创伤性关节炎发生机制研究中对软骨的研究,可为临床手术方式、保守治疗方式的改进提供更好的理论方法。

（二）关节内环境变化

损伤后关节炎症反应、白细胞及炎症介质升高、软骨裸露与血液可导致软骨细胞死亡。关节结构改变的同时成分及代谢功能也发生改变。关节软骨损伤后蛋白水解酶及某些炎性因子表达升高。创伤性关节炎发病机制中相关致炎因子，如肿瘤坏死因子-α（TNF-α）、IL-1、IL-6、IL-8、IL-12、IL-17 等，关节损伤后 IL-6、IL-17 等在成骨细胞及破骨细胞调节下，在骨质破坏、关节炎症及软骨退变中起着重要作用，但具体机制不详。IL-1、IL-6 在创伤性关节炎病理过程中的作用已得到验证。体外试验证实，IL-1 及 TNF-α 促进 IL-6 合成，同时 IL-6 也促进 IL-1 的表达。介质的相互作用导致关节软骨加速破坏，且加快了炎症前体的合成。临床研究显示，创伤性关节炎患者受累关节中 IL-1、TNF-α 及其相应受体表达升高，加快了 IL-6 的合成，使关节软骨降解加速，软骨破坏加快。TNF-α、IL-1 与 IL-6 三者之间关系失衡，加速了软骨退变，同时 IL-1 与 IL-6 共同促进前列腺素、NO 及环氧合酶合成，导致关节疼痛、肿胀。有文献报道，关节损伤后免疫系统及骨骼系统相互作用，导致创伤性关节炎的发生发展。很多实验表明，IL-12、IL-17 在创伤性关节炎发生过程中起着重要作用。关节损伤后滑膜细胞分泌 IL-17 等炎性因子增加，导致关节化脓，从而参与关节软骨骨质的退变。IL-17 促进滑膜细胞分泌 IL-6、TNF-α，IL-6、TNF-α 也促进 IL-17 代谢，IL-17 与 IL-6、TNF-α 相互作用并加速滑膜炎症、关节软骨退变，抑制软骨细胞增生，同时刺激 IL-1β、IL-6 的表达，而这两种介质可刺激 NO、破骨细胞活性，加速了创伤性关节炎的发展。关节软骨负荷的动物实验显示，反复的力学应力作用可通过炎症介质导致关节软骨降解。多个临床研究显示，关节损伤后机体其他部位的多发性损伤可能影响关节炎症的发展。关节损伤后多系统相互作用，使关节内环境发生改变，造成关节成分及代谢变化，最终发展为创伤性关节炎。临床研究显示，血清中低分子软骨基质蛋白与创伤性关节炎的严重性呈正比，提示低分子软骨基质蛋白与创伤性关节炎关系密切。其具体机制有待进一步研究。

三、个体基因学与创伤性关节炎

相关研究表明，利用生物信息学知识，明确基因功能，并通过相关试验验证基因功能，将给创伤性关节炎的研究提供新思路。目前流行病学研究已明确，创伤性关节炎的相关危险因素包括年龄、性别、种族，创伤、反复的应力负荷、肥胖、关节周围肌肉无力、遗传因素、骨密度（骨质疏松与骨硬化）、雌激素缺乏、营养缺乏、免疫因素、软骨机制改变、软骨细胞代谢活性改变及炎症性关节疾病等。这些因素均与基因组学密切相关。年龄为软骨细胞凋亡及坏死的敏感因素。临床及动物实验研究表明，年轻患者及幼年动物模型中软骨细胞增生，软骨基质蛋白分泌增加。临床研究显示，很多关节骨折患者即使早期手术并解剖复位，术后仍出现关节疼痛，有些患者最后仍需接受关节融合或关节置换术，这说明创伤性关节炎可能与患者个体差异相关。关节骨折后全身性疾病影响着关节愈合及恢复。例如，肥胖症、糖尿病及其他基因相关疾病可影响患者的康复能力。肥胖患者体重增加后步态发生改变，关节软骨应力增加，这与创伤性关节炎发生密切相关。肥胖患者因生物力学因素易导致系统炎症，但具体机制不详。临床统计显示，性别差异影响着创伤性关节炎的发生，成年雄鼠具有内在的关节软骨再生能力。基因组学研究显示，数个基因组区间与骨关节炎密切相关，例如IL-1、IL-α受体等基因转录蛋白产物。骨质疏松症相关因素较多，目前实验研究发现骨质疏松症与基因表达学说关系密切，骨质疏松患者关节内骨折后关节软骨面发生改变，骨小梁易断裂，骨质压缩，反复的变形应力可加重关节软骨的腐蚀、退变，促进了创伤性关节炎的发生。基因相关学说形象地指出创伤性关节炎属多基因病，多病基因与易感基因在创伤性关节炎病程进展中起着不同的作用。

第九节　肩关节骨关节炎

肩关节一般指肱骨头与肩胛骨关节盂之间的盂肱关节。肩关节的活动并不只限于盂肱关节，实际上是由盂肱关节、肩锁关节、胸锁关节及肩胛骨与胸壁之间的连接（肩胛胸壁关节）、肩峰下机制（第二肩关节）、喙锁机制（喙锁关节）6个关节彼此共同运动。因此，在研究肩关节时应包括上述所有关节。

一、盂肱关节骨关节炎

盂肱关节即通常所说的肩关节。在全身关节中，它的活动范围最大。很多疾病可导致盂肱关节面的光滑性、润滑性受到损伤，如骨关节炎、类风湿关节炎、缺血性骨坏死、创伤后关节炎、肩袖撕裂关节病。其中最常见的是骨关节炎，它是一种导致关节软骨变薄，最终导致软骨丧失的慢性进行性疾病。盂肱关节晚期骨关节炎可产生疼痛、肌肉萎缩和活动受限，严重影响关节功能。有多种手术方法可治疗盂肱关节骨关节炎。人工肩关节置换术是一种有效的、疗效良好的治疗方法。

（一）解剖和病理生理学

盂肱关节是由肱骨头和肩胛骨的关节盂组成的滑膜关节，是人体最灵活的关节。关节盂外形呈梨状，上窄下宽，前缘中部有一切迹。关节盂关节面浅小，呈凹形，被覆透明软骨，向前、下、外，相对肩胛骨平面呈5°~15°后倾。关节盂的边缘镶以一层纤维软骨，称为盂唇，以增加关节盂的深度。关节盂的关节面仅为肱骨头面积的1/4~1/3，肱骨头被较浅的关节盂所包绕。肱骨头占圆球面积的1/3，关节面向上、内、后，仅有一部分与关节盂接触。

维持肩关节稳定的组织包括关节囊、韧带（喙肩韧带、喙肱韧带、盂肱韧带）及肌肉（包括胸大肌、斜方肌、冈上肌、冈下肌、小圆肌、肩胛下肌、三角肌）。其中冈上肌、冈下肌、小圆肌、肩胛下肌构成肩袖，也称为旋转袖。盂肱关节必须依靠静力性和动力性的稳定结构才能获得运动和稳定，其中肩袖起到特别重要的作用。肩袖不仅能稳定盂肱关节，允许其有很大的活动范围，它还是固定上肢的活动支点，只有通过与支点的反作用，三角肌收缩才能抬高肱骨。

骨关节炎常较早累及盂肱关节。关节内可有清亮黄色的关节积液，其中含有较多的软骨退变分解代谢的标志物。虽然骨关节炎主要是骨和软骨的病变，但肩关节周围软组织也常受累，不过程度较轻。前关节囊和肩胛下肌腱的明显挛缩可使肩关节外旋受限，压迫肱骨头向后。肱骨头向后半脱位，使后关节盂磨损和破坏，据报道发生率达45%。

慢性后半脱位也可导致后关节囊松弛和减弱。滑膜可增厚，出现炎性反应，脆性增加。盂肱关节骨关节炎可伴有肩袖挛缩、损伤，但较少发生全层撕裂。在一项研究中，110 例肩因盂肱关节骨关节炎行关节置换时发现仅有 4 例(3.6%)肩袖全层撕裂。肩关节骨关节炎时，常有游离体形成。

(二)临床表现

1. 病史

肩关节既往可有创伤史或疾病史。病程可呈间歇性发作，疼痛缓解期可持续数月，甚至更长。临床表现如下。

疼痛：盂肱关节骨关节炎患者常主诉肩关节持续钝痛，发病隐匿。常常在起床和活动一天后加重。晨起时并不减轻，稍活动后症状减轻，但过度活动后症状加重。疾病早期，经休息后症状减轻，随病情发展，经长时间休息后症状才能减轻。病情严重时夜间痛较重，且不能缓解。

患者可感关节僵硬，但不超过 30 min，活动后好转。中度骨关节炎患者表现为肌肉无力，关节活动度减小，功能受限，如女性患者系胸罩带等动作受影响。严重骨关节炎患者日常活动受限，常有关节强直及功能丧失。

2. 体格检查

体检时，双肩要充分暴露。视诊需对双肩外形、骨突起、有无肌肉萎缩和畸形等详细检查。病程长者，可有冈上肌、冈下肌和三角肌萎缩。局部可有压痛。检查并记录肩关节主动活动和被动活动范围，包括上举、外旋、内旋等。骨关节炎晚期时，关节囊紧张，肩关节活动受限，其活动仅依靠肩胛骨胸壁活动。由于肩胛骨活动不影响盂肱关节旋转功能，因此外旋受限是肩关节骨关节炎患者体格检查时的重要体征。此外，需对颈椎进行全面检查，包括颈椎活动度检查、Spurling 试验(下压头部，以对颈神经产生压迫，诱发症状)等以除外颈椎病。

(三)影像学检查

影像学应包括盂肱关节中立、内旋、外旋前后位，冈上肌出口(outlet)位。X 线片典型表现为关节间隙变窄、关节面不规则、软骨下骨硬化和囊肿形成，肱骨头和关节盂面变扁，肱骨解剖颈环形骨赘形成。腋状位 X 线片有助于了解关节盂磨损程度及有无肩关节后半脱位，对检测盂肱关节间隙有无变窄较敏感。

早期肩关节骨关节炎在临床上常被忽略，主要是由于 X 线片不能显示软骨病变。应用外展负重位 X 线片可显示常规 X 线片不能显示的软骨丧失和关节间隙变窄。

普通患者一般不需行 CT 或 MRI 检查。CT 可对关节盂骨质和关节盂磨损程度进行精确评估，确定有无盂肱关节后半脱位。这些资料对拟行关节盂面重建手术的患者非常重要。MRI 可用于检测有无肩袖损伤，了解肩袖损伤的程度。

(四)鉴别诊断

尽管感染和肿瘤并不常见，但需行鉴别诊断。肩关节骨关节炎患者常伴有颈椎僵硬，需行鉴别诊断，因为颈椎病症状可与原发性盂肱关节骨关节炎相混淆。此外，还需与肩关节周围炎等疾病进行鉴别。

(五)治疗

1.保守治疗

对有症状的盂肱关节骨关节炎患者，初始治疗包括：改善活动，使用非甾体抗炎药如对乙酰氨基酚。常用的非甾体抗炎药物包括阿司匹林、吲哚美辛、双氯芬酸、美洛昔康、昔布类等。近年来，高选择性的 COX-2 抑制剂，如昔布类药物，其胃肠道副作用相对较小。中医中药也有一定效果。湿热理疗及物理治疗有助于减轻症状。对不愿手术的患者，可行盂肱关节内注射类固醇激素，但不能多次反复注射，因为过度应用可加速关节软骨退变。其他治疗，如关节内注射透明质酸、口服氨基葡萄糖等均有一定疗效。

2.手术治疗

盂肱关节骨关节炎患者经非手术治疗后疼痛无缓解，关节功能丧失者，可行手术治疗。手术方法包括肩关节清理术、关节切除成形术、肩关节融合术、人工肩关节置换术等。应用人工肩关节置换术治疗严重盂肱关节骨关节炎疗效很好，其他手术方法也有一定效果，应当根据患者病情以决定采取何种手术方式。患者全身健康情况、盂肱关节的活动度和患者的要求也是需要考虑的重要因素。对肩关节无痛而仅有活动受限的患者，极少采用人工肩关节置换术进行治疗。

(1)关节清理和软组织平衡术：此方法通过关节清理，切除增生骨赘，松解软组织，从而使肩关节的生物力学恢复正常，使关节受力分布更均匀。对此种方法的治疗效果，各家报告差异较大。Neer 报告肩关节骨关节炎患者行关节切开清理、骨赘切除和软组织平衡术，术后效果不佳。而 MacDonald 等报告 10 例肩关节骨关节炎患者行关节清理、软组织平衡术，术后平均随访 3.5 年，患者疼痛缓解，外旋活动增加。

(2)关节镜下清理术：早期盂肱关节骨关节炎患者无需行人工关节置换术，可行肩关节镜下关节冲洗和清理术。术中可进行灌洗、游离体取出、退行性盂唇撕裂和软骨损伤的清理以及肩袖部分撕裂的处理。还可同时治疗产生症状的原因，如肩峰下撞击等。中期随访结果显示，患者行肩关节镜下清理术，术后疼痛明显缓解，延缓了行肩关节置换的时间。49 例早期盂肱关节骨关节炎患者行肩关节镜手术，平均随访 4.3 年，93% 患者疗效优良。对于晚期盂肱关节骨关节炎患者，关节间隙消失，骨赘较大，盂肱关节后半脱位者，不宜行关节镜手术。

(3)关节切除成形术：此手术仅用于治疗反复感染或置换失败、大量骨丢失，而再置换有禁忌证者。尽管部分患者疼痛可缓解，但因肩关节支点丧失，关节活动和关节功能均较差。Cofield 报道,主动活动外展范围限于 40°~90°,内、外旋活动丧失或仅有极小活动度。在治疗原发性肩关节骨关节炎时,关节切除成形术已基本不用。

(4)盂肱关节融合术:盂肱关节融合术用于治疗三角肌和肩袖麻痹(如有上肢臂丛神经损伤史)、慢性活动性低度感染、肩关节置换失败后的补救手术、重建手术失败、严重的无法修复的肩袖损伤、肩胛带肿瘤根治术后严重骨缺损患者。此种方法极少用于治疗原发性肩关节骨关节炎。肩关节融合时上臂的理想位置一直存在争议,目前大多数学者认为肩关节融合的理想位置应该是外展、屈曲、内旋均 20°~30°,而且肩内旋的角度是决定功能是否理想的关键因素。

(5)人工肩关节置换术:文献报告的第一例肩关节假体置换术是 1893 年由法国医师 Jules Emile Pean 施行的,他用铂和橡胶来替代因结核病而毁损的盂肱关节。

大部分早期的肩关节成形术是行肱骨头置换。现代肩关节置换术是由纽约骨科医院 Charles S NeerⅡ于 1951 年开展的。他设计了一种由钴-铬-钼合金组成的非限制性关节假体,用以治疗严重的肱骨近端骨折。这一手术与先前的关节成形术相比,显著地改善了肩关节的功能。NeerⅠ系列肱骨假体,其顶端为扁平型。其适应证很快用于治疗肩关节炎。其他早期假体设计包括 1951 年 Kreueger 设计的钴-铬合金假体和 1952 年 Richard 及同事设计的丙烯酸假体等。

几十年来,肩关节假体设计有了革命性变化。目前有 3 种类型的全肩关节假体可供选择,包括:①非限制性假体;②半限制性假体;③限制性假体。

1974 年 Neer 对假体进行改进,增加了关节盂假体,使得肱骨头关节面和肩胛盂关节面的弧度更为一致,成为真正的人工全肩关节假体,即 NeerⅡ型人工全肩关节假体。NeerⅡ系列中,关节面为圆形,肱骨头有两种型号(即 23 mm 和 15 mm),柄有三种型号(柄直径为 6.3 mm、9.5 mm 和 12.7 mm,并有多种长度的柄供选择),从而成功地将肱骨头假体置换术和重建关节盂的手术结合起来,用以治疗病变同时累及肱骨头和关节盂的慢性疼痛性盂肱关节病。如果合并肩袖损伤的患者行人工全肩关节置换术,患者在主动外展活动时,由于缺少冈上肌的固定支点作用,盂肱关节间的剪力明显大于应力,这种剪力使肱骨头在关节盂面的上下移动明显增加,三角肌的收缩使肱骨头假体垂直上移,与肩峰相撞击,易造成假体松动。

对于失去肩袖但三角肌功能正常的患者普遍采用限制型假体的全肩关节成形术。限制型或球-窝关节在 20 世纪 70 年代广泛应用。此设计可通过一稳定的支点来代偿肩袖损伤。但这种假体失败率较高,使人无法接受,失败原因包括脱位、假体分离或折断、无菌性松动等。为避免限制型假体并发症发生率较高的缺点,同时预防由于肩袖损伤及力量减弱而导致肱骨头前移,采用了半限制型假体。此种假体包括有突起的或增大的关节盂以增加稳定性。但不幸的是,此种假体并发症发生率也较高。近年来,应用逆置型肩关节置换术进行治疗。逆置型假体通过改变三角肌的牵拉运动方向而起作用。标准的肩关节置换手术时,肩袖的缺损,导致在三角肌的收缩过程中,肱骨头假体出现向上的半脱位。逆置型肩关节置换术通过使上臂旋转中心外移和重新改变三角肌的牵拉方向而纠正了这种不正常的矢量,并借助改变假体旋转中心,可以使三角肌在无肩袖的情况下上举手臂。

肩关节置换术的禁忌证：合并肩袖和三角肌功能障碍，活动性感染。

（六）肩袖功能不全的肩关节置换术

患者肩袖的状况与其内在病变是密切相关的。在肩关节骨关节炎患者中，肩袖通常是完好的，而在类风湿关节炎患者中，情况往往发生了改变。在创伤后畸形愈合和不愈合的情况下，肩袖受到大、小结节位置的影响，肩袖常伴有巨大的撕裂并形成肩袖关节病。

肩袖功能不全可产生“摇摆木马”效应，随后造成肩胛盂的松弛。通过行半肩关节成形术或全肩关节成形术，能够使疼痛缓解并恢复肩关节的功能。根据文献报告，虽然这两种术式的疗效大体相当，但半肩关节成形术避免了关节盂置换带来的潜在问题。无论如何，必须保留喙肩韧带，这样才能使喙肩弓成为一个运动的支点。一个大的能与喙肩弓更匹配的假体，可改善肩关节的稳定性。这样也能使三角肌维持在更好的张力状态。T. Bradley Edwards 曾报告 555 肩（514 人）行肩关节置换术，其中 77 肩行肱骨头半关节置换，478 肩行全肩关节置换。其中，51 肩冈上肌部分损伤，42 肩全层损伤；90 肩有中度冈下肌脂肪变性，15 肩严重退变；84 肩肩胛下肌脂肪变性，15 肩严重退变。术后平均随访 43 周，结果发现冈上肌撕裂不影响术后结果，但全层撕裂影响术后评分。肩胛下肌中度及重度脂肪变性则影响术后效果，对外旋、主动屈曲影响最明显，肩胛下肌脂肪变性也影响术后结果，但程度较轻。

逆置型肩关节置换术的适应证包括肩袖关节病和假性麻痹、多次肩袖修复失败伴关节功能差和关节前上不稳、半肩置换术失败合并关节前上不稳、骨折后明显的结节骨缺损或畸形愈合等。禁忌证包括前份三角肌的损伤或无功能、关节盂的骨质丢失过多所致的盂侧假体无法植入。Guery 等对 57 例患者研究后，建议逆置型肩关节置换术用于70 岁以上、对肩关节功能要求不高且合并有大面积肩袖撕裂的患者。

（七）半肩关节置换术

肩关节置换术，无论是肱骨头半关节置换术，还是全肩关节置换术，已成为肩关节骨关节炎疼痛的常规治疗方法。术后疼痛缓解率高，功能恢复好。但有时关节功能恢复欠理想，这主要与手术技术、软组织状况（尤其是肩袖和三角肌）和术后康复锻炼有关。手术时选择单纯肱骨头置换，还是行肱骨头与关节盂全肩关节置换，是由多种因素决定的，包括关节盂面的破坏程度、关节盂的骨量和肩袖的完整性。

肩关节置换术前，应准确评估肩关节的骨质缺损情况。要检查关节盂，判断关节间隙狭窄和骨床的破坏情况。骨关节炎患者常有严重的后关节盂的磨损、骨赘形成和肱骨头变扁，这可造成肱骨头的半脱位。还应注意是否存在盂肱关节不稳或紧张，特别是肩关节处于内旋状态下的情况。术前应有标准的 X 线片，包括前后位、腋窝侧位和肩胛“Y”位。前后位的影像必须包括肩关节在中立位、内旋、外旋状态下的 40°后斜投影。这些影像资料能反映盂肱关节退行性变程度、肱骨头有无上移、结节位置、盂肱磨损情况、有无关节半脱位和骨赘增生程度等方面的信息。术前 CT 检查，可判断肩关节的非对称性磨损。对曾经接受过肩关节手术的患者，应通过穿刺抽吸和同位素检查排除感染。术前还必须对肩锁关节进行临床和X线影像检查,以排除肩锁关节炎。

当病变仅累及肱骨头时,单纯肱骨头置换术可取得良好效果。如关节盂是同心圆时,效果较好。如果关节盂后方磨损,导致关节盂不同心时,单纯肱骨头置换术后肩关节外展和外旋受限。如患者小于50岁,应行肱骨头置换术,因为患者此时肩关节活动较多,关节盂假体寿命较短。Burkhead和Hutton报告,在年轻患者行肱骨头置换时曾用自体筋膜或关节囊重建关节盂面以缓解疼痛,而不应用关节盂假体,以免发生关节盂面假体松动。

行肱骨头半肩关节置换术的另一指征是盂肱关节炎合并肩袖损伤。因为长期随访研究显示关节盂假体松动与不能修复的肩袖撕裂有关。Franklin和同事曾研究关节盂偏心时的负荷,当肩袖对肱骨头的压力丧失,使肱骨头假体上移,导致关节盂假体松动。

(八)全肩关节置换术

全肩关节置换术即肱骨头及关节盂均置换,目前此手术方式已非常成熟。其手术适应证为骨关节炎时关节盂病变严重,关节盂骨量足够,肩袖完整而且功能良好。这就是原发性骨关节炎的情况。与肱骨头置换比较,全肩关节置换术具有更多优点,如力量和活动较好、稳定性增加、摩擦减小、关节盂痛减少等。全肩关节置换的缺点包括手术时间延长、失血增多、费用增加、翻修率稍高。Rodosky和Biyliani综合文献分析,在治疗肩关节骨关节炎和类风湿关节炎时,全肩关节置换术比肱骨头半肩关节置换术能更可靠地缓解疼痛,功能良好。一些研究发现,全肩关节成形术的效果比肱骨头半肩关节成形术好30%~50%。

(九)并发症

全肩关节置换术的持久性要相当于或优于其他关节的关节置换术。许多长期随访结果显示,由于各种原因导致的人工关节的平均翻修率低于10%,而肩胛盂假体的松动只有4.3%。全肩关节置换术的术后并发症多于半肩关节置换术。并发症包括:肩胛盂松动、肱骨结节不愈合或畸形愈合、盂肱关节不稳、肩袖撕裂、假体周围骨折、感染、神经损伤、三角肌破裂、肱骨假体松动、肩关节撞击、异位骨形成、假体的机械性疲劳断裂及肩关节活动度的丧失。由于独特的构型和复杂的植入技术,逆置型肩关节置换术的并发症与全肩关节置换术的不同。肩胛骨凹陷和肩峰的应力性骨折是逆置型肩关节置换术的独特并发症。

Cofield总结自1980年以来22个医院共1 183例肩关节置换术,所有并发症发生率为10.4%。最常见的并发症由高到低排列为肩袖损伤、关节不稳、关节盂假体松动、术中骨折、神经损伤和感染。

(十)总结

上肢的正常活动需要肩关节功能正常。盂肱关节骨关节炎可影响肩关节功能,产生疼痛。近年来有多种手术方法治疗肩关节骨关节炎,非限制型肩关节置换术已成为治疗晚期盂肱关节骨关节炎的首选方案。手术可很好地缓解疼痛,增加关节活动度,恢复关节功能。肩关节置换术手术技巧程度高，而且对软组织和手术技术要求很高。若病例选择好、手术技术高、术后康复锻炼良好，则术后优秀率达90%以上，且并发症少。

二、肩锁关节骨关节炎

肩锁关节由肩胛骨肩峰关节面与锁骨肩峰关节面构成。锁骨及肩峰的关节面在大小和方向上有甚多变异，最常见为斜行，锁骨肩峰关节面朝下外，呈卵圆形。肩峰关节面是凹面的，其向内、向前与锁骨外侧凸面相对。关节内可有关节盘，但变异很大，常随年龄增大而破裂，在成人极少有完整关节盘。

肩锁关节有众多韧带起稳定作用，其稳定主要靠下列结构：

(1)关节囊及其加厚部分形成的肩锁韧带。

(2)三角肌及斜方肌的腱性附着部分。

(3)喙锁韧带的锥状韧带及斜方韧带。

此两韧带对维持肩锁关节的完整性非常重要，如两韧带完整，只能引起肩锁半脱位，而完全脱位多伴有此两韧带的断裂。肩锁上韧带最厚，锁骨下韧带相对较薄、稳定性稍差。肩锁关节囊和肩锁韧带对锁骨远端前后稳定性非常重要。喙锁韧带主要对于锁骨外侧向上稳定性较重要。

在老年人中肩锁关节骨关节炎较常见。关节退变与使用过度有关，但常与外伤有关系。对560例年龄超过40岁的尸体进行解剖检查，结果发现肩锁关节有各种形式的退变。肩峰端，在矢状面上关节变长，而且主要是在肩峰面的后侧；锁骨侧，锁骨远端沿前后方向增宽变扁，以适应肩峰端关节面增大。

有肩锁关节病理改变的患者常主诉肩部前上方痛，肩部广泛不适。可放射至上臂。活动时加重，尤其当上肢上举过头时更明显。而女性患者疼痛部位则正好在乳罩带下方。上肢向后活动困难，不能达到对侧腋下。体格检查发现肩锁关节压痛，肩内收时疼痛。此外，当上肢外展和内旋时感疼痛。

X线片可明确诊断。向头侧倾斜30°位投照可更好地显示肩锁关节。对有外伤史者应常规行腋位投照，以除外肩锁关节后脱位。X线典型表现为关节间隙变窄、软骨下骨硬化，下方骨赘形成。有时也可见锁骨骨质溶解，表现为关节间隙增宽、关节面不规则和囊肿形成。

非手术治疗包括休息、改善活动姿势、非甾体抗炎药使用和肩锁关节内药物注射。尽管关节内注射可暂时缓解疼痛，但长期疗效不佳。

如果非手术治疗无效时可行手术治疗。1941年Mumford和Gurd所提出的锁骨远端切除术治疗肩锁关节骨关节炎已取得良好效果。此后有众多报告锁骨远端切除术后疗效优良。然而由于发病时间长、恢复慢以及外观不佳，目前已倾向于行关节镜下远端锁骨切除术。

近年来关节镜下锁骨远端切除术也被广泛研究和应用。Gartsman及其同事发现关节镜下所切除的骨量与标准切开手术相同。研究结果显示单独锁骨远端切除术不适于治疗慢性肩锁关节Ⅲ度损伤。此外，Ⅱ度肩锁关节损伤也应慎用此方法治疗，因为锁骨远端残端不稳可产生不良后果。最后，切除锁骨远端时需小心保留肩锁韧带以维持稳定。

关节镜下锁骨远端切除术后疗效等同于或优于切开切除术，其并发症少。

三、胸锁关节骨关节炎

胸锁关节是由锁骨的胸骨关节面与胸骨柄锁骨切迹及第一肋软骨所形成的关节。锁骨的胸骨段较大，呈球形，而胸骨的锁骨切迹与第一肋软骨形成的关节面呈鞍形。胸、锁骨的关节面大小很不相称，接触面也很不合适。胸、锁骨间有坚而厚的纤维软骨性关节盘，周围较厚，中心较薄，将关节腔分为上下两部。关节盘的上部附着于锁骨胸骨关节面的上缘和后缘，下部附着于第一肋软骨贴近胸骨处，其大小与锁骨胸骨端相适应，周缘与关节囊韧带相融合。关节囊围绕关节，上下较薄，但其余部分为韧带装置所增强，其前后增厚称胸锁前、后韧带。此外尚有连接对侧锁骨胸骨端的锁骨间韧带及连接锁骨内侧端的肋转子与第一肋骨和肋软骨间的肋锁韧带。肋锁韧带对锁骨内侧稳定性至关重要，应注意保护。

胸锁关节退变随年龄增大而发病率增高。放射学研究和尸检结果显示此关节骨关节炎改变发生率较高，但是有明显临床症状者较少。男性发病率高于女性。有胸锁关节脱位的患者更易于发生胸锁关节退变性改变，这是由于胸锁关节活动度增加所致。

胸锁关节骨关节炎患者常表现为胸锁关节疼痛、压痛，关节肿大，上肢外展和上举时疼痛加重。X线片表现为胸锁关节间隙变窄，软骨下骨硬化，骨赘形成。

胸锁关节骨关节炎常无须手术治疗。休息、口服非甾体抗炎药、减少活动和应用皮质类固醇注射可有效治疗胸锁关节炎。如非手术治疗无效则可行手术治疗，但一般极少需手术治疗。手术方式有赖于锁骨近端的稳定性。如患者有严重的胸锁关节脱位，则表明最重要的肋锁韧带可能已被破坏。这种情况下，锁骨近端必须进行固定，既可固定于第一肋骨，也可用软组织修补固定。对原发性胸锁关节炎，锁骨近端切除术有良好的疗效。

第十节 髋关节骨关节炎

髋关节骨关节炎是骨科的常见病，特点是关节软骨的变性、软骨下骨硬化和关节周围新骨形成。髋关节骨关节炎既可以是原发性，也可以由于某些疾病继发引起。原发性骨关节炎是指发病原因不明，不存在引发骨关节炎的遗传缺陷、创伤、感染、肢体畸形及全身性和代谢性疾病，患者的发病年龄多在50岁以上，发病缓慢，预后良好。继发性骨关节炎指的是引起骨关节炎的原发性疾病先于骨关节炎而发生，最常由髋部发育不良所引起，另外髋部骨折脱位、髋臼发育不良、股骨头无菌性坏死、Perthes病、类风湿关节炎等也可导致髋关节继发性骨关节炎，患者常较年轻，病情进展快，预后差。各种原因导致的髋关节骨关节炎的最终结局是关节软骨的丧失和关节畸形。常表现为髋关节的疼痛并逐渐加重，造成患者的活动能力的不断降低并导致肢体的残疾。

骨关节炎最重要的治疗目的之一是缓解疼痛。非手术治疗措施包括：使用非甾体抗炎药物、减少关节活动、减轻体重、理疗和使用手杖。

这一章主要讨论原发性和继发性骨关节炎的外科治疗。但外科治疗只有在其他治疗无效时才应予以考虑。

髋关节骨关节炎的外科治疗有多种方法，各种方法的选择要充分考虑患者的年龄、活动水平、体重、职业、爱好、医疗状况和原发性疾病等因素。手术时机的选择不仅要考虑患者的症状，还要对患者的年龄、活动量和手术的期望值综合加以考虑。髋关节骨关节炎的手术方法可归纳为以下3种。

(1)髋关节固定术，即髋关节融合术。

(2)截骨术，原理是改变髋关节负重区，重新调整下肢的负重力线，以减轻疼痛。

(3)髋关节置换术，即以人工材料替换髋关节所有病变部分。

另外，关节镜也越来越多地应用于髋关节内局部病灶的清除，现将这些方法分别予以论述。

一、关节镜技术

尽管关节镜在膝关节、肘关节、肩关节、踝关节和腕关节等关节的应用越来越广泛，但髋关节镜的发展相对滞后，其主要原因是由于髋关节结构的限制性，髋关节镜入路的选择和器械操作与膝关节或肩关节相比更为困难。近20年来，随着关节镜技术的进展，关节镜技术在骨科领域发展迅速。髋关节镜在诊断和治疗髋关节疾病方面也取得长足进步。因此，对于髋关节内病变的形态学、病因学将会有更加深入的理解。髋关节镜技术为我们提供了一套全新的诊治手段，必将对未来的诊疗产生巨大影响。

(一)髋关节镜手术的应用解剖

髋关节周围主要的体表标志包括大转子、耻骨联合、髂前上棘、腹股沟韧带、髂嵴、髂后上棘和坐骨，这些标志是术中正确定位的关键所在。注意在消毒前应该通过触诊并标记好入路的位置，因为铺单后某些定位时依赖的标记不能暴露在术野中，此时定位会出现困难。

髋关节是由股骨头和髋臼构成的球-臼式关节。由于是人体负重的主要关节，因而与同样是球窝关节的活动度大的肩关节结构不同，髋臼以及髋臼边缘的盂唇结构对股骨头的包容面积远比肩盂和盂唇对肱骨头的包容大，在负重站立位，髋臼与股骨头之间由于软骨的黏弹特性，股骨头与髋臼保持高度匹配，使头臼之间几无间隙，即便在下肢非负重情况下，髋关节头臼之间的自然间隙也不足以导入标准直径的关节镜。在正常情况下，髋关节只是一个潜在的可扩张腔室，平时保持负压状态，在牵引力的作用下头臼之间可以出现1 cm的间隙(软骨-软骨)，但当关节腔内的负压解除后，在不考虑肌肉收缩力的情况下(全麻或腰麻下)，关节间隙可牵引开达3 cm以上，此时的限制力主要来自于髂股韧带、轮匝带和关节囊。

(二)髋关节损伤

1. 软骨损伤

髋关节软骨损伤的程度和髋关节镜术后不良结果之间存在相互关系,因此软骨损伤的早期诊断和治疗非常重要。虽然软骨损伤是髋关节镜术的适应证,但这种病损难以确定髋痛原因。急性单纯性关节面损伤可发生于髋关节负荷撞击,在青年人更为常见。所谓的"外侧撞击损伤"就是大转子受到碰撞后发生的。由于大转子位于皮下,损伤能量不易被吸收分散,青年人局部骨密度高,碰撞能量在不造成骨损伤的情况下转递至关节面,导致股骨头或髋臼软骨损伤。关节镜检查所见多可证实这种外侧碰撞损伤。多数髋关节软骨损伤的患者伤后即刻表现出症状,但部分患者疼痛并不严重,伴有不同程度的功能障碍。若患者症状持续,如特殊体位引发间歇性交锁或疼痛,应行更进一步的检查。

关节创伤和退行性变都可引起软骨损伤碎裂,并可形成游离体,引起髋关节交锁或弹响,关节镜下取出软骨性游离体可获得满意治疗结果。髋关节软骨损伤的处理方法包括镜下冲洗、骨赘清除、滑膜切除、微骨折技术等。微骨折技术是在软骨缺损区钻孔促进缺损区纤维软骨再生。微骨折技术适用于退行性骨关节的软骨损伤,尤其是损伤面积较小,不适于行人工关节置换的患者或年轻患者。禁忌证为非全层的软骨损伤或软骨缺损区骨缺损,其他系统性疾病所致关节炎性疾病或软骨损伤。Philippon 等曾在髋关节镜下对 9 例全厚髋臼软骨缺损患者行微骨折技术,术后平均 20 个月后再行关节镜检查,发现 8 例软骨损伤的填充率为 91%,修复效果达 1 ~2 级,只有 1 例在 66 个月后行全髋关节置换术。

2. 股骨髋臼撞击综合征

股骨髋臼撞击综合征(FAI)最早由瑞士 Rheinhold Ganz 在 20 世纪 90 年代提出,是不明髋痛的主要原因之一,表现为腹股沟疼痛、髋关节弹响或交锁,为早期髋关节骨性关节炎重要特点。多因股骨头形态异常、股骨头颈偏心距减小、髋臼后倾和股骨颈前倾过小或髋臼前缘的过度突出引起,表现为腹股沟疼痛、髋关节弹响或交锁。

FAI 有两种主要类型,凸轮样撞击,是股骨头非球体、屈髋位与髋臼前缘撞击所致;钳夹样撞击,活动髋关节时突出的髋臼前缘和股骨颈撞击。凸轮样撞击中髋臼盂唇可出现磨损或撕裂,处理方法是对盂唇损伤切除或修补,磨削成形减压以恢复股骨头颈交界区正常外形。Mardones 等建议股骨颈部减压时骨质去除不能超过股骨头颈交界区的 30%,否则会增加股骨头颈部骨折的可能。典型的钳夹样损伤是髋臼前上缘骨质的硬化。镜下确定撞击部位及范围后,将损伤的无法修复的盂唇部分切除至正常、稳定。磨钻磨去发生撞击的部位。若发现撞击部位的盂唇完整,可自基底将盂唇与髋臼分离,再用缝合锚将盂唇固定至髋臼。Christopher 等对盂唇进行修补并与早期的切除术进行比较,认为两者早期效果无明显差异,但考虑到盂唇的重要性,仍提倡行修补术。

股骨髋臼撞击在髋关节活动的极度位置造成重复性髋臼盂唇的微创伤,导致盂唇和软骨损害,从而启动髋关节骨性关节炎的发生。

Larson 等对 100 髋 FAI 进行关节镜治疗,75% 效果优良,认为可以改变骨关节炎的进程并能消除疼痛。Ilizaliturri 等对 19 例 FAI 行关节镜手术,其中 16 例术后症状改善,3 例加重(1例行关节置换术),认为仔细操作保留股骨颈骨量和关节血运可收到良好效果。

3. 在髋关节置换术后的应用

髋关节镜在髋关节置换术后的应用较为广泛,包括确定假体有无松动、关节腔内有无假体磨损颗粒、骨水泥的厚度和结合强度等。Khanduja 等 28 研究发现髋关节镜对评估关节置换术后假体有无松动作用肯定,认为髋关节镜安全,并且可在镜下直观地显现髋关节表面,可明确人工股骨头与髋臼凹的间隙宽度以及人工股骨头在髋臼凹中活动度,还可判断髋臼边缘的磨损程度及人工股骨头表面的磨损程度。

总之,髋关节镜以其独特的手术方式,兼具诊断、治疗,给以往常需较为复杂诊断、治疗的髋关节及髋周疾病,提供了全新的治疗理念,相信随着医学界及大众对于微创伤理念的逐步接受,髋关节镜技术势必发挥更加重要的作用。

二、关节融合术

关节融合术能够有效地缓解髋关节骨关节炎性关节疼痛,但由于人工髋关节置换术的疗效良好并已逐渐被人们广泛接受,而使得髋关节融合手术的数量大为减少,患者往往希望保留一个能够活动的髋关节,从而保持良好的步态、舒适的坐姿和自由性的体位。髋关节融合术的手术适应证:年轻患者单侧髋关节破坏且为重体力劳动者。这些患者如果选择了髋关节置换术,往往存在十年内不得不再次做翻修手术的风险。髋关节融合术能够给患者提供一个适合重体力劳动的、耐久的关节,但远期可造成脊柱、膝关节和对侧髋关节的功能代偿性疾病。如果患者同时合并对侧髋关节或脊柱的严重病变,则应视为手术禁忌证。

髋关节融合术手术操作的目的是通过手术使髋关节的位置保持相对不动,并能够保留外展肌的功能。手术可采用的方法较多,包括关节内手术、关节外手术和关节内外联合性手术。手术中常采用一蛇形钢板和拉力螺丝钉经大转子固定,也可采用前方钢板固定。排除手术技术因素,髋关节融合术的失败率介于10%~20%。一旦手术失败,需要再次手术植骨,并根据具体情况选择是否使用内固定。

髋关节融合术在手术操作技术上要求较高,这也是这一手术较少被采用的原因之一。正确融合位置的选择,对于减轻脊柱、对侧髋关节和同侧膝关节的异常应力有着重要的意义。一旦融合位置不良,就将造成患者严重的功能受限。髋关节融合术时,推荐保持的正确位置是髋关节屈曲20°~30°,外展、内收置于中立位,内旋、外旋于中立位或轻度外旋位。如果髋关节融合后屈曲角度不够,可造成患者难以坐下。如果融合后屈曲角度过大,会造成患者直立时腰椎过度前凸。如果融合后髋关节内收或外展角度过大可造成骨盆倾斜和两下肢不等长。为保证手术当中髋关节融合位置正确,建议术中拍摄X线片观察。

髋关节融合术的远期随访结果较为满意,大多数患者的髋关节疼痛症状消失、肢体功能相对较好。随着手术后岁月的流逝,多数患者出现腰背痛,其发生率可达60%,另外,许多患者还出现了同侧膝关节的退行性骨关节炎和关节的疼痛。

髋关节融合术后如果不满意,还可以行人工髋关节置换术。髋关节融合术后功能的恢复在很大程度上取决于髋关节外展肌力,如果髋外展肌在髋关节融合术时受到损害，或髋关节有多次融合不良史，将会造成髋关节融合术后肢体功能不良，患者可表现为跛行和需扶杖行走。另外，由于髋关节外展功能障碍，使得髋关节融合术后脱出的危险性增大，而不得不采用人工髋关节置换术。

髋关节融合术后常会使患者原有的继发性腰背疼痛减轻，但对于对侧肢体膝关节疼痛能否得以缓解，不同患者差异较大。

三、截骨术

尽管人工髋关节假体置换术已获广泛应用，但仍有一些医生倾向于选择髋关节周围截骨术，理由是截骨术能够最大限度地保留骨质，并被认为是一种“生物性治疗方法”。但截骨术更适合于相对年轻的髋关节继发性骨关节炎患者。髋臼发育不良和小儿髋部疾病如 Perthes 病和股骨头骨骺滑脱，常可造成髋关节继发性骨关节炎。髋关节周围截骨术也可应用于治疗股骨头缺血性坏死和股骨颈骨折不愈合患者。准备做髋关节周围截骨术的患者必须具备良好的髋关节功能，即病变髋关节活动范围能够达到或超过 90°。只有符合这一要求，截骨术后才可能做到有效改善髋关节的包容性及增加关节间隙的目的。

髋关节周围截骨手术的主要目的是为了缓解髋关节疼痛，次要目的是减缓骨关节炎病情的进展，延长截骨术后髋关节的使用期。为实现这一目的，截骨术在操作时可采用以下措施：

(1)增加关节的包容性，从而增加关节的接触面积，降低关节面单位面积所承受的压力。

(2)手术中要将股骨头非负重区未被病变侵蚀的关节软骨面旋转到负重区。

(3)通过纠正病变髋关节的半脱位状态，降低关节面所受到的应力作用。

(4)通过改善髋关节的生物力学关系，减轻行走时关节所受到的反冲力。

截骨术后，常可取得髋关节无痛性活动的效果。

髋关节周围截骨术可采用骨盆截骨或股骨近端截骨两种方式。骨盆截骨术包括重建性骨盆截骨术和挽救性骨盆截骨术两种；股骨近端截骨术包括股骨内翻、外翻、屈曲、伸展转子间截骨法和大转子截骨法。

(一)骨盆截骨术

重建性骨盆截骨术目前开展得比较多些，此项手术最早起源于日本，以后逐渐遍及到欧洲和亚洲。重建性骨盆截骨术可采用多种方法，但其原理基本相同，最常用于治疗髋臼发育不良所导致的骨关节炎。手术的做法是行骨盆截骨，并以一定的方法使髋臼旋转，目的是改善股骨头的包容并使原非负重区相对正常的髋臼关节软骨面置于负重区。手术前要进行周密的计划，拍摄髋关节正、侧位 X 线片，必要时行 CT 检查，以明确髋臼前缘是否存在骨质缺损。

重建性骨盆截骨术包括三联截骨法、球形截骨法和 Bernese 髋臼周围截骨法三种。三联截骨法的骨盆截骨区距离髋臼较远，手术易于操作，但由于截骨后形成的髋臼骨块较大，旋转起来比较困难。另外，较大的髋臼骨块旋转后，容易导致骨盆畸形。

球形截骨法在操作上较为复杂,因为手术要求在髋臼关节面和髋臼顶的盆壁面之间截骨,截骨时骨刀很容易进入髋关节而损伤关节软骨面。球形截骨术要求使用专用的球形截骨工具,并应避免截骨后髋臼骨块向内侧旋转,要求施术者必须技术熟练。多项研究报告显示此种手术疗效良好。手术的疗效与患者手术之前是否存在有骨关节炎关系密切。手术前患者无骨关节炎或仅有轻度骨关节炎,则预后良好。

近年来,Bemese 髋臼周围截骨术正逐渐成为骨盆重建截骨术中最为流行的术式,此手术允许髋臼作大范围的旋转,而不会造成骨盆畸形。此外,Bemese 髋臼周围截骨术还允许髋臼骨块向内侧调整,而无须剥离骨膜。手术操作包括坐骨部分截骨、耻骨截骨和髂骨的二维截骨。此种手术在不损伤后柱的同时可将髋臼骨块进行旋转。对于髋臼发育不良的患者,一般将髋臼骨块向前和外侧旋转,截骨后髋臼骨块常很不稳定,可采用螺丝钉固定骨块,术中应避免过度矫正。手术的近、中期疗效令人满意,截骨处很少发生不愈合。手术前应向患者交代清楚髋臼发育不良的程度与继发性骨关节炎的相互关系,手术的目的只是减轻骨关节炎,而非治愈骨关节炎。如果患者患有严重的骨关节炎,则任何截骨术都难以取得满意的疗效,必须采用人工髋关节置换术。

Trousdale 回顾了 42 例合并不同程度骨关节炎的髋臼发育不良患者,都采用了髋臼周围截骨术,术后随访 2 ~ 8 年。其中 33 例术前患有轻、中度骨关节炎的患者中有 32 例疗效良好;而术前合并严重骨关节炎的患者,5 年后仅 1/9 保持良好疗效。Siebenrok 等总结了 71 例早期手术病例,随访 10 ~ 13 年(平均 11 年)。结果显示 82% 髋关节功能良好,其中 73% 疗效为优,有 12 例后来做了全髋关节置换术,1 例做了髋关节融合术。作者认为手术疗效不佳的因素包括:患者年龄偏大,合并中度或重度骨关节炎,髋臼发育不良手术矫正不充分。

对于髋臼发育不良合并严重髋内翻患者,应在骨盆截骨手术的同时行股骨转子间外翻截骨,以矫正股骨畸形。骨盆截骨术即使对于技术熟练的医生,在操作上也常遇到困难,手术并发症相对较多,主要有神经、血管、关节损伤,截骨端骨不连,患者长期跛行和异位骨化等。因此大多数学者认为,骨盆截骨术不适于尚处于发育期的髋臼发育不良儿童。在患者的选择上,强调主要针对那些尚未发生骨关节炎症状的患者,而一旦出现症状,也要争取在骨关节炎的早期完成手术。

与前述重建性骨盆截骨术相比,Chiari 骨盆截骨术可认为是挽救性手术。Chiari 骨盆截骨术的目的是将髋关节中心向内移动,以改善髋关节的生物机械性能。髋关节中心内移后,关节所受到的应力降低,从而能缓解疼痛。与重建性骨盆截骨术不同,Chiari 骨盆截骨术并不能使包绕股骨头的髋臼关节软骨面增加。当前,由于重建性骨盆截骨术的广泛开展,加上人工髋关节置换术适应证的不断扩展,这种挽救性骨盆截骨术的实际应用数量大大减少了。在欧洲及亚洲,此项手术仅用于髋臼发育不良合并晚期骨关节炎,而尚未决定做人工髋关节置换术的患者。

Chiari 骨盆截骨术已开展了数十年,有着丰富的长期随访记录。1991 年 Windhager 等报告了一组 236 例 Chiari 骨盆截骨手术病例资料,全部患者都患有髋臼发育不良,术后 21 例做了两次手术,其余 215 例平均随访 24 年。临床疗效统计:优 51%,可 30%,差 18%。Calvert 等报告一组 49 髋 Chiari 骨盆截骨术病例,平均随访 14 年,患髋保持无痛或仅有轻微疼痛的患者占73%，仅有6%的患者后来行人工髋关节置换术。Hogh和Macnicol回顾了68例Chiari骨盆截骨术后患者，发现18年后有57%的疗效满意。Matsumo等报告100例采用改良Chiari骨盆截骨术患者，手术采用髋臼上方弧形截骨，平均随访9年，78例疗效满意。综合当前Chiari骨盆截骨术临床资料可以得出以下结论：

（1）在骨关节炎晚期行挽救性骨盆截骨术的病例，大多数远期疗效不佳。

（2）挽救性骨盆截骨术的疗效随患者年龄的增加而下降。

（3）挽救性骨盆截骨术的疗效随时间的延长而降低。

（4）手术后的疗效与手术操作技术密切相关，手术中采用将骨盆截骨块向内推移的方法，使髋关节中心移向内侧，并同时改善股骨头的包容，效果较好。

（二）股骨近端截骨术

1935年最早由Malkin和McMurray首先采用股骨近端截骨术治疗髋关节骨关节炎。大量病例证实，这一手术对于缓解疼痛、改善畸形和稳定关节疗效肯定。其确切机制尚不清楚，一般认为，截骨术后的疼痛减轻，是由于髋关节负重力线的内移，使髋关节受到的应力发生改变，畸形得到矫正，并与活动时关节囊松弛和关节稳定性的改善有关。另外术后腰大肌松弛使髋关节内压力降低，股骨头充血减轻和股骨头内压的改善对于减轻症状也具有重要意义。股骨近端截骨术包括股骨转子间截骨术和大转子截骨术两种。股骨转子间截骨术还可辅以截骨后截骨端远侧骨段旋转的方向加以说明，例如股骨转子间内翻截骨术，即截骨后将股骨干近段（远折段）旋转到内翻位置。随着骨盆重建性截骨术的广泛开展，股骨近端截骨术的手术指征减少了。

股骨近端截骨术治疗髋关节骨关节炎主要针对骨关节炎的早期患者。适应证选择合适，手术效果满意。手术做得越早，就越能阻止髋关节骨关节炎的进展，疗效就越好。髋关节骨关节炎的主要表现是疼痛、关节僵硬和出现畸形。适合股骨近端截骨术患者应该具备的条件是：股骨头塌陷不重，股骨头上应保留一定的软骨，髋关节屈曲活动范围应在90°或以上，内收、外展活动最好能达到30°。

股骨近端截骨的部位原则上应选择在畸形最明显处，由于大多数接受截骨术病例为髋臼发育不良，而这种疾病的畸形主要在髋臼，因此采用髋臼周围截骨术更为适合。而股骨转子间内翻截骨术主要适用于轻度髋臼发育不良伴有严重的髋外翻，并且患者患侧的股骨头尚未变形。股骨转子间内翻截骨术前应详细告知患者手术后患侧肢体将会变短，造成双下肢不等长，而需要穿矫形鞋。

股骨转子间外翻截骨术主要适用于股骨头已经发生变形的患者。截骨后髋关节处于内收位，可以使变形的股骨头向外旋转离开负重区，从而使股骨头和髋臼之间恢复匹配关系。股骨转子间外翻截骨术也适用于合并有较大内侧骨赘的蘑菇状股骨头患者。对于这些患者而言，外翻截骨后由于内侧骨赘承受重力，加上髋关节中心的内移，会使得髋关节所受应力减小。

髋关节截骨术最常采用经转子间截骨，因为在这一区域截骨不愈合率低，矫形范围大，截骨后产生的骨畸形小。术中可采用多种内植物固定截骨端，目前钢板使用较多。使用钢板可以方便手术操作，并使截骨端牢固固定。手术截骨后，近端骨段根据需要不仅可以内、外旋转，而且还可以作内翻、外翻、前屈、后伸调整。在对轻度髋臼发育不良患者进行股骨近端截骨手术时，将远折段骨干调整到后伸位置，则术后能够使股骨头前方的包容得以改善。如果术中将远折段骨干作屈曲位调整，由于股骨头在髋臼内的旋转，术后会减少股骨头前方的包容。屈曲截骨最常用于股骨头无菌性坏死，截骨后会使股骨头前方的小病灶经旋转后离开髋关节负重区。

股骨近端截骨术前要进行周密的规划，对于骨关节炎患者，要求髋关节在准备矫形的平面有良好的活动范围，以确保截骨术后患侧肢体能够保持在功能位置。拍摄 X 线片有助于确定截骨的角度和动态观察截骨手术前、后髋关节间隙的变化。

在进行股骨近端截骨术前计划时，要对截骨术后骨关节炎的进一步发展有所考虑，患者以后可能还要进行人工全髋关节置换术。因此截骨手术时要尽可能少的调整截骨端，如果截骨术中对截骨端两侧的骨调整过多，则可能会造成一旦患者将来需要做全髋关节置换术时，手术前不得不再做一次截骨术。

股骨转子间截骨术的疗效各家报道不一，影响手术疗效的主要因素有：适应证的选择、骨关节炎的程度和原发性疾病的差异。由于内翻截骨一般用于轻度髋臼发育不良和轻度骨关节炎患者，而外翻截骨则多用于已存在股骨头塌陷和严重骨关节炎者，因此内翻截骨的总体疗效一般要优于外翻截骨，两者疗效的不同缘于手术适应证选择的不同。Iwase 等报道了股骨转子间内翻和外翻截骨的长期随访结果，手术患者都存在髋臼发育不良，内翻截骨用于合并轻度骨关节炎或无骨关节炎患者，而外翻截骨用于严重骨关节炎患者。内翻截骨术后 10 年、15 年、20 年的手术成功率分别为 89%、87% 和 82%；而外翻截骨术后 10 年、15 年、20 年的手术成功率分别为 66%、38% 和 19%。Perlau 等报告了两组股骨转子间截骨术病例，随访 5～10 年，一组为先天性髋臼发育不良，另一组为髋关节特发性骨关节炎，都进行了转子间内翻或外翻截骨术。结果显示，先天性髋臼发育不良组的 17 例髋臼轻微发育不良患者中 8 例疗效满意，7 例合并轻度骨关节炎的患者疗效满意；而合并严重骨关节炎的 11 例患者中仅有 2 例效果满意。在特发性骨关节炎组，10 例轻度骨关节炎患者中有 6 例效果满意，6 例合并严重骨关节炎的患者中无 1 例疗效满意，其中 5 人实施了人工髋关节置换术。Gotoh 等报告了 31 例继发于髋臼发育不良的严重骨关节炎病例，均实行了股骨转子间外翻或伸展截骨术，其中 4 例同时行 Chiali 骨盆截骨术，随访 12～18 年，15 例疗效满意，占 48%。作者认为宽厚的股骨头内侧骨赘和髋臼顶部外侧骨赘与手术疗效密切相关。

综合以上资料，髋臼周围截骨手术的疗效与术前患者的骨关节炎的程度密切相关。如果准备进行截骨手术，最好选择那些髋臼发育不良合并轻度骨关节炎的患者。另外手术好的疗效也与手术方法的正确选择有着密切的关系。良好的适应证选择、周密的术前计划、多方面的仔细评估和正确的手术操作是截骨手术成功的重要保障。

四、髋关节人工关节置换术

对于严重的髋关节退行性骨关节炎，人工全髋关节置换术是最重要的治疗手段。在所有实行人工髋关节置换术的患者中，骨关节炎占了绝大部分。髋关节置换技术并不是一成不变的，而是随着人工假体内植入物的设计、所用材料和植入技术的不断改进而快速发展。人工假体发明之前,一些医生曾试图在病变的股骨头关节软骨面与髋臼内面之间用组织分隔开(嵌入成型术),所用分隔材料多为关节周围的软组织如皮肤和筋膜,Murphy 采用肌瓣,Sir Robert Johns 使用金箔,Baer 使用猪膀胱组织,但均未取得成功。

到了 20 世纪 20 年代,Smith Peterson 提出了关节成型术模型概念,他用包裹了患者背部皮下组织的玻璃进行在体实验,观察到"植入物被含有清亮黄色关节液的光滑的滑囊组织所包被",并就髋关节对玻璃和滑囊衬里所产生的早期生物学反应进行了对比观察。以 Smith Peterson 首次玻璃模型植入为标志的"杯成型术"始于 1923 年,从这一重要理念的建立,到以后多种方法的不断改进,目的都是要努力寻找更加类似于人类关节软骨的植入材料。由于最初使用的玻璃植入物易于破损,人们试用了多种植入材料,最终许多学者的目光停留在一种金属合金上-钴铬钼。

人类首次全髋关节置换术于 1938 年由 Phillip Wales 完成,他将 1 个不锈钢金属杯通过 1 枚螺丝钉固定于股骨颈,将另 1 个不锈钢金属杯通过多枚螺丝钉固定于髋臼。大型股骨头假体用于关节置换曾使用了多年,到了 1950 年 Sven Kiaer 将齿科材料丙烯酸引入骨科手术,同年在纽约将这种材料用于髋关节置换术。Sir John Chamley 在人工假体关节润滑方面的杰出工作,揭开了现代全髋关节置换术的序幕。他首次应用骨水泥固定假体,应用聚乙烯作为承重材料并使用无菌操作技术,并强调手术后长期随访的重要性。

全髋关节置换术主要适用于那些非手术治疗方法难以解除疼痛的骨关节炎患者和严重的功能障碍者。在开展这项手术之前,髋关节骨关节炎的治疗仅限于减轻症状。大多数患者的日常活动能力如站立、行走、上下楼梯、穿鞋袜、进出汽车等明显受限,疼痛和活动受限使得患者只能做很有限的活动,健康和生活质量受到较大影响。当前髋关节骨关节炎非手术治疗方法主要有减轻体重、使用非甾体抗炎药、理疗,必要时采用髋关节内注射类固醇激素。如果疼痛仍不能减轻,并严重影响患者的日常活动,就需要采用手术治疗。

在当前社会背景下,治疗费用与治疗效能比常常是决定是否采用手术方法的重要考虑因素。就费用-效能比而言,髋关节置换术是目前做得最好的手术之一,医生在降低费用、提高疗效方面所做的努力非常重要。Barber 和 Healy 发现 1981—1990 年美国髋关节置换手术所需的费用大约增长了 465%,但如果消除了通货膨胀因素,实际的增长率只有 2%。文章作者将手术费用与同一时期假体植入物的费用作了对比,发现假体费用增长 212%,消除通货膨胀因素后实际增长率为 117%。1981 年假体植入物的费用占患者花费总费用的 11%,而到了 1991 年这一数值达到 24%,排除这一时期的医疗费用上涨因素,患者增加的费用主要用于更高质量的外科治疗,如住院日的缩短和更积极的康复训练。

大量人工髋关节置换手术的开展,使得一些与手术相关的问题日益受到人们的关注,包括手术的病死率、失败率以及患者所需的费用。尽管手术费用不能直接反映患者的实际花费,但也与之密切相关。一项来自华盛顿州卫生局的有关手术数量与手术并发症相互关系研究的数据显示,大量开展此项手术的医院与只少量开展此项手术的医院相比,手术并发症的发生情况明显不同,40% 以下的医院手术效果不良。研究同时显示,每年进行的髋关节置换手术少于 2 例的医生,手术效果差。在美国大多数髋关节置换术的手术医生每年此项手术的数量超过15例。

Lavernia和Guzman按每年髋关节置换手术的数量,将美国的医院和医生分为三组:少量组、中等量组和大量组。少量组指医院或医生每年的髋关节置换术数量少于10例,数据显示,少量组治疗的失败率、所花费医疗费用和术后平均卧床日数明显高于一般,首次髋关节置换手术与二次翻修术的结果都符合这一规律。以上研究表明,髋关节置换手术疗效与手术医生的经验和医院每年的手术例数密切相关。

在进行手术疗效的分析时,要注意各种分类方法和统计学方法的科学性和规范性。不同的分类和统计方法得到的数据可能显著不同,例如许多研究人员将翻修术归于手术并发症,而患者出院后,并发症有时很难发现,而且手术并发症常涉及许多内容,不仅包括髋关节脱位、感染,人工关节松动、下沉、折断等,还包括血栓性并发症如深静脉血栓形成和肺栓塞。统计时要注意详细区分。对于在髋关节置换术前需要首先矫正股骨近端畸形的患者,如果简单地将其归于严重骨关节炎组,并以此为根据判断何者能够进行髋关节置换,何者不能,是不科学的。

如何评价髋关节置换术的疗效,已成为循证医学的重要组成部分。Harris髋关节评分是目前应用最广泛的评价髋关节骨关节炎病情和评估髋关节置换术后疗效的方法,Harris髋关节评分法将疼痛、功能和查体按程度全部用数量化记分表示,功能项又分为行走忍耐性、支持物的需求、上楼梯的能力、坐位忍耐性、能够使用交通工具情况和穿鞋、穿袜的能力。查体项分为跛行和关节活动范围,总分为100分。

另一种评价髋关节置换手术的方法是回顾相关文献法,但要求采用相同的评价标准。认定手术失败应具备一些特殊指征,如已进行髋关节翻修术、X线判定或临床判定。不同的学者判定标准可能不同,是否需要做髋关节翻修手术在一定程度上也取决于手术医生的个人观点。例如对于骨质吸收数量的判断和对疼痛程度的估计。就X线判定而言,判断骨丢失程度的标准也不尽相同。另外,观察者的主观误差也难以避免。为避免这些评价方法的内在局限性,可采用多种方法综合评定髋关节置换术的疗效。

(一)手术方法

1.人工髋臼假体

(1)骨水泥型人工髋臼假体:对于初次行人工髋关节置换术,多数医生习惯于选择骨水泥型髋臼假体。但在北美,非骨水泥型髋臼假体目前已成为大多数手术医生的标准选择。骨水泥型髋臼有两种基本设计:聚乙烯髋臼假体和聚乙烯-金属臼罩髋臼假体。金属臼罩最初由Harris设计,当时主要是为了方便更换聚乙烯臼衬,而无须在更换时移动臼罩。后来有人发现这种臼罩可以通过骨水泥层更均匀地传导载荷,从而能够提高手术的远期疗效,但这一作用在临床上未得到证实。而实际情况是,骨水泥型聚乙烯-金属臼罩髋臼假体的疗效并不优于聚乙烯型髋臼假体。在考察这一问题时,必须将假体的设计和手术人群的变化综合加以分析。近年来,手术人群无论是体重还是活动量都增加了,而年龄却在减小,这些变化必然导致手术失败率的增加,也使得当前的数据难以与以往的手术结果加以比较。但仍然可以认为,骨水泥型聚乙烯-金属臼罩髋臼假体并无明显的优越性,因此现在已很少使用了。

Ritter 等在两组髋关节置换手术患者中，分别使用了聚乙烯-金属臼罩髋臼假体和聚乙烯髋臼假体，比较两组的假体磨损率、松动率和翻修率。数据显示，聚乙烯-金属臼罩髋臼假体的磨损率、松动率和翻修率都较高，因此许多医生更倾向于使用骨水泥型聚乙烯髋臼假体。

正如前面所提到的，骨水泥型聚乙烯-金属臼罩髋臼假体有一个潜在的优势是能够更均匀地分布骨水泥层所承受的载荷，并可能因此而提高手术疗效。已有基础研究和离体生物力学测试支持这一观点，但最新研究显示，骨水泥失败并不是骨水泥型髋臼假体松动的主要原因。

Schmalzried 等经尸检证实，骨水泥型髋臼假体的松动主要发生在骨水泥-骨界面。聚乙烯髋臼假体的磨损发生于假体关节面，外来假体异物可引起生物学反应，这种反应常可导致骨水泥-骨界面的骨质侵蚀。这种侵蚀从髋臼边缘向中心发展，最终造成假体松动。一旦髋关节 X 线片表现骨水泥-骨界面出现透明带，则意味着骨水泥型髋臼假体与髋臼骨面黏着的失败。

最近 20 年髋关节置换术所使用的骨水泥和骨水泥技术的不断改进，使得骨水泥型髋臼假体的使用年限大大延长，但导致髋臼假体松动的主要不良影响因素尚未消除。多数学者认为，生物排异性是导致骨水泥型髋臼假体松动的主要原因，而生物力学因素则起着决定性作用。当前，应用现代骨水泥技术和使用多孔表面髋臼假体被认为是初次人工全髋关节置换术的首选。

(2)非骨水泥型髋假体：应用非骨水泥型人工关节假体植入物最初的想法是为了消除骨水泥的影响。开始人们把造成手术失败的髋臼周围骨质吸收归咎于机体对骨水泥的生物学排异反应，并称之为“骨水泥病”。现在人们认识到，髋臼周围骨吸收或骨溶解是机体对假体磨损碎肩的生物学反应，这些碎屑包括骨水泥颗粒和金属颗粒如钛颗粒、钴铬颗粒以及聚乙烯颗粒，并以聚乙烯颗粒为主，聚乙烯颗粒被认为是造成髋臼周围骨质吸收最重要的物质。

用多孔表面物质处理人工髋臼假体和人工全髋柄假体表面的目的是形成一个粗糙的附着表面，以便使自身骨组织能够与假体长成一体(骨性结合)，并形成植入物永久性稳定。多孔假体表面在设计上有多种类型，主要包括钛丝网结构、钴铬合金颗粒珍珠面、钛颗粒珍珠面、等离子钛涂层表面，另外还有一些具有生物活性物质如羟基磷灰石、磷酸三钙，也被加工成假体相对光滑的表面或多孔表面，以促进骨组织长入和牢固结合。研究发现，各种类型的人工关节假体固定的中、远期效果不尽相同。

骨性结合是由 Branemark 首先提出的概念，它涵盖了数条标准。首先最重要的是患者的标准，从患者的角度而言，骨性结合是指在每天日常活动的生理负荷情况下，人工关节能够满足各种功能需要，植入物能够成功传导载荷而无疼痛发生。为满足这些要求，在人工假体植入物与骨之间必须形成一种功能性结合，并能够传导生理载荷。对髋关节而言，在日常生理负荷情况下，关节所承受的负荷通常是体重的 3 ~ 4 倍。在诸如跑、跳等剧烈活动情况下，髋关节所承受的负荷常常超过其体重的 6 ~ 7 倍。因此一个体重 70 kg 的人，在日常行走时，髋关节所承受的应力为 210 ~ 280 kg。骨性结合的组织学标准是人工关节植入物与骨组织直接发生结合，两者之间不存在间隙，也无纤维组织长入，即两者成为一体。

为取得人工关节植入物与机体的骨性结合，在手术过程中要注意做到以下几点。

(1)修整假体植入骨床时要使用专用工具，以保证假体植入物与骨表面的紧密结合和可靠固定。

(2)宿主骨组织必须具有活力，如果宿主骨已经坏死，就不可能发生新生骨组织长入假体和形成骨性结合。

(3)要严格按操作程序完成人工假体的植入，以保证固定牢固。

Jasty 等经研究证实，植入物假体与宿主骨之间如果存在有 40 μm 的轻微活动，则可以导致纤维组织的长入，造成两者之间不能形成骨性结合。因此，手术中取得髋关节假体稳固的固定，对于后期移植物假体与宿主骨之间的骨性结合是非常重要的。

为实现这一目的，手术中可采用多项技术。使用标准髋臼锉修整髋臼，以便能够恰好嵌入与之匹配的人工髋臼假体。在制备髋臼床时，所用髋臼锉的直径要稍稍小于人工髋臼假体的直径，以便将髋臼假体嵌入后，可获得即刻的稳定性。再将牢固嵌入的髋臼假体用螺丝钉固定于骨盆，也可通过髋臼假体背面的尖刺或角翼刺入骨质获得进一步的稳定。这种稳定性的建立，有利于骨组织长入多孔的植入物假体，从而形成生物性结合。

通常非骨水泥型髋臼假体植入术后良好疗效能够保持 10～15 年。Maloney 等报告 10081 例髋关节置换手术病例，使用的髋关节假体为 Harris－Galantel 型非骨水泥型髋臼，全部使用螺丝钉固定。随访结果显示，髋臼假体松动率低于 1%，聚乙烯臼衬的磨损为每年 0.11 mm，因假体磨损而出现的并发症主要发生于年轻的手术患者。因髋臼周围骨质吸收而需要行翻修手术的危险性与患者的年龄直接相关。年龄低于 50 岁的人工髋关节置换手术患者中，有 22% 术后 10 年内出现一定程度的髋臼周围骨质吸收，但并未发生假体松动，而且多数患者骨质吸收程度较轻。而年龄大于 50 岁的患者中，术后 10 年内仅有 78% 出现髋臼周围骨质吸收。在年龄达到和超过 70 岁的患者中，并无假体磨损性并发症发生。研究显示，人工髋臼假体磨损除与患者的年龄有关外，还与患者的活动量有关，年轻患者活动量大，髋关节的活动量越大，假体的磨损越快。

为提高人工髋关节的手术疗效，人们对骨水泥型髋臼假体和非骨水泥型髋臼假体患者进行了大量的研究，针对骨水泥型髋臼假体的长期随访观察发现，假体植入物与宿主骨间很难形成骨性结合。假体植入后，在骨水泥宿主骨界面常常出现线状骨质吸收，这必将导致假体的松动。Mulroy 等对骨水泥型髋臼假体植入术后患者进行了 10～12 年的随访，发现假体的机械性失败率超过 40%。但也有一些学者认为，尽管骨水泥型髋臼假体植入术后 10 年的机械性失败率较高，但许多患者在假体松动后并无症状，这可能是因为一旦出现假体松动，就可导致进行性骨质吸收，患者会因此减少活动量，因而并不感到明显的不适。但是如果这种进行性骨质吸收得不到有效的治疗，发展到严重程度，就必须进行假体翻修手术。

而对非骨水泥型人工髋臼假体的随访结果差异较大。Engh 等对 AML 型非骨水泥髋臼假体植入术后患者进行了 10 年以上的随访，AML 型髋臼假体由钴铬合金制成，其背侧表面为珍珠状钴铬颗粒，有 3 枚尖刺用以替代螺丝钉，将假体固定于髋臼床。研究显示，患者术后 10 年的生存率为 92%，174 例随访患者中有 7 例发生松动，占 4%。再手术的主要原因是聚乙烯臼衬的磨损和髋臼周围的骨质吸收。

另一项由 Astion 等进行的 PCA 型人工髋臼假体的临床研究报告，这种新型髋臼假体由钴铬合金材料制成，背面为珍珠样颗粒并有 2 个突起以增加假体植入后的稳定性。平均随访 65 个月，由于严重的髋臼周围骨质吸收，失败率高达 12%。分析手术失败率高的原因可能与以下因素有关：人工髋臼植入物的选择相对较小，聚乙烯臼衬较薄，人工股骨头假体选择偏大以及聚乙烯臼衬与金属臼罩结合不牢。

有人将羟基磷灰石作为生物活性材料涂布于非骨水泥型人工髋臼假体的外表面，用以提高骨组织的长入和形成牢固的骨性结合。当前研究证实，羟基磷灰石涂布于光滑的人工髋臼假体表面，其实际效果并不显著。有报道使用 Dual Radius 和 Dual Geometry 型羟基磷灰石涂层人工髋臼植入物，术后 5～10 年的翻修率为 11%～14%。由于手术后近期疗效较差，许多医生放弃了这类假体的使用。有关在等离子喷涂假体表面或多孔假体表面使用羟基磷灰石材料的研究尚无定论，因此目前并不推荐在人工髋臼假体表面常规使用羟基磷灰石涂层材料。

2. 人工髋关节假体柄

人工髋关节假体柄同样可分为骨水泥型和非骨水泥型两种。带前倾角的称为解剖型，不带前倾角的称为通用型。非骨水泥型假体柄与髋臼假体相类似，根据其表面结构的不同分为多种类型，包括钛丝网型、微孔型、钴铬珍珠面颗粒型、钛珍珠面颗粒型、等离子喷涂钛涂层型、羟基磷灰石涂层型以及紧压配合型。人工髋关节假体柄在设计上有多种类型，各种类型差别较大。非骨水泥型人工髋关节假体柄的多孔涂层范围可有多种变化，多孔涂层有些局限于假体柄的近端表面（半干式），有些则布满整个假体柄（全干式）。人工髋关节假体柄的颈部设计也有多种类型，有些按生理解剖形态，将假体的颈部设计为弧形；有些将假体设计为圆柱状直形颈；还有的设计为逐渐变细的直形颈。髋关节假体颈部的不同设计，要求在手术操作中，特别是骨床的制备和假体的安装过程有所不同。

（1）骨水泥型人工髋关节假体柄：骨水泥型人工髋关节的使用与骨水泥技术的发明、发展密不可分。第一代骨水泥技术出现于 20 世纪 70 年代中期以前，特点是在进行髋关节假体置换手术时，骨水泥的搅拌采用手拌法，不重视骨髓腔的冲洗（只用一般的水冲洗和吸引方法），扩大后的股骨髓腔远端没有使用髓腔塞，术者用手指将面团状的骨水泥充填到股骨近端的骨髓腔及髋臼内。在这一时期，人工髋关节假体柄的设计特征是具有锐利的棱角和僵硬的边缘，这一特点使得髋关节假体骨水泥-骨界面所承受的压力异常增高。另外由于假体植入物所用材料的缺陷，使得假体植入物常发生损坏。根据美国 Mayo Clinic 统计，采用这种骨水泥使用法的效果是 5 年随访股骨假体的松动率为 24%，髋臼假体的松动率为 65%；10 年股骨假体的松动率为 30%，髋臼假体的松动率为 11%。

第二代骨水泥技术使用时期为 20 世纪 70 年代中期到 90 年代。特点是骨水泥搅拌仍用手拌法；开始重视骨髓腔的冲洗，使用加压冲洗股骨近端制备的骨床；扩髓后将股骨干远端髓腔封闭（加用髓腔塞）；用骨水泥枪插入股骨近端髓腔，边退出边充填骨水泥，使骨水泥充满髓腔，避免留有空隙。使用髓腔塞封堵髓腔的目的是在插入假体柄时，可以造成骨水泥压力进一步增高，以便使骨水泥更多地被挤入股骨近端松质骨间隙，从而提高骨水泥-骨界面的抗剪力作用。加压冲洗股骨近端髓腔,可以有效去除骨髓和脂肪组织,使骨水泥更好地嵌入松质骨内,并形成一种“犬牙交错”样状态,加强骨水泥-骨界面的结合强度。有研究发现,加压冲洗髓腔,不仅可以有效地去除脂肪和骨髓,同时还可减少在填充骨水泥和植入假体时的脂肪栓子的形成。在这一时期,人工关节假体多由优良的合金制成,在外观上锐利的边角已经不再使用了。WHarrisMD 经长期观察认为,这类假体良好疗效能达到 11 年以上。

第三代骨水泥技术于 20 世纪 90 年代开始使用,此项技术的发展致力于消除骨水泥中的孔隙,以增加骨水泥自身的结合力。其主要特点是:

1)水泥的搅拌采用最新的真空法或离心法,以减少空气进入骨水泥的比率,这些空气微泡可以减弱骨水泥的强度。

2)更加重视骨髓腔的冲洗,使用加压脉冲冲洗法,既可消除骨碎屑,又可减少骨髓腔内出血。

3)继续使用髓腔塞。

4)使用骨水泥枪实现对骨水泥的加压充填,以增加骨水泥的骨嵌入和骨水泥-骨界面的抗剪力作用。

5)使用中置装置,使假体柄在髓腔中前后内外的间距相等(中置位)。

6)使用特殊工艺使假体柄预涂骨水泥,将这种预涂骨水泥的假体柄再放入骨水泥中,两者可以极其牢固地结合,避免了骨水泥与金属假体界面的分离。

在这一时期,人工髋关节假体的结构也发生了较大的改进,不仅体现在假体表面的整体结构上,也体现在细微构造上,目的是提高骨水泥和金属植入物的结合力。

坚硬的骨组织和足量的骨水泥可以使骨-骨水泥界面非常牢固。股骨靠近骨皮质处的骨小梁最坚强,所以在植入假体柄时要去除髓腔内的松质骨,直到距骨皮质处 2~3 mm。使用髓腔塞可以增加骨水泥注入时的压力,使骨水泥更好地渗入骨小梁中。骨水泥的作用是镶嵌作用,而非粘合作用。骨水泥-金属界面易于分离,分离的骨水泥易发生折断,最后形成假体的松动。预涂骨水泥假体可以改善这一状况。

实验研究表明,骨水泥-金属间取得紧密结合,能够降低骨水泥层所受到的应力影响。从理论上讲,能够提高假体植入物的使用年限,但临床研究并不支持这一结论。将骨水泥材料-聚甲基丙稀酸甲酯预先涂布于人工髋关节假体柄部,以加强骨水泥与金属间的结合,这一措施称为“预涂布”。这一过程可在工厂完成,并可同时将假体的外表面打磨粗糙。人工髋关节假体柄表面的粗糙程度通常以百万分之几英寸表示,当前对于骨水泥型人工髋关节假体柄表面的打磨处理分为 3 种类型:磨光型、亚光型和磨砂型。一般来说,磨光型表面的粗糙度小于 10/百万英寸,亚光型表面的粗糙度为 20~30/百万英寸,磨砂表面的粗糙度为 70~100/百万英寸。另外,还有的人工髋关节假体柄进一步加糙,其表面粗糙度常大于 300/百万英寸。对于骨水泥型人工髋关节假体柄,其表面加工的类型对于假体的使用寿命起着重要的作用,不同类型的加工表面,疗效差别较大。因此当研究骨水泥技术对人工假体使用寿命的影响时,要同时考虑假体的表面类型和假体柄的不同设计。

在临床上,一旦 X 线检查发现骨水泥-金属假体柄界面出现透明带间隙,就意味着人工髋关节假体柄与骨水泥结合的失败，患者会很快出现临床症状。这可能是由于一旦人工髋关节假体柄与骨水泥失去结合，植入物假体柄的表面类型将直接影响磨损颗粒的产生。研究证实，粗糙的假体柄易于产生更多的磨损颗粒，并进一步导致假体柄的松动和加剧假体的不稳。尽管光滑的人工髋关节假体柄不利于形成与骨水泥的牢固结合，但未牢固结合的光滑假体柄在临床上却很少出现症状。因此，人工髋关节假体柄的选择要综合多种因素考虑，包括人工髋关节假体的设计、所应用的骨水泥技术、患者的活动水平和承载假体骨床的条件。没有一种类型的人工假体柄表现一贯优秀，但近年来许多医生更倾向于光滑的人工髋关节假体柄。

由于认定人工髋关节置换手术失败标准的不同，使各种临床数据的比较出现困难。人们常习惯于将手术失败定义为临床失败，即当患者体位改变时，髋关节出现疼痛和功能受限或已实施了翻修手术。而放射学上的失败，则表现为假体的松动。根据 Harris 假体松动的 X 线标准，如果假体出现移位或假体周围骨水泥断裂，则为肯定松动；如果假体周围出现超过 2 mm 的连续透明带，则为很可能松动；如果假体周围出现不连续的透亮区，为可疑松动。假体移植手术的机械性失败率定义为放射学假体的松动数除以假体移植总数。Harris 和 Me Gann 报道一组 104 例，平均年龄 58 岁，5 年以上的病例随访，患者全部实施了人工髋关节置换术，并应用第二代骨水泥技术（使用髓腔塞和骨水泥枪），人工髋关节假体柄的机械性失败率为 2%，与第一代骨水泥假体置换术相比，人工髋关节假体的使用寿命提高了数倍。Mulroy 和 Harris 对一组髋关节置换术患者进行了 14 年以上的随访，术后 14 年 102 人中有 90 人假体仍然存活，翻修率为 2%，另 7 例患者出现放射学的假体松动，机械性失败率达 9%。有学者对年轻患者（年龄 50 岁以下）髋关节置换手术进行回顾，发现骨水泥技术的改进同样可以提高年轻患者人工髋关节假体柄的使用寿命。Madey 等对 Chamley 髋关节置换术进行了为期 15 年以上的研究，手术应用第二代骨水泥技术，由于假体柄松动而行翻修术的病例仅占 1%，130 例（142 髋）中 2% 假体存活 15 年以上。已行翻修手术或发现存在放射学上假体柄松动的病例占 3%，人工髋关节假体松动占 5%。

Robert 等研究了骨水泥技术对髋关节假体使用寿命的影响，选择患者的疾病、随访期、身高、体重等因素进行配对研究，比较第一代骨水泥技术与第二代骨水泥技术的疗效差别。结果显示，术后 2 年应用第二代骨水泥技术组的机械失败率为 0%，而第一代骨水泥技术组的机械性失败率为 21%。因此认为，骨水泥技术对于人工髋关节假体柄的使用寿命有着显著影响。

最近，一些学者对骨水泥型人工髋关节植入术后骨水泥填充质量进行 X 线分级，Barrack 和 Harris 分级标准如下：A 级，骨水泥完全充填股骨近端髓腔，在骨干区不能区分骨皮质与骨水泥，即两者皆表现为高密度影。B 级，骨水泥完全充填，但在某些区域可以区分骨水泥与皮质骨。C 级又可进一步分为 C_1 级 C_2 级。C_1 级，骨水泥-骨之间有多于 50% 的区域存在放射形透明带，或骨水泥层出现大的缺损区。C_2 级，指骨水泥层较薄，在 X 线片上显影厚度少于 1 mm 或无骨水泥显影，假体柄直接与骨干相接触。D 级，指存在有广泛的骨水泥缺失，如整个假体柄周围无骨水泥显影。将骨水泥质量进行 X 线分级的目的是进一步评估骨水泥质量与假体使用寿命之间的关系。研究证实，骨水泥填充质量

为 C_2 级和 D 级的假体置换手术，术后失败率明显增高。尸检证实，骨水泥层薄弱者易于发生骨水泥断裂。因此，假体柄在植入时最好将其远、近端均置于股骨的中心位置。假体柄位于股骨中心，在加压充填骨水泥时可以形成至少 1～2 mm 厚的不间断骨水泥层。正确的手术操作可以有效延长假体的使用年限。

（2）非骨水泥型半干式多孔表面人工髋关节假体柄：第一代非骨水泥型半干式多孔表面人工髋关节假体柄其多孔表面类型包括近端全包被型和近端部分包被型 2 种。一般认为，近端部分包被型多孔表面假体柄不如近端全包被型固定牢固。以往经常使用的近端部分包被型多孔表面假体柄仅将假体柄近端的一部分制成多孔表面（呈条块状分布，而非近端全部），这种构造能够造成关节液和人工关节置入物磨损碎屑沿假体柄的沟槽进入股骨近端骨髓腔，从而加速股骨近端骨吸收。例如，Harris-Galante 型多孔表面髋关节假体柄为钛合金制成，其多孔表面仅分布于假体柄的近端，并呈岛状分布，此种假体的松动和骨吸收一直是一大难题。Maloney 和 Woolson 报告了这种类型假体的 2 次随访，分别为术后 44 个月和 71 个月，观察第一次存在有骨吸收的患者，第二次随访其骨吸收率是否增加。结果显示，术后 44 个月股骨近端骨吸收率为 22%，而到了 71 个月这一数值增加到 52%。第一次诊断有骨吸收的患者，第二次检查发现有 2/3 骨吸收程度增加。研究表明，尽管大多数患者的骨吸收速度缓慢，但在总体上骨吸收是不断进展的。其他呈岛状分布的半干式多孔表面型假体柄如 APR-1 型假体的相关报告结果与此类似。因此，当前半干式多孔表面型假体柄的多孔表面分布均为近端全包被型。

尽管人工髋关节移植手术中股骨近端骨吸收一直是一大尚未解决的难题，但近端全包被型多孔表面髋关节假体柄在使用时则较少发生这一并发症。随着这种类型假体柄在设计上的不断改进，植入的假体柄与宿主骨结合的稳固性大大提高了。

（3）非骨水泥型全干式多孔表面人工髋关节假体柄：在北美对于非骨水泥型全干式多孔表面人工髋关节假体柄使用最久的是解剖型髓腔自锁假体，这种类型的假体具有全干包被的钴-铬合金珍珠面颗粒假体柄。Engh 等报告了一组 10 年以上的随访病例，结果显示假体的固定效果良好，术后 12 年假体柄的生存率为 97%。但对于年轻患者，假体磨损率与骨吸收率明显增加，再手术率也较高。再手术最主要的原因是聚乙烯髋臼内衬的严重磨损。随访研究显示，患者保持无痛或仅有轻微疼痛者占 87%，存在疼痛并偶有活动受限者占 10%，存在疼痛并且日常生活明显受限者占 3%。尸检显示，大约 35% 的假体柄周围发现有骨组织长入，在骨组织长入区有 67% 的空隙充填有骨组织，从骨性结合的程度可以推断，这些假体已获长期稳定。

（4）羟基磷灰石涂层人工髋关节假体柄：羟基磷灰石和磷酸三钙是具有生物活性的物质，已被用于人工髋关节假体柄的制造，目的是提高骨组织的附着和长入。在体有关生物学和生物力学的长期随访报告结果差别较大，在欧洲有关羟基磷灰石涂层髋关节假体柄的研究较多，在北美最流行的这种假体柄为 OmniFit 柄，这种假体柄的羟基磷灰石涂层有 50 μm 厚，应用等离子技术喷涂在人工假体柄的近侧 2/3，在 X 线片上观察，很类似于多孔表面型假体柄，临床应用效果满意，5 年随访放射学假体机械性松动率低于 1%。

（二）人工髋关节假体周围骨吸收

人工髋关节假体植入术后骨吸收是一个带有普遍性的问题，是影响人工关节远期疗效的主要原因,也是当前的一个研究焦点。虽然对于人工关节假体松动的确切原因尚不能肯定,但目前认为,人工髋关节假体周围骨吸收可能是由于机体对磨损碎屑粒子的生物学反应所引起(生物学因素),也可能与髋关节置换术后局部压力的改变(机械因素)有关。这里重点对由磨损碎屑引起的骨吸收加以介绍。

髋关节假体置换术后骨吸收是一种较为常见的远期并发症,人工髋关节假体周围骨吸收的发生分3个发展阶段:磨损碎肩的产生,磨损碎屑对骨-植入物界面的破坏以及机体对磨屑产生的生物学反应。一定量的磨屑能够引起机体一连串的生物学反应,导致骨的溶解和骨吸收。

尸体解剖和体外实验证实,用于髋关节假体制作的大部分材料生物相容性良好。Maloney 和 Jasty 等对骨水泥型人工髋关节假体柄进行尸检观察,结果是植入物最长存活17年,在功能良好的植入物中,于骨水泥-骨界面罕见纤维组织长入,组织学检查及扫描电镜观察,证实骨水泥-骨界面全部为骨性结合。Engh 和 Urban 等进行了类似的尸检研究并报告了非骨水泥型假体的观察结果,在获得良好结合的非骨水泥型假体的金属-骨界面无纤维组织长入,组织学观察证实两者之间长入的骨组织中含有骨髓,没有证据显示金属或骨水泥具有任何形式的细胞毒性。

骨水泥的使用使人工髋关节置换手术取得巨大成功,但随着时间的推移,由于骨水泥的失败造成的假体松动越来越多见。现代骨水泥技术的采用,使人工髋关节假体柄的长期疗效明显提高,但髋臼假体的远期松动率并没有下降,人工髋臼假体的松动已成为骨水泥失败的主要原因。为了消除骨水泥的失败的影响,人们开始使用非骨水泥的生物固定技术,希望骨组织与假体之间形成牢固的骨性结合。但与骨水泥固定的假体柄相比,非骨水泥型髋关节假体柄的周围更易于发生骨质的溶解吸收和假体的松动。因此多数学者认为在股骨侧骨水泥固定效果优于生物学固定,而在髋臼侧生物学固定优于骨水泥固定。当前多采用混合型髋关节假体植入的方法,即髋臼假体采用生物学固定,股骨侧假体柄采用骨水泥固定。

任何种类的人工关节假体与骨之间的微动和关节的磨损,必然会产生磨损颗粒,人工髋关节假体周围磨损颗粒的存在形式不同,其来源有多种途径,如骨水泥磨屑、聚乙烯颗粒和金属颗粒。最常见和最重要的来源是人工关节内的磨屑,以聚乙烯磨屑为主。当前研究证实,关节内磨屑是不可避免的。与金属股骨头相互关节的聚乙烯髋臼内衬表面的线性磨损率平均为每年0.1~0.2 mm。由 Modularity 提出并由 Cook 证实的另一种磨损颗粒的来源,即来自标准人工髋关节假体股骨头与假体柄相结合处的侵蚀作用,这些侵蚀产物可以向远隔部位迁移。在标准人工髋关节假体的其他结合部位如假体柄套筒的远、近端,已证实被磨光。其他可能产生磨损颗粒的来源为未达到骨性结合的骨水泥型假体的金属-骨水泥界面和非骨水泥假体的金属-骨界面。实验研究证实,大多数(90%以上)磨损颗粒的直径小于1 μm,常规的组织学检查不足以发现这些微小的粒子。

骨吸收的另一个原因是磨损颗粒对假体移植物-骨界面的侵蚀问题,Schmalzried 等提出“有效关节区域”概念,其内容不仅包括关节,还包括整个人工关节周围的关节液和磨损颗粒可以到达的区域。如前所述,半干式岛状多孔表面髋关节假体柄的光滑部分为磨损颗粒进入骨髓腔提供了通道,即使骨组织与植入假体结合良好也不能幸免。因此,可以根据假体的设计推断发生骨吸收的部位。例如最早设计的 Harris-Galante 型人工髋关节假体柄是一种半干式岛状多孔表面髋关节假体柄,这种假体柄近端岛状分布的多孔表面设计,为磨损颗粒侵蚀骨髓腔提供了通路。因此,这种假体置换以后,常常出现股骨近端骨吸收。而 AML 假体柄是一种半干式全包被型多孔表面髋关节假体柄,这种假体柄很少发生股骨近端骨吸收。Bobyn 等将半干式不全包被型多孔表面髋关节假体柄应用于动物模型,发现多孔表面材料内生长的骨组织能够阻挡磨损碎屑,但磨损的聚乙烯碎屑则能够沿着人工假体表面的光滑部分(未包被部分)扩散。这一发现对于髋关节假体的设计有着重要的意义。

最后要讨论的是机体对磨损碎屑的生物学反应问题。人工假体植入物的生物相容性与多种因素有关,多种研究报告显示,移植物-骨界面增生的组织界膜与人工髋关节假体的无菌性松动和骨吸收有关。通常这种类似于异物肉芽肿样组织内出现大量的巨噬细胞和巨细胞浸润。细胞学培养证实,这种组织界膜能够产生多种组织破坏因子,如前列腺素 E2、胶原酶、白介素-1 和肿瘤坏死因子等,这些组织因子与骨吸收有关。Merkel 等发现肿瘤坏死因子 α 是引起人工假体周围骨吸收的主要细胞因子。将骨水泥栓和颗粒注入动物股骨远端和膝关节,可引起骨水泥栓周围的骨吸收。假体机械性不稳也很容易引起假体周围的骨吸收。也有研究显示,磨损颗粒可以减少骨的生成,妨碍假体置入术后骨床结构的重建和骨组织长入假体。

回顾性研究难以区分机体对各种人工移植物材料的不同生物学反应,体内与骨吸收和假体松动相关的细胞学改变也难以用细胞培养方法直接模仿。但通过实验室方法,可以直接测定大块植入物和植入物颗粒对细胞代谢的影响以及细胞毒性作用。动物实验可以通过人为控制一些实验因素如移植物颗粒的大小、分子量及生物力学因素等,进一步观察组织的复杂反应。通过这些研究,可以对大块植入物和植入物颗粒对机体所产生的生物学反应作进一步阐明。细胞培养研究显示,不同植入物材料,机体所出现的生物学反应也不相同。而骨科所用的植入物材料如聚乙烯和金属钛的磨损颗粒,能够刺激机体内的巨噬细胞分泌某些物质,如前列腺素 E_2、白介素-1 和肿瘤坏死因子等。

有学者应用药物来预防由磨损颗粒引起的假体周围骨吸收,从而减少假体的松动率。己酮可可碱是一种肿瘤坏死因子 α 抑制剂,应用后能减少人或动物单核细胞肿瘤坏死因子 α 的生成,动物实验发现二磷酸盐能够抑制假体周围骨溶解,因此认为药物可能会减少假体的松动,延长假体的使用寿命。但这些药物何时使用、用多长时间以及药物所带来的相关问题尚不清楚,还须进一步研究。

(三)人工髋关节假体头-臼表面材料的改进

为降低人工髋关节假体周围骨吸收问题,必须首先降低人工髋关节假体内的磨损。许多相关的基础和临床研究正在开展。坚硬的人工髋关节头-臼表面材料如陶瓷-陶瓷、金属-金属(钴铬合金),已在全球范围内使用,在美国已有专门机构进行这一方面的研究。聚乙烯发展成为高交联产品,并已经通过体外抗磨损实验。在实验条件下,高交联聚乙烯与普通聚乙烯相比抗磨损能力明显增强,高交联聚乙烯产品已进入临床,并有望使髋关节假体的磨损率降低 80% 以上。对高交联聚乙烯材料假体优异性能的临床评价尚在进行中。

陶瓷-陶瓷型人工髋关节假体于1970年最早由Boutin首先使用，以后Mittlemeier在德国大量开展这种人工髋关节置换手术。从理论上讲，硬-硬型人工髋关节头臼材料能够减少磨损碎屑的产生。陶瓷是一种低磨损材料，而且大块陶瓷在体内惰性很强。陶瓷作为优秀人工关节材料的重要因素是其固有的内在品质，体现在微观结构、纯度、密度和无内在应力特点。与金属-聚乙烯材料假体相比，陶瓷-陶瓷型髋关节假体的顺应性小，机械性能较差。只有存在假体骨折的危险时，手术中才可考虑适当将臼衬边缘抬高或按特殊需要的角度倾斜安装陶瓷臼衬，这在一定程度上限制了手术中的选择。陶瓷髋臼假体安装的位置非常重要，将陶瓷髋臼安装过于垂直，会导致髋臼假体边缘过度负荷，使陶瓷髋臼假体过早磨损。尽管在假体翻修手术中可以见到陶瓷假体材料表面的磨损现象，但总的来说，陶瓷材料的抗磨损能力是非常优秀的。陶瓷的硬度是聚乙烯材料的100倍，因此陶瓷髋关节假体的磨损率低，磨损并非是这种假体损坏的主要原因。陶瓷材料的微观结构决定了其质脆特性，抗冲击能力较低，因此偶有陶瓷髋关节假体损坏的报道。随着陶瓷材料髋关节假体制造工艺的不断改进，最近5~10年来，这种假体的破损率大大降低了。

陶瓷材料优异的抗磨损能力是其得以在人工髋关节假体制造中大量使用的重要原因。有报道，在实验条件下，陶瓷-陶瓷型人工髋关节假体的磨损率为3~16 μm/百万转。在对陶瓷-陶瓷型髋关节假体置换手术失败病例的翻修术中取得的陶瓷-骨之间的生物界膜活检显示，尽管陶瓷材料的磨损率很低，但是一旦由于各种因素陶瓷髋关节假体发生了磨损，会同样导致生物学反应发生，并造成髋关节周围骨吸收。

金属-金属人工髋关节假体应用于髋关节置换术的研究已较长时间，此项技术已应用多年。首次使用是在20世纪60年代，但是到了70年代由于高失败率而使其应用受到严重限制。这种高失败率是由多种原因造成的，包括假体的设计、金属假体股骨头与金属髋臼间的相容性问题以及所使用的金属材质。尽管早期金属-金属型人工髋关节植入物存在多种问题，但这种假体植入术后，其使用年限多数在15年以上。由于金属-金属型人工髋关节假体的磨损率和骨吸收率很低，所以这种假体于1984年被重新投入使用。Muller进行了16例这种髋关节假体置换手术，结果仅有1例于6年后做了翻修术。到了1989年出现了一种新型材料——高碳钴铬合金，由瑞士人Sulzer首先锻造制成金属-金属型人工髋关节假体。体外实验研究发现，这种假体的磨损率很低。此后研究主要针对如何选择最佳的假体头臼间距。实验研究发现，如果假体的头臼间距选择过大，会显著增加假体的磨损率。随着人们对这种类型假体认识的逐渐加深和假体设计的不断改进，其成功率已有显著提高，并成为当前许多机构研究的焦点问题。金属-金属型人工髋关节假体已获美国食品与药品管理局批准使用。

对于金属-金属型人工髋关节假体植入物，人们特别关注于假体的早期松动、致癌作用和组织相容性问题。随着假体设计的改进，早期松动问题正在获得解决。致癌作用仍是当前争论的热点，金属-金属型人工髋关节假体植入术后，术侧发生恶性肿瘤的病例非常罕见，这些极少数的恶性肿瘤在组织学上常表现为非特殊细胞形态类型，且肿瘤发生的确切病因也难以确定。Gillespie等报道，髋关节人工假体置换术后淋巴瘤和造血系统肿瘤发生的风险增加,但这些肿瘤于手术后第 1 年内发病的仅占 1/4,如果把人工关节置换手术考虑为致病因素,则其潜伏期似乎太短。Visuri 和 Koskenvuo 报告了 Mckee-Farrar 型人工髋关节置换术,情况与此类似。但 Mathiesen 等对髋关节人工假体置换术后 10 年的病例做了追踪调查,结果显示肿瘤的发生与手术无任何相关性。有研究发现,人工假体的磨损碎屑能够迁移到远隔部位的淋巴结、骨髓和肝脏组织。

(四)小结

人工髋关节假体置换术是当前最可靠、最有效的外科手术之一。远期疗效下降多是由于假体的磨损以及机体对磨损碎屑的生物学反应所引起,任何能够降低假体磨损的措施,均有助于提高髋关节假体置换手术的远期疗效。金属离子的弊病受到人们的高度关注。

五、髋关节翻修术

目前,随着老龄化社会的来临,伴随着 THA 手术量的增加,翻修手术也以惊人的速度增长。翻修术的目的是缓解全髋关节置换术失败而致的疼痛及改善关节功能,这可通过重新植入能够牢固固定的新假体及恢复(或基本恢复)关节的解剖形态而达到。

(一)全髋关节翻修术的病因

THA 术后翻修的原因主要为无菌性松动、骨溶解,其次为感染、假体断裂、复发性脱位等。人工髋关节无菌性松动机制也较为复杂,大都认为与以下几方面有关。

(1)患者自身因素:人工关节使用寿命的长短与患者自身的某些因素,如年龄、性别、体重、活动量及置换手术前原发关节疾病和骨骼的质量以及全身状况如原发和继发性骨质疏松。

(2)机械因素:应力遮挡可导致无应力区骨吸收,从而引起假体松动,因为假体与骨床匹配不完善而在假体-骨组织或骨水泥-骨组织界面之间产生的微动,可影响骨整合,与假体松动有直接关系。另外多认为磨损起着重要作用,因磨损造成的假体节面破坏进而导致应力分布不均匀发生松动。

(3)生物学因素:磨屑病,是人工关节晚期松动的原因之一。在临床中,最常见的是由于假体周围骨溶解引起无菌性松动从而行翻修手术,现已证明其主要发生机制是聚乙烯磨损颗粒及金属磨损碎屑激发巨细胞活动等引起的一系列反应。感染也是髋关节翻修的重要原因,髋关节感染后局部炎性肉芽组织增生和坏死物形成,不仅阻碍假体与骨的整合,同时还造成局部骨溶解和骨质疏松,使髋臼骨质与假体间产生微动,最后导致假体的松动。

(二)假体的选择

1.髋臼假体的选择

翻修手术中的首要问题就是假体及其固定方式的选择。至今用于翻修术的髋臼假体种类有骨水泥型和非骨水泥型假体、双极杯、髋臼加强环等。目前在髋臼假体的类型上多选用有金属壳带多孔表面的非骨水泥型髋臼杯，由于优良的假体设计、制造工艺和手术操作，满意的材料学和生物力学基础，良好的耐磨损性能，获得了较好的临床效果，而被推崇为髋臼翻修术的"金标准"。

对无髋臼骨缺损者，AAOS 分类Ⅰb 型、Ⅱ型、Ⅲ型直接用非骨水泥型髋臼杯加用颗粒植骨。双锥面螺旋臼增强的螺纹自攻能力使螺纹的尖端能旋穿软骨下骨的硬化带而与松质骨相接。Lurm 等采用打压植骨联合加强杯的技术修复 35 例髋臼骨缺损，平均随访5 年时间，术后 1 年左右时 17% 植骨组织出现松动骨吸收现象，但在随后的随访过程中未发现假体松动，认为该方法具有满意的中期治疗效果。

对于 Paprosky 分类中的ⅠB、ⅡB 型髋臼缺损者可选用双层金属罩；如果髋臼骨质缺损过大，可选用所谓"巨大髋臼假体"，优点是简化固定方法，减少植骨量。另一种为金属增强环罩或可使用鞍型假体。

2. 股骨假体的选择

股骨假体分骨水泥型柄、非骨水泥近表面多孔柄及非骨水泥广泛表面多孔柄。其长度及形态也因 THA 的失败情况而有很大差别。使用骨水泥型还是非骨水泥型，目前尚存在着很大的分歧，也是讨论的焦点。股骨假体翻修前需要根据假体周围骨质的情况做出相应的评估，根据评估后结果的不同选用相应的假体。

骨水泥固定股骨柄假体的固定原理是通过内锁固定和容积填塞，在界面间形成嵌合，从而获得假体稳定，因此可以提供假体的即刻稳定，允许早期活动。

非骨水泥型股骨假体的稳定性是通过早期机械性固定和后期生物学固定共同提供的。机械性固定是指股骨柄与髓腔的紧密压配，至少提供大于 4 cm 的压配固定，这种匹配能减少扭转运动，有利于生物学固定。

目前，采用股骨远端固定的全涂层非骨水泥假体的翻修术已成为股骨翻修术标准手术方法之一。

（三）骨缺损的重建和修复

严重骨溶解、大量骨质丢失患者在翻修术中需行骨移植，移植骨根据来源可分为异种骨、同种异体骨和自体骨 3 种。目前翻修术中多采用颗粒植骨技术，其优点为允许血管快速长入，以进行再血管化和再塑形，能更快、更好地与宿主骨融合而无机械薄弱点。

研究表明，对于髋臼骨缺损，采用颗粒骨打压植骨，同时加强臼杯及骨水泥技术固定植骨组织，临床效果满意。对于年轻患者的髋臼骨缺损，打压植骨后选择骨水泥臼杯是一种可靠而且有效的重建技术。

Ullmark 等报道将移植骨颗粒于髓腔内周围充填，与骨水泥型假体结合使用，获得良好效果。因而许多学者主张只要没有较大的节段性骨缺损，都应该使用颗粒骨移植。结构性植骨是指取自相同解剖部位的同种移植骨，能恢复缺损处的解剖结构，对假体提供结构性支持，结构性移植骨多用于节段性骨缺损或非包容性骨缺损，主要适用于 AAOS 分类的Ⅲ型和Ⅳ型以及 Paprosky 分类的Ⅲ型，偶尔对 AAOS 分类的Ⅰ型和Ⅱ型也非常必要。其优点在于它能对假体提供结构性支持，缺点是再血管化和重新塑形可导致其被吸收或塌陷，随时间的延长其强度逐渐减弱。由于巨大髋臼骨缺损多为腔隙性缺损同时伴有节段性骨缺损,在颗粒骨打压植骨的基础上,对节段性骨缺损进行结构性植骨,可以更有效地恢复巨大髋臼骨缺损的骨性结构,提高假体的骨性覆盖及结构上的支撑。其不足在于移植骨由于再血管化困难和骨的改建,可导致其不可避免地出现吸收、变形甚至塌陷,手术失败率随时间延长,移植骨覆盖面积增大而增高。

由于材料科学和组织工程的发展,在临床上也有报道关节翻修术中应用骨移植替代材料修复骨缺损。髋臼翻修术中,对于骨缺损使用羟基磷灰石颗粒植骨修复,发现局部骨量提高,假体稳定,无须再翻修。

(四)结语

人工髋关节翻修术仍有一些问题没有很好地解决。因为骨缺损的处理、翻修假体的选择等难题对于每位骨科医师都是挑战。而且骨缺损常常是复杂的,尤其是髋臼侧,采用定制假体难以精确匹配,因而利用计算机辅助设计与计算机辅助加工技术进行术前准备可减少手术难度及风险。对于巨大骨缺损,选用何种移植骨、植骨方式、是否应用大块移植骨尚无定论。研制新型材料使耐磨性能更加完善,以减少聚乙烯磨屑及假体各组合部件之间的磨损。就临床而言,改进及完善重建方式,使假体不易发生松动、植骨融合率高、不发生植骨溶解,是今后的研究方向之一。

第十一节 膝关节骨关节炎

膝关节骨关节炎的影响深远。膝关节骨关节炎在关节炎中最为常见,它与髋关节骨关节炎比其他的任何疾病都更易引起的下肢功能丧失。治疗花费惊人,在 1994 年美国估计为此花费了 150 亿美元。骨关节炎的范围从软骨损伤引起的局部软骨缺损到有明确诊断的关节病。骨关节炎的临床症状是关节软骨改变所引起,通常在平片上可以有显示。骨关节炎的病理特点为软骨的侵蚀。由于放射影像可以用来评估大规模人群的关节情况,所以可以通过放射影像进行流行病学的调查。但是骨关节炎的放射影像通常与患者的症状程度不相对应。

软骨创伤后不能自身修复以及未治疗的骨关节炎进展,将在本书的其他章节讨论。骨关节炎的病因有争论,可能是定性生物学中生化动态平衡的丧失加上力学原因所引起的关节软骨生物机械性能的丧失所共同导致。除去病因学,当出现软骨磨损和纤维化范围扩大,以及相邻骨出现肥大性改变时,就预示着骨关节炎的形成。

一、病因学

大多病因报道集中在髋关节,而很少有膝关节骨关节炎病因学的论述。病因学研究集中于骨关节炎产生和进展之间的联系,以及对危险因素的识别。因此我们必须通过对各种程度骨关节炎的观察来了解骨关节炎的危险因素。

任何关节的骨关节炎的发病率以及流行情况都与年龄相关。年龄小于50岁时，男性有较高的发病率，而50岁以后女性有较高的发病率。随着年龄的增大，骨关节炎的性别差异增大，直到大约80岁后相类似。

骨关节炎可以原发或者继发。原发性骨关节炎是“磨损和撕裂”的进展，50岁以后呈非线性的增加。估计25%～30%的45～64岁的患者以及超过85%的年龄大于65岁的患者在放射学上提示有骨关节炎。

原发性膝关节骨关节炎出现更早，常常原发于明显创伤引起的内翻或外翻，关节内骨折或者韧带半月板损害。Rangger报道284例患者的平均53.5个月的随访，关节镜下部分内侧半月板切除增加38%的骨关节炎率，外侧半月板切除增加24%的骨关节炎率。关节的局部损伤影响了关节的功能，使得原发性骨关节炎的进展难以预测。半月板切除后，局部关节损伤加速关节炎的进展。

不同种族的研究可以帮助理解膝关节骨关节炎发病率的不相同的现象。美籍非洲妇女的体重相对重，有更高的膝关节骨关节炎率。广义范围内的骨关节炎具有较强的遗传性。对于膝关节骨关节炎的产生，遗传因素所起的作用比机械损害或者其他的生活方式因素都大。

Franingham研究证实，需要在跪或蹲的同时进行负载工作的男性的膝关节骨关节炎发病率高于无须这些动作的人2倍。许多运动员即便过去没有损伤史，膝关节骨关节炎的发病危险性也会有增加。然而，没有证据显示消遣性跑步会引起膝关节骨关节炎。人的一生都需要活动，目前也没有证据表明过多的活动会引起膝关节骨关节炎。

许多研究证明，雌激素替代疗法可以减少髋关节和膝关节骨关节炎。另外提示负重时候软骨下骨的变形可以保护关节软骨，因此如果存在有更多的可变形骨，就不易患骨关节炎。后期研究表明骨关节炎与骨质疏松有负相关性。体重超重的人比正常体重的人更容易产生膝关节骨关节炎。另外研究证实体重的增加往往出现在骨关节炎之前。单一肥胖妇女产生各种疾病的危险性都高。体重超重的人疾病容易进展。肥胖与骨关节炎的联系持续存在，减轻体重可以减少膝关节骨关节炎的症状。

二、半月板和骨关节炎

膝关节完全伸展时，外侧半月板负载了70%的外侧负荷，内侧半月板负载了50%的内侧负荷。半月板切除后，半月板负载负荷的角色丧失，使关节面的负荷增加3倍，从而产生骨关节炎。半月板全切的患者继发膝关节骨关节炎的危险性高。部分切除者也同样有危险性的增加。我们将分节讨论同种异体半月板移植、截骨术和单髁膝关节置换术等外科治疗。

三、膝关节骨关节炎的生物力学

可以通过包括髋和踝的站立位后前位平片来测量下肢的机械轴和解剖轴。机械轴是由股骨头中心到胫跗关节中心，通常通过膝关节中心时有平均1.2°的内翻。解剖轴是指股骨的长轴与胫骨的长轴之间的夹角。机械轴与解剖轴之间的夹角通常为3°～7°。

相对中立位的机械轴使膝关节在负重时压力均匀。如果有内翻或外翻畸形，股骨头与踝中心的连线就会位于膝关节中心的内侧或外侧。于是内翻膝的内侧关节承受更多的压力，而外翻膝为外侧关节。一旦产生了关节炎就会出现恶性循环。

在日常活动中，膝关节负荷的压力为体重的 3～7 倍。正常情况下膝关节的内侧部分比外侧多承载 50% 的负荷。这是由于当膝关节负重并运动时会产生内收运动。这也是为何 90% 的膝关节骨关节炎在内侧，而仅有 10% 在外侧。

膝关节面的压力增大可以导致关节软骨的机械和生物学破坏。虽然疾病的起因不明，但是一旦出现生物力学的异常，关节的压力增大，疾病就有进展。

生物力学的异常与骨关节炎的相互影响是复杂并且永久存在的。关节软骨的原始退变、半月板次切除，以及创伤性关节炎和骨折不愈合，可以引起畸形进展，这些因素常常导致了退变与畸形之间的恶性循环。

关节炎所导致的屈曲畸形同样对膝关节可以有不利影响。例如屈曲挛缩减少了胫骨与股骨间的接触面积。胫骨与股骨间的最大接触面积出现在膝关节的几乎完全伸直位，并随着屈曲而减少。因此进展期的屈曲固定畸形通常由于压力分散到更小的表面而增大了膝关节的压强，加速退变进程。

由于可以通过使用辅助设施、减少活动、调整每日生活等方法来进行代偿，所以进展性关节炎可以不在所有的生物力学异常的膝关节病例中出现。同样要了解生物力学异常的进展性膝关节炎的预后是困难的，需要借助于遗传、习惯、活动程度、韧带稳定、力线、半月板状况以及关节软骨的总体情况等众多因素。

四、评价

膝关节炎有多种原因，常通过病史、物理检查以及 X 线平片来确定。如果结果不一致，就必须要考虑原发于髋或背部的疾病累及膝关节疼痛、骨坏死、膝关节周围压缩性骨折。一份完整的病史，以及脊柱、血管神经系统、相邻关节的物理检查是必要的，可以避免遗漏引起膝关节症状的其他疾病。

五、病史

一份全面的病史应包括患者的症状（表 2-5），通过对病史的评价通常可以找出疾病的原因。患者的职业、活动程度以及症状都是决定合适治疗方法的重要因素。必须明确患者的职业、目前的活动程度以及期望的活动程度。询问患者是否需要足够的膝关节功能来进行从椅子或车子里起身、爬楼以及水平行走等活动，这样可以了解患者每日基本活动的能力。

要了解既往治疗的疗效（例如非甾体抗炎药、止痛剂和注射疗法）。要审查物理治疗、体重或活动的改变以及辅助设施等的效果。

表2-5 全面病史的组成

1. 症状的部位	孤立
	内侧
	外侧
	髌股关节
	弥散
2. 症状的类型	疼痛
	肿胀
	活动度的减少
	机械的
	摩擦声
	绞锁
	假性绞锁
	制动
	腿软
3. 症状的持续时间	发作
	立刻
	隐匿
	持续
4. 症状的干预和反应	恶化和改善因素
	生活方式的改变
	康复
	鞋的磨损
	辅助设施
	以前的治疗
	非甾体抗炎药
	注射疗法
	支具
	康复治疗
	外科治疗
	既往内科病史
	既往外科病史
	家族史

六、分类

骨关节炎的评估和分类依然是困难的。理论上骨关节炎的描述要包括范围、深度、位置、弯曲角度、相对应的关节面的情况。Outerbridge 分类起初是对髌骨软骨软化的分类，现在常常在外科应用于骨关节炎的分类。0 级表示正常关节软骨。1 级为软化和肿胀的软骨。2 级表示有早期的裂隙但没有达到软骨下骨，直径小于 0.5 英寸。3 级表示有裂隙达到软骨下骨，但没有暴露，直径大于 0.5 英寸。4 级为各种直径的软骨下骨暴露。

七、临床表现

膝关节骨关节炎的主要症状是关节疼痛和僵硬。疼痛通常与活动相关,进行性加重。静息痛意味着严重的骨关节炎,锐痛有时候出现在特殊的活动时。长期存在的骨关节炎的疼痛更加弥散。严重的非典型疼痛提醒医生考虑其他疾病,例如骨坏死、炎性关节炎或关节内病理改变(例如游离体,不稳定半月板或关节软骨片撕裂)。一些脊柱和髋疾病的患者,也可以出现膝痛。有髌下或髌前囊炎等关节周围疾病的患者可以间接诊断为膝骨关节炎。

晨僵的患者要与风湿性关节炎等炎性关节炎相鉴别。骨关节炎表现为关节肿胀、摩擦声、活动度的减少、主动活动和极限活动时疼痛。有时候可以表现为轻度炎性反应。滑囊炎和肌腱炎等常见,并可有肌肉萎缩和无力。无力可能是引起症状和功能丧失的重要原因。

关节积液或滑膜炎相关的肿胀可以间歇存在或持续存在。少量或中等量的积液常见,而大量积液罕见。滑液里白细胞少于 2000 个/mm^3,软骨碎片或焦亚磷酸钙结晶常见。活动期的骨关节炎会有大量异常的软骨基质分子释放进入滑液,最后进入血液。这些骨关节炎的生化标记物的价值和意义正在探讨中。

间歇性绞锁症状提示关节面不规则、有松动的骨软骨片或者半月板疾病。要区分是疼痛、渗液和股四头肌障碍引起的不稳定,还是由于韧带功能不足所引起的不稳。

八、物理检查

要观察体质和步态。临床上静态下下肢对线不良和畸形意味着疾病进程的持续和严重。对于长期存在的原发骨关节炎或继发于创伤或半月板切除的骨关节炎,膝内翻提示累及内侧腔室,膝外翻提示累及外侧腔室。长期存在畸形的患者可以由于对侧副韧带的紧张而有假性的松弛。

可以在仰卧和俯卧位来对比评价活动的范围。患者通常表现为轻度的屈曲挛缩(小于 10°)和不能完全屈曲(大于 20°)。患者可以有肿胀或僵硬。髌股或关节线的摩擦声常见,需要就此测定程度(轻度、中等度或重度)和类型(纤细或粗糙)。

髌股关节的评价包括髌骨倾斜度、外侧和内侧髌骨滑车以及髌骨面的柔软性。这些可以用以描述膝前痛和髌股紊乱。测定冠状面(例如屈曲 0°和 30°的内翻或外翻)以及矢状面(前后位)的稳定性。Lachman 和轴移试验的阳性结果可提示慢性的前交叉韧带功能不全。如果股骨内髁相对于胫骨的 5 ~ 10 mm 正常前内台阶丧失,或者仰卧位膝屈曲 90°时,胫骨存在"松弛症",提示慢性的后交叉韧带功能不全。

McMurray 的激发半月板试验可以用以评价膝力线柔软性以及是否有肿胀。McMurry 试验是在髋膝屈曲 90°的仰卧位时进行,足在轴向负荷的作用下由外展外旋位到内收内旋位,引出疼痛性"砰声"或源于关节的"咔嗒音"。另外,评估髋、背、神经血管状况可以了解是否有活动的丧失等其他的病理改变。如果怀疑有其他病理改变,需要对这些部位进行放射学影像检查。

九、影像诊断

(1)X线平片:系统地进行可重复性放射学影像检查(表2-6)。仔细地对比两侧膝可以发现细小的差别。通常拍摄站立位的双下肢标准后前位片,而Rosenberg所描述的屈曲45°负重后前位片有特殊价值。另外,有Merchant的非负重的真正屈曲45°侧位片和双侧髌骨的45°轴位片。屈曲45°负重后前位片可以显示传统伸直位片不能显示的病理,特别是外侧腔室的早期关节病变引起的关节间隙的轻微丢失。起初的软骨丢失的位置是位于屈曲30°~60°的区域,容易为完全伸直位片所遗漏。关节力线疼痛的症状和间隙小于2 mm可能为软骨病变而非半月板疾病。由于后前位片可以显示切迹,所以也可以评估慢性前交叉韧带功能不全,例如胫骨棘的顶点和髁间切迹的狭窄部。

有半月板切除、胫骨平台骨折或临床明显成角畸形的患者可以通过拍摄包括髋到踝的站立负重后前位片来了解下肢的机械轴和解剖轴。

表2-6　X线平片系列

前后位	双侧膝的屈曲45°负重后前位片
侧位	非负重的屈曲45°侧位片
髌骨	双侧膝的45°轴位片
对线	长片盒从髋到踝经过双侧膝

(2)MRI:膝关节骨关节炎的MRI并非常规使用。然而如果怀疑有骨软骨骨折、骨坏死或者孤立软骨缺陷,那么MRI可以提供证据。MRI最常用于有局部疼痛以及有与半月板疾病相一致的微小关节炎改变。退变半月板撕裂在骨关节炎不常见,应避免对没有临床相匹配的MRI发现者做单独的手术。包括质子-密度显像、脂肪抑制或饱和技术以及采用或不采用钆关节内增强造影的梯度回波技术等特殊的MRI技术可以评估关节软骨,以获得更多的发现。大多数病例里,如果在屈曲45°负重位片已经显示关节间隙的狭窄,可以不做MRI。

十、治疗的选择

治疗并不能阻止骨关节炎的进程。因此治疗的目的必须集中在减轻疼痛和改善功能。在考虑膝骨关节炎的治疗选择前,医生必须确定疼痛是否是由骨关节炎引起。如果怀疑诊断,推荐与专家讨论。

年龄仅为相对考虑因素,生理年龄常决定了治疗的选择。非手术治疗包括非药物(康复、生活习惯调整、鞋调整、矫正术、支具)治疗以及药物疗法。生活习惯改变或非手术治疗无效者最终需要外科治疗。

外科疗法包括关节镜和重建手术(截骨术、关节成形术、关节固定术、切除关节成形术),可以包括预防性的措施,如半月板移植和关节软骨重建(骨髓刺激技术、骨软骨同种异体或自体移植和自体软骨细胞移植)。

十一、非手术处理

非手术疗法分为非药物治疗和药物治疗。治疗计划由多种因素决定,包括可能影响药物治疗的伴随疾病的存在。

十二、外科处理

当膝关节骨关节炎的非手术治疗不能缓解疼痛,危害膝功能,那么手术干预是必需的。外科治疗的时间和方法需要医生的技巧以及医患合作。患者如果有药物治疗不能缓解的严重疼痛以及日常活动进行性受限,那么就需要考虑外科治疗。

外科选择包括关节镜和关节重建。关节重建包括截骨术、置换术、关节矫形术以及少见的切除关节成形术。关节成形术可以是单髁置换或全膝置换。局限于股骨单髁或滑车的软骨缺陷可以有多种技术处理。如果单腔室的关节炎不很严重,那么半月板同种异体移植是可行的。

成年人膝关节炎的处理有一定的原则。首先关节镜的适应证通常为相对急性或亚急性疼痛发作的初次治疗。不稳定关节软骨片撕裂、半月板撕裂或游离体引起的机械症状是关节镜和清理术的适应证。如果患者有明显的对位不良、韧带不稳定或为晚期关节炎,那么关节镜和清理术的预后不良。

截骨术的主要适应证是单髁关节炎和对位不良,或者是与膝关节炎相关联的有疼痛症状的创伤后不愈合。单髁成形术主要适合于低活动要求者以及单髁关节炎患者。关节成形术(全膝置换术)的适应证是不适合关节镜或截骨术的患者、弥漫性关节炎患者,以及作为截骨术或单髁置换术失败后的补救性手术。最后,关节固定术最常见的适应证为关节成形术失败后的补救性手术。

(一)关节镜

对于骨关节炎,退变关节软骨和滑膜释放炎性细胞因子(例如白介素-1、肿瘤坏死因子、转化生长因子-β)。这些细胞因子诱导软骨细胞释放溶解酶,导致二型胶原和蛋白聚糖退变。关节镜冲洗和清理可以“冲走”或稀释这些炎症介质。Livesley 提议单一关节冲洗。这些研究人员对比了疼痛性膝关节炎 37 例采用冲洗,24 例采用理疗的效果,1 年后提示冲洗组的疼痛缓解较好。Edelson 采用的医院特殊外科评分方法证明单一冲洗的优良率在 1 年为 86% ,2 年为 81%。

Jackson 和 Rouse 报道了单一关节镜冲洗对联合清理术的 3 年随访。65 例单一冲洗组中 80%起初有改善,而持续改善仅为 45%。而冲洗加清理的 137 例中 88%起初有改善,持续改善为 68%。Gibson 证明两种方法在短期都无明显改善。Puddu 证实有屈曲畸形伴随胫骨棘周围骨赘形成引起的疼痛和不适的患者可以在骨赘清除和峡部成形术中获得受益。

冲洗和(或)清理术的效果有争论,还没有合适的随机前瞻性对照研究。有综合文献提示,如果关节镜冲洗和清理的适应证选择恰当,那么可以获得 50% ~70% 的疼痛改善，并持续数月到数年（即 2～4 年）。虽然非对照研究的中期随访结果提示微骨折可以带来更多的收益，但是钻孔和磨损成形术并不比关节镜清理术带来更多的好处。因为平片和 MRI 往往低估了骨关节炎的程度，所以当预期要行截骨术或单髁成形术时，关节镜也可以用以评价关节疾病的范围和位置。

许多因素决定了冲洗和清理术后的预后（表 2-7）。症状出现的时间短（即小于 6 个月）、对线正常、仅有轻度到中度的骨关节炎放射学显像表现的患者受益最多。关节镜清理后有不切实际期望的患者是常见的。因此，要忠告患者适应证是局限的，仅可得到减轻症状的结果。对线正常，轻度到中度疼痛，仅在 45°屈曲负重后前位平片提示有骨关节炎，至少有 3 个月的非手术治疗的患者，是关节镜清理术的适合者。

表 2-7 关节镜清理术影响预后的因素

预后	病史	物理检查	放射发现	关节镜发现
好	持续时间短	内侧柔软	单髁	Outerbridge 1 级或 2 级
	伴有创伤	弥散	正常力线	半月板瓣撕裂
	首次关节镜	正常力线	轻微改变	慢性骨折/瓣
	机械症状	韧带稳定	游离体	游离体
			相应的骨赘	骨赘位于有症状的部位
差	持续时间长	外侧柔软	双髁/三髁	Outerbridge 2 级或 4 级
	恶性发作	无弥散	对位不良	退变半月板
	多病程	对位不良	明显改变	弥散软骨形成
	休息痛	内翻>10°	不相关的骨赘	骨赘远离有症状的部位
	诉讼	外翻>15°		
	工作相关	韧带不稳定		

（二）截骨术

1. 内翻对位不良

对于有内翻对位不良和内侧关节病的活动度多的年轻患者，建议进行高位胫骨外翻截骨来减小内侧负重，减轻症状，改善功能。通常早期行截骨术的效果好（即在内翻小于 5°的时候）。手术常常要多纠正 2°～3°。对于轻度到中度髌股骨关节炎采用高位胫骨截骨术，效果是满意的。

截骨术和单髁置换术的适应证是相似的，二者都为术前轻度畸形、韧带稳定、没有明显的关节半脱位。如果需要长期的疗效，截骨术比单髁置换术更加适合于要求高的年轻患者。虽然瘦的患者截骨术的效果更好一些，但是截骨术适合于任何体重。另外，由于截骨术并不能增加活动度，这不像单髁置换术可以在术后改善膝关节的活动。因此，行截骨术的患者必须有大于 90°的活动度并没有屈曲挛缩。目前截骨术最适合于年纪轻的需要高体育要求的人。他们通常为早期的关节炎，单一累及胫股关节，累及髌股关节少，屈曲大于100°，没有屈曲固定畸形，没有不稳定或半脱位。

截骨术的禁忌证包括全关节病、严重的髌股关节疾病、严重的活动受限（即屈曲丢失大于15°～20°或屈曲小于90°）、不稳定炎性关节炎。

大多数近端胫骨截骨为外侧的闭合楔形截骨，坚强固定使其可以早期活动。截骨术的优点是没有假体材料的使用，有最小程度的活动受限。当对线有了足够的纠正，近端胫骨截骨的效果好。与单髁关节成形术相比，不能预测疼痛的缓解和活动的恢复。如果截骨术失败，由于有了继发畸形和软组织疤痕，全膝成形术比首次置换更困难。

2. 外翻对位不良

远端股骨截骨术可以适用于膝外侧腔室的关节炎的外翻畸形。对于明显的外翻畸形（即大于10°）进行胫骨而非股骨远端的截骨，可以导致关节力线的倾斜。股骨远端截骨术的适应证、并发症和特征与单髁内翻畸形相似。通常为股骨内侧的闭合楔形截骨，并使用片样接骨板固定。然而在欧洲常使用外侧的开放楔形入路。坚强的固定允许早期活动。效果稍微好于胫骨截骨术治疗的内翻关节病。

胫骨近端截骨和股骨远端截骨术最常见的问题是矫正不足导致不能传导足够的压力到相对的腔室，从而疼痛缓解不足。其他的常见的问题是不愈合、愈合不良、关节内骨折、血栓栓塞以及感染。另外，可以出现下位髌骨或挛缩。

（三）关节成形术对截骨术

由于沉重的或长期的循环负荷，任何关节置换都有机械失败和松动的危险。相对年轻、活动多或体力劳动的肥胖患者应考虑截骨术而非关节成形术。关节成形术和截骨术都可以较可靠地减轻由于负重活动引起的疼痛。术前静息痛轻微的患者两种手术的效果都好。在休息时可以感知疼痛，通常意味着有炎性进展。继发于风湿性关节炎以及有软骨钙质沉着的炎性关节炎的单髁疾病，由于可能有范围广的病理累及，因此最好进行全膝成形术。

虽然胫骨近端截骨术仍然适合于年轻的、活动多的单髁疾病患者，但是单髁成形术和全膝成形术有优势。对比胫骨近端截骨术，关节成形术有较少的术后并发症、更高的早期和远期成功率。膝置换术后，患者比截骨术可以更早恢复正常活动范围的行走。另外，不需要石膏或制动。关节成形术的其他优点为可以去除骨赘、减少关节内粘连、改善术后活动范围。最后，对于有双侧疾病者，可以同时或在较短的时间内进行关节成形术。相反，双侧的截骨术必须间隔3～6月，这样导致了总的恢复期的延长。

（四）单髁膝置换术

尽管有了很长的成功史，单髁膝置换术治疗单髁骨关节炎仍有争论。对于原始设计的手术，早期报道不一致，单髁膝置换术的有效性值得怀疑。相反，高位胫骨截骨术治疗单髁膝关节炎的早期效果好。然而，有报道证明即使在单髁膝置换术后10年也有优良的临床效果。另外，相对于全膝置换术，单髁膝置换术有较少的植入物费用、住院时间短、较少使用血制品的优点，引发了研究人员新的兴趣。

对比胫骨近端截骨术和全膝置换术，单髁膝置换术有潜在的优势。单髁膝置换术是骨块和软骨保留的手术。如果需要的话,可以轻松用全膝置换术来进行单髁膝置换术的翻修。

单髁膝置换术的患者选择是获得成功疗效的最重要因素。单髁膝置换术的患者局限于内侧腔室或外侧腔室的骨关节炎。单髁膝置换术的患者选择标准包括年龄、体重、身体需求、术前的活动范围、畸形角度。最后的决定因素是其他腔室有无单髁膝置换术的禁忌证。

畸形的角度必须在10°内翻到15°外翻之间。术前患者必须屈曲活动大于90°,屈曲挛缩微小(即小于5°)。单髁膝置换术的最佳患者为年龄大于55岁,没有炎性关节炎,没有肥胖,对活动需求相对低。

在手术时,必须检查前后交叉韧带,并保证其完整,这样才能获得最好的单髁膝置换术效果。髌股关节疼痛是单髁膝置换术的相对禁忌证,但是髌骨的无症状软骨软化不是相对禁忌证。相对的胫股腔室和髌股关节不能有超过Outerbridge 2级的改变。如果有广泛病变,就要放弃单髁膝置换术,而改行全膝置换术。

单髁膝置换术的效果:单髁膝置换术的临床效果通常与全膝置换术相当,而好于截骨术。在前瞻性研究中,Machinnon报道术后平均随访4.8年,115膝中86%的效果好。Marmor报道60例单髁膝置换术,术后10~13年有70%效果满意,有87%的患者疼痛持续缓解。Sullivan描述了术后5~10年的107例单髁膝置换术,只有4例翻修,96%的患者没有活动受限。与全膝置换术比较,单髁膝置换术的患者感觉更好,更为正常。单髁膝置换术后的活动范围比全膝置换术更大。

(五)全膝成形术

全膝成形术是当今骨科手术中最成功的手术之一。在20世纪60年代由Gunston引入了简单的概念,现在已经发展成了相当精密的手术。全膝成形术的适应证已经有了很好的定义,效果满意一致。手术已经在骨科界广泛接受,在美国每年有约200000例全膝成形术。

根据患者的年龄、病变的程度以及缺乏其他可供选择的治疗手段,全膝成形术的长期的疼痛缓解和优良的功能恢复的报道使全膝成形术成为绝大多数晚期膝关节炎患者治疗的选择。适应证扩大到可以行截骨术的年轻患者,以及可以行单髁置换术的年老患者。另外,由于效果改善,许多外科医生降低了全膝成形术的年龄要求,并不认为肥胖是相对禁忌证。然而由于寿命的增长(女性预期为84岁,男性为78岁),有更多的患者可以出现膝假体失败。如果原先的单髁置换术假体植入采用的是标准的截骨,骨水泥固定孔没有过深侵入到股骨髁的骨块,那么全膝成形术可以治疗失败的单髁膝置换术。

全膝成形术的效果:全膝成形术提供了退变性和炎性膝骨关节炎患者的可靠的疼痛缓解和功能改善。10年的假体寿命大于94%。在短期的随访报道中,年轻患者的骨水泥型全膝成形术的效果可以比得上普通人群。

骨水泥和非骨水泥型全膝成形术在各个年龄的短期随访临床结果没有显著差异。至少在24~108个月的随访发现各种系列的非骨水泥型胫骨和股骨配件的效果都相似的好。

以股骨或胫骨配件的无菌性松动为失败的标准，Whiteside 报道 10 年成功率为 99.5%。Rosenberg 前瞻性对比了 139 例骨水泥型和 132 例非骨水泥型 Miller-Galante 全膝成形术的至少 3 年随访结果发现无差异。这些研究证明骨水泥固定和非骨水泥固定都可以提供很好的功能和持续的效果。进一步的随访可以解答年轻患者采用哪种固定更好。

(六)膝关节融合术

由于全膝成形术相对于膝关节融合术的功能障碍有更好的疗效，关节融合术不再是膝关节炎的常规基本治疗方法。膝关节融合术后的残疾包括：在运动时候能量和氧气消耗的增加，爬楼梯时候髋环行、坐困难，驾驶时控制困难。然而，在少数病例特别是年轻的活动度非常大的患者，膝关节融合术仍然是可以选择的治疗方法。在一些患者由于不能重建骨、软组织，或者伸肌功能丧失而不能做关节成形术，膝关节融合可以提供比关节成形术更好的效果。另外，组织依从性丧失，关节成形术后可出现明显的关节僵硬，这些也是关节融合术的适应证。最后，关节融合术是治疗持续感染的唯一方法。如今，最常见的膝关节融合术的适应证是作为补救手术治疗因感染而失败的全膝置换术。

(七)切除关节成形术

切除关节成形术为切除关节软骨和损伤的骨组织而不进行假体置换。切除关节成形术已经与关节融合术一样是过去治疗严重膝关节炎的方法。切除关节成形术后膝关节的稳定性和力量破坏。事实上，除非有特殊的切除关节成形术适应证，例如要将膝关节屈曲到可以坐在轮椅上，大量文献报道关节融合术的功能改善和疼痛缓解的效果更好。

(八)局部软骨损伤的处理

每年估计有 900 000 美国人发生软骨的损伤。为了描绘软骨损伤的情况，Curl 在 4 年中回顾了 31 516 例关节镜。在 19 827 个患者中有 53 569 处关节软骨损伤。可以通过软骨修复技术修复股骨髁负重面的全厚损伤。在年龄小于 40 岁的患者中，股骨的全厚损伤在全部的关节镜下仅占 5%。关于软骨的重建的临床研究在以后描述。在第 5 章详细讨论软骨损伤和修复的基本概念。

没有穿透到有血管的软骨下骨的孤立表浅软骨损伤不会愈合，并可在损伤后的数年内增大，导致退行性关节炎。穿透到有血管的软骨下骨的全厚软骨损伤由于有非分化的细胞（原始的基质干细胞）而形成纤维软骨或“疤痕软骨”。在纤维软骨内，I 型胶原占主要成分，在生化和机械性能上比Ⅱ型胶原占主要成分的正常透明软骨差。纤维软骨形成是骨髓刺激技术的生物学基础，通常用于治疗有症状的全厚软骨损伤。

孤立软骨损伤所产生的异常剪切力和钝力出现在钙化和非钙化层的连接处，并延伸到软骨下骨。股骨的损伤通常为扭转损伤引起的剪切力导致，髌股关节的损伤为膝前方的直接创伤。值得注意的是，无症状的全厚软骨缺陷和继发退变进展之间的关系还不明了。然而，损伤会引起症状，并飞速进展，导致骨关节炎的典型性退变改变，以及出现相对应的关节面的改变。任何外科技术的最终目标是恢复关节面、膝关节的无痛性活动，阻止软骨退变。在概念上，外科技术的选择可以分为减轻（关节镜清理和冲洗）、修复（骨髓刺激技术）、重建（自体软骨细胞移植，取自自身的自体骨软骨移植或取自尸体的异体骨软骨移植）。由于大多数文献都反映了骨关节炎而非单一的局部软骨损伤治疗的结果，因此对关节镜清理和冲洗更早地进行了讨论。

决定一个合适的外科选择是个复杂的过程，Cole 有了详细的评论。选择的决定取决于损伤的大小（小于或大于 2 cm^2）、过去手术的类型和数量（原发或继发）、缺损的位置（股骨髁、滑车或髌骨）、患者的要求和期望、其他并存的病理改变（例如，韧带撕裂、对位不良）。

（九）修复治疗的选择

骨髓刺激技术：由于累及软骨下骨，全厚软骨损伤可以通过骨髓来源的原始基质干细胞的迁移和血管长入获得一定程度的修复。各种技术（关节镜磨屑、软骨下钻孔、微骨折）的目的都是穿透到有血管的软骨下骨，提供包含有基质干细胞的血凝块的通路和位置，使其能形成纤维软骨修复组织。术后使用 CPM，并部分负重一段时间，增大缺损修复的范围和修复的质量。然而由于纤维软骨为 I 型胶原占主导，其生化和生物机械性不如正常的关节软骨，所以会随着时间而退变。

（十）重建治疗的选择

1. 自体软骨细胞移植

自体软骨细胞移植是局部软骨损伤重新恢复关节面的生物学技术。通过关节镜从患者的自身膝关节负重较少的区域获得健康的软骨细胞，用细胞培养技术进行细胞的扩增转换为生物活性细胞，再在第二次手术时植入。在植入时，关节镜小切口，细胞注射在取自胫骨上端的骨膜（软组织覆盖骨）下。

研究显示，修复的组织在形态和功能上比骨髓刺激技术所形成的纤维软骨更像正常的透明软骨。瑞典和美国的研究证实，至少 2 年的随访显示有超过 80% 的持续优良率。Peterson 的大系列研究描述了 219 例股骨髁损伤平均 4 年（2 ~ 10 年）的随访，有超过 90% 的持续优良率。对比自体软骨细胞移植和其他传统的骨髓刺激技术以及仅用骨膜覆盖而没有细胞移植的前瞻性研究正在进行中。

2. 骨软骨自体移植和异体移植

骨软骨移植柱技术或镶嵌成形术是从股骨滑车的非负重部位取小块的骨软骨柱压配进入损伤的孔，类似于头发柱的移植，是成功修复股骨内外髁小面积负重软骨损伤的相对新的技术。同样，大面积的骨软骨缺损可以进行新鲜或冷冻的大块异体移植，但有疾病传染的危险和免疫反应。有报道显示 2 ~ 10 年至少有 75% 的优良率。

（十一）同种异体半月板移植

有半月板损伤的患者在关节炎进展之前进行半月板移植是理想的治疗方法。半月板移植的适应证为：原先有半月板切除术，持续疼痛，软骨完好或者低程度的关节炎

(Outerbridge 分级低于 3 级),有正常力线和稳定关节。韧带重建或对线重建可以在手术时进行或者分期进行。

可以选用尺寸与平片相匹配的深低温保存或新鲜冷冻半月板。通常采用关节镜下辅以小关节切口将半月板植入。半月板可以用骨块(外侧)或骨柱(内侧)进行固定和修复。现在有许多报道显示了优良的效果。Cameron 和 Saha 描述了平均随访 31 个月的 63 例患者,优良率为 85%。其他研究人员在相近的时间里有相似的结果,显示同种异体半月板移植是治疗的手段之一。

第六章

骨折外科治疗并发症的处理

一、感染

用髓内钉治疗的开放性股骨骨折和胫骨骨折，其感染率为5% ~10%，而用外固定治疗者钉道感染率为0.5% ~42.0%。据报道，骨科手术部位感染导致住院时间平均延长2周，再住院率增加2倍，医疗费用至少增加300%。另外，发生骨科手术部位感染的患者出现显著的躯体受限和健康生活质量的降低。因此，重要的是尽可能预防感染，当感染发生时应立即给予合适的治疗。

最近引起关注的是创伤患者中耐甲氧西林金黄色葡萄球菌（MRSA）感染的发生率。文献报道为11%，这几乎是总体骨科患者感染发生率（4.0% ~5.6%）的2倍。一项研究发现，MRSA患者入院时的携带状态、髋部骨折、高龄（年龄每增加1岁，相对危险度增加几乎2%）与创伤骨科患者的高感染率密切相关。另一个大样本病例对照研究发现，血管疾病、慢性阻塞性肺疾病、入住重症监护病房、存在开放伤口、年龄增加是手术部位发生MRSA深部感染的危险因素。C反应蛋白测定在内固定术后感染发生的诊断中具有价值。在所有被研究的患者中，C反应蛋白术后出现增高，术后第2天到达高峰，随后下降。没有发生感染的患者C反应蛋白持续下降，而感染患者C反应蛋白在术后第4天出现第二次升高。术后第4天出现C反应蛋白升高>96 mg/L提示感染的可能。

应当用反复外科清创和抗菌谱适当的抗生素对这类感染积极地进行治疗，抗生素一般通过静脉给药。在有骨骼固定装置（钢板、钉、外固定器）的情况下发生感染时，在骨的稳定性和异物反应间就存在一个权衡利弊的问题。固定的稳定性对于消灭感染来说是必要的，但微生物又可能继续黏附在骨科置入物上，从而导致持续性感染。如不需要置入物来维持骨的稳定，则应当将其去除。如需要置入物维持稳定性，则应将其保留直到出现骨性稳定，或者改为另一种形式的固定（如去除钢板而代之以外固定器）。一项包括121例发生内固定术后早期感染的研究报道，通过手术清创、保留内置物、使用特异性抗生素治疗和压制，71%的病例最终完成骨性愈合。与获得骨性愈合显著相关的变量为开放骨折（58%愈合，闭合骨折为79%）、使用髓内钉（46%愈合，钢板或螺钉为77%）。其他的变量包括吸烟（66%愈合，不吸烟者为76%）、假单胞菌感染（44%愈合，非假单胞菌感染为73%)和MRSA感染(65%愈合,非MRSA感染为74%)。如果感染没有得到积极的治疗,外科固定将受到损害。骨折愈合良好的骨髓炎较不稳定的感染性骨不愈合容易治疗。对胫骨折经髓内钉固定后的感染,现在大多数学者都建议保留髓内钉直至骨折愈合,然后再去除髓内钉并扩大清理髓腔。如果需要进行死骨切除术,则通常需要更换髓内钉。

在ElvisPresley地区创伤中心在1984—1993年用股骨和胫骨髓内钉所治疗的1 520例骨折中,共有34例发生了感染(2.2%,其中17例为股骨,17例为胫骨)。清创和冲洗的同时保留髓内钉直到骨折愈合,之后拔除髓内钉,在骨折愈合处进行髓腔冲刷或扩髓。采用这种治疗的17例感染性股骨骨折,100%愈合,而且100%消除了感染。感染性胫骨骨折的并发症较多:2例因软组织问题而必须行膝下截肢。不论是更换为外固定或是将钉保留在原位,其余骨折均获愈合,但是用外固定器治疗的患者需2倍时间才能愈合。如果重新固定的目的是获得骨折稳定的话,更换髓内钉比用外固定更能加速骨折愈合。

二、气性坏疽

气性坏疽是指厌氧梭状芽孢杆菌感染,但是许多坏死性软组织感染是由需氧和厌氧、革兰氏阳性和阴性细菌混合造成的。梭状芽孢杆菌可以从将近30%的深部感染伤口中培养出来,但只有少数进展成为肌肉坏死。梭状芽孢杆菌属中最常见的是产气荚膜梭状芽孢杆菌、诺威梭状芽孢杆菌和腐败梭状芽孢杆菌,可以造成最严重的、致死性极强的感染,其报道的病死率高达40%,而最近报道的生存率已经超过了90%。产气荚膜梭状芽孢杆菌感染约占气性坏疽的90%,主要包含2种毒素:α毒素、β毒素。α毒素具有溶血性,可以破坏血小板和多核粒细胞,造成广泛的毛细血管毁坏。它已被认为造成气性坏疽感染最重要的毒素。

历史上,气性坏疽一直与战伤相联系。在第一次世界大战期间,气性坏疽在开放性骨折中的发生率为6%,而在所有开放性损伤中的发生率为1%;其发生率逐步下降,在第二次世界大战中为0.7%,朝鲜战争中为0.2%,越南战争中为0.002%。Altemeier和Furste于1947年总结了187 936例创伤,发现气性坏疽的总发生率为1.76%。目前,美国每年报道1 000~3 000例气性坏疽。尽管通常与开放性骨折或其他严重的软组织创伤相联系,气性坏疽也可发生于术后或在无创伤的情况下。Hitchcock等调查了300例梭状芽孢杆菌感染,发现43%继发于创伤,29%继发于“清洁”外科手术,28%无创伤或手术史。

梭状芽孢杆菌感染通常涉及软组织,而很少影响骨。它们可以造成下述情况:简单的伤口污染,皮肤和软组织的局部感染而没有全身症状,播散性蜂窝织炎和筋膜炎伴有全身中毒,梭状芽孢杆菌性肌坏死(气性坏疽)。局部感染通常扩散缓慢,并且很少造成疼痛和水肿,而播散性蜂窝织炎和筋膜炎则进展迅速。一旦出现化脓、软组织积气和毒血症,通常会于48 h内危及生命。

典型的气性坏疽开始于伤口区域突然出现疼痛。与播散性蜂窝织炎不同,疼痛仅局限于感染部位并仅随感染播散而播散,而感染可以每小时10 cm的速度进展。脉率可能升高,尽管可以出现发热、出汗、焦虑和谵妄,但是体温通常不高,而重度休克和全身毒血症可以迅速发展。表面的皮肤通常紧张、苍白,并较正常部位皮温低,接着发展为暗红色或青紫色(图3-1),47 h 病变涉及肌肉的范围通常较皮肤广泛。

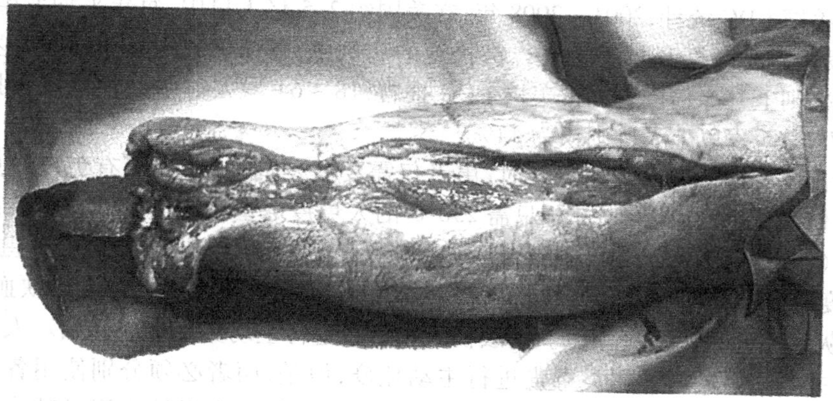

图3-1 气性坏疽

气性坏疽可以通过伤口局部探查和X线、CT、MRI检查确诊。然而,对于高度怀疑且症状恶化的患者,应立即手术清除坏死、损伤和感染的组织(清创术)。而对形成筋膜间室综合征的患者必须行筋膜切开术。为控制感染扩散可以行截肢术。尽管青霉素对梭状芽孢杆菌属敏感,但多数情况下为混合感染,需要联合应用氨基糖苷类抗生素、抗青霉素酶青霉素或万古霉素。如果患者对青霉素过敏,可以改用克林霉素、第三代头孢菌素、甲硝唑和氯霉素。应预防性注射破伤风抗毒素。而多价抗毒素未被证明有效,已经停止使用。

作为手术和抗生素的补充,高压氧治疗气性坏疽的结果还不尽相同。通常采用100%纯氧在3个大气压下治疗1~2 h,每8~12 h重复1次,总共治疗6~8次。有学者认为,感染伤口中功能性毛细血管区域氧分压的升高可以抑制 α 毒素的生成,因此可更加保守地清除坏死组织,从而能够保留更多的活性组织。数项临床研究已经表明,快速应用高压氧治疗能够降低气性坏疽的发病率和病死率。Korhonen 采用手术清创、广谱抗生素和高压氧治疗的53例梭状芽孢杆菌性气性坏疽患者,病死率为23%。而另外一些研究则注意到应用或不用高压氧治疗的患者有相似的生存率,因此,一些学者开始质疑这一疗法的价值。

成功治疗气性坏疽最重要的因素是早期诊断和早期治疗。应用鼠动物模型,Stevens 等发现不管采用何种治疗方案,延迟治疗将显著影响生存率。Korhonen 等也报道所有死于梭状芽孢杆菌性气性坏疽的患者均是由外院转来的。因此,为降低发病率和病死率,必须对气性坏疽积极地进行治疗,包括手术清创、静脉应用抗生素、联合或不联合高压氧治疗。

三、破伤风

由于免疫接种计划的推广，在多数发达国家破伤风已经成为开放性骨折的少见并发症。根据美国 CDC 统计，2001—2008 年，在美国约 2.5 亿人口中，每年平均发生 29 例破伤风，年发生率为每百万人口 0.10。被报道的病例中，总体病死率为 13%，65 岁以上患者的病死率则上升 3 倍以上。据美国 CDC 报告，18～64 岁人群中破伤风疫苗接种覆盖率仅为 57%，65 岁以上人群则仅为 44%。

以破伤风类毒素进行主动免疫时，患者仅需激发剂量，那些没有免疫的患者或有会感染破伤风伤口的患者，大部分只需 250 U 的人免疫球蛋白。美国外科学院高级创伤生命支持（ATLS）分会确定了几个易感染破伤风伤口的特征：受伤超过 6 h；星形撕裂或擦伤；深度超过 1 cm 枪弹伤、挤压伤、烧伤或冻伤；有感染、失活、失神经或缺血组织；污染（例如灰尘、粪便、泥土、唾液）。以破伤风类毒素进行主动免疫也应开始。人破伤风免疫球蛋白并不妨碍同时使用类毒素进行主动免疫，但是，两者必须分别使用各自的注射器和注射点。应用人破伤风免疫球蛋白所获得的抗体保护水平较应用马破伤风抗毒素者持续的时间要长。而且当此保护水平下降时，主动免疫通常就能生效了。破伤风类毒素的第 2 次注射应当在首次注射后 4 周进行，第 3 次在 6～12 个月之后进行，如在伤后 1～2 个月必须处理伤口或骨折，应再重复注射相同剂量的人破伤风免疫球蛋白。

据 CDC 的 2011 年报告，96% 的具有易发生破伤风感染伤口的患者并没有获得正确的破伤风预防。应当鼓励医疗机构去定期评估患者的破伤风预防接种状态，尤其是缺乏足够接种或处于高度危险的患者，比如 65 岁以上患者、糖尿病患者、静脉注射吸毒者。

四、软组织并发症

伤口裂开可能是隐匿的或即将发生感染的一个征象，治疗方法仍是外科清创，切除所有坏死组织。请整形外科会诊可能会有所帮助。许多创伤患者都有营养不良，而且在住院期间又缺乏营养，这些都会妨碍伤口愈合并会引起感染。治疗方法是经肠道或肠道外补充营养。

骨折水疱或大疱可发生于高能量所致的创伤、邻近关节的骨折或者皮肤活动受限制的部位（图 3-2）。骨折可引起血疱和水疱。血疱更易引起感染，所以手术应该避开该部位。水疱相对不易感染，可行手术干预。若可以，待水疱在 10～14 d 自行消退后，延迟进行外科治疗，也可对水疱进行积极的治疗。

在组织学上骨折水疱类似于Ⅱ度烧伤，我们曾用治疗烧伤的方案治疗骨折水疱，即用无菌技术加以切开，每日在创伤基底处用磺胺嘧啶银（Silvadene）油膏。我们认为采用这种治疗方案表皮的稳定生长通常很快（5～10 d），发生浅表感染的机会也很少。

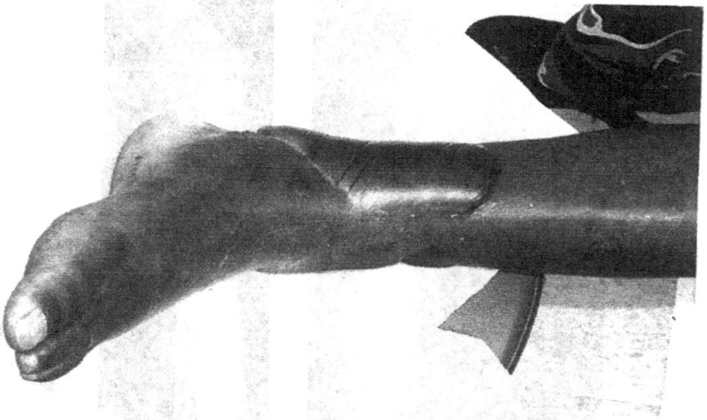

图 3-2　血疱

肿胀常导致切口不能关闭，我们建议延迟手术时间，直至体检时见到皮纹形成。皮纹形成表示该区皮肤足够柔软可行手术治疗。

五、血栓栓塞性并发症

虽然创伤患者中致命性的肺栓塞极少见，但肺栓塞的发生会使患者的全身情况进一步复杂化。难点在于，抗凝血治疗会引起出血并发症，腔静脉滤器会发生游走或引起慢性静脉淤滞，从这些方面来看，所有用于治疗血栓栓塞性并发症的方法没有一个在发病率和病死率方面是没有重大风险的。下肢骨折患者通常都不用如弹力袜和间断加压一类的物理治疗方法。现在，对于有较高的肺栓塞危险的多发性创伤患者，特别那些有脊柱或骨盆和髋部骨折的患者，我们主张应用腔静脉滤器。

预防和治疗深静脉血栓和肺部栓塞的方案现在正在评价中，联合使用小腿肌泵和低分子肝素是预防深静脉血栓和肺栓塞的最安全方法。小腿肌泵可在患者受伤或手术后早期应用，低分子肝素在后期出血倾向较低时开始使用。

六、生物力学结构的并发症

如果骨再生不能按时出现，那么所有的置入物和外固定系统最终都将失败（图 3-3）。如有可能最好尽早进行自体植骨和负重练习来改善骨质再生，以便最大限度地增加骨折固定结构的疲劳寿命。骨折处理是医师所面临的最具有挑战性的问题之一，这需要对战略和战术都加以考虑。Gill 说，应研究原则而非具体方法。“掌握了原则的头脑将会设计出自己的方法”（在 Bick 中引用）。

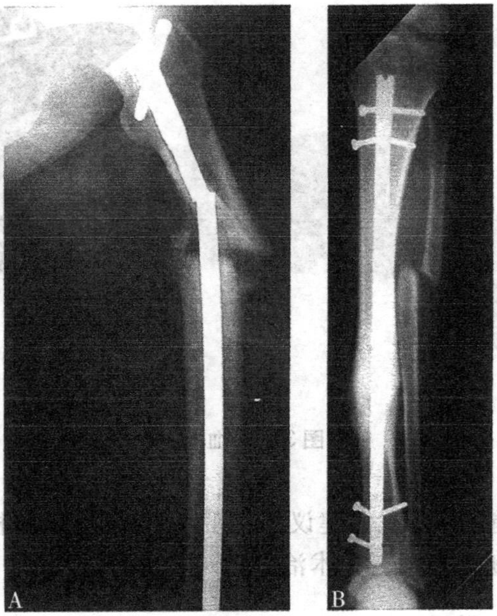

A. 股骨髓内钉断裂，造成骨不愈合，需要植骨和钢板固定；B. 近端和远端螺钉均断裂，但没有影响骨性愈合

图 3–3　骨再生失败

第七章

骨折手术治疗的一般原则

一、手术复位及固定的适应证

以前骨科学者的学术思想分为两派。那些主张采用非手术疗法如闭合复位、石膏固定和牵引技术的人被认为是“保守疗法”的支持者。另一派学者主张所有的骨折都采用手术治疗。作为这种区分的大多数标记都已经过时了,如今所有骨科医师均已成了“稳妥骨科观点”的成员,此时我们的目标是尽可能地保留损伤肢体的潜在功能。

在某些情况下,对一个粉碎性关节内骨折采用复杂的切开复位和内固定,这可能是患者重获功能性肢体的唯一机会,那么手术治疗就是稳妥的治疗。相比之下,一个孤立、单纯而且稳定的胫、腓骨干中部闭合性骨折可以用石膏、钢板、髓内钉或外固定来治疗,但当今的绝大多数外科医师都愿意采用长腿行走石膏固定,随后再用某种类型的石膏支架固定,以此作为最稳妥的选择。但是,对同样的胫腓骨骨折,当伴有同侧股骨骨折、胫骨平台骨折或踝部骨折时则应考虑使用髓内钉、外固定或钢板螺钉进行手术修复,具体方法根据软组织损伤情况、患者创伤程度评分、伴有的上肢及全身损伤、与邻近骨折的距离及对邻近关节活动和恢复的影响而定。在这种情况下,胫骨干骨折的稳妥处理方法很可能是手术方法。

下面所列的指征与其说是手术复位及固定的绝对适应证,不如说是那些需要用手术治疗才更有可能获得最佳结果的情况。①移位的关节内骨折,适合手术复位和固定。②经适当的非手术治疗后失败的不稳定骨折。③伴有重要肌肉肌腱单元或韧带断裂并证明非手术治疗效果不佳的大的撕脱骨折。④非临终患者的移位性病理骨折。⑤已知经非手术治疗功能会很差的骨折,如股骨颈骨折、Galeazzi 骨折-脱位及 Monteggia 骨折-脱位。⑥具有阻碍生长倾爵的移位的骨骺损伤(Salter-Harrism、Ⅳ型)。⑦伴有筋膜间室综合征需行筋膜切开术时骨折。⑧非手术治疗或手术治疗失败后的骨折不愈合,尤其是复位不佳者。

经手术复位和固定后会有中等程度功能改善可能性的骨折如下:①不稳定的脊柱损伤、长骨骨折和不稳定的骨盆骨折,特别是发生在多发性创伤的患者中时。②适当地适用非手术治疗后发生的延迟愈合。③即将发生的病理性骨折。④不稳定的开放性骨折。

⑤伴有复杂软组织损伤的骨折(Gustilom B 型开放性骨折、骨折表面有烧伤或原有的皮炎)。⑥患者经长期制动会导致全身并发症增加的骨折(如老年患者的髋部和股骨骨折,患者严重程度评分<18 的多发骨折)。⑦不稳定的感染性骨折或不稳定的感染性骨不愈合。⑧伴有需要手术修补的血管或神经损伤的骨折,包括合并有脊髓、圆锥或近端神经根损伤的长骨骨折。

手术后功能改善可能性较低的情况如下。①为不损害功能的骨折畸形做整形。②因经济上的考虑而进行手术固定,让患者尽快离开急救护理病房,但在功能上与非手术疗法相比并没有明显的改善。

二、手术复位及固定的禁忌证

Boyd、Lipinski 和 Wiley 指出,好的手术判断来源于经验,而经验则来源于错误的手术判定。正如骨折手术治疗没有绝对的适应证一样,也同样没有绝对的禁忌证。因此,当手术发生并发症和失败的概率超过了成功的可能性时,就建议采用非手术治疗。手术治疗有较高的失败概率的情况如下。

(1)骨质疏松骨太脆弱而不能承受内或外固定。

(2)由于瘢痕、烧伤、活动性感染或皮炎,导致骨折或计划手术部位的软组织覆盖太差,此时如行手术内固定将破坏软组织覆盖或使感染恶化,这种情况适于外固定。

(3)活动性感染或骨髓炎。对这类情况,目前最流行的治疗方法是外固定,同时结合生物学方法控制感染。偶尔采用髓内钉固定并结合生物学措施控制感染,也能成功地获得骨折的稳定。对这类感染性骨折,由专家采用髓内钉进行固定可以作为最后的手段,但建议不要常规使用。

(4)已不能成功地进行重建的粉碎性骨折,这种情况最常见于由冲击暴力破坏了关节面的严重关节内骨折。

(5)一般来说,如果患者的全身情况不能耐受麻醉,那么骨折的手术治疗也是禁忌证。

(6)无移位骨折或稳定的嵌入骨折,其位置可以接受时不需做手术探查或复位。但在特殊情况下(如嵌插的或无移位的股骨颈骨折)行预防性固定会有好处。

(7)当没有足够的设备、人力、训练和经验时。

三、手术复位及固定的缺点

对任何外伤来说,采用手术治疗都会增加进一步的创伤,此时外科医师所面临的挑战是如何改善损伤的整体结局:如果需要切开复位,所采用的技术应尽量减少感染和伤区血管遭到进一步损坏的危险,减少骨折修复生物学过程中止的可能性,否则会导致延迟愈合或不愈合。虽然术中的任何解剖均会产生瘢痕使切口愈合,但解剖本身也会造成与肢体恢复功能有关的肌肉肌腱单位的削弱和挛缩。手术入路应当沿着神经间的界面进入,并应避免横断肌肉-肌腱单位。对任何手术入路来说,损伤神经血管的可能性始终是存在的。外科治疗也涉及麻醉的应用及与之相伴的危险。

患者及手术人员发生血源性感染的风险日益受到重视。输血有导致肝炎、获得性免疫缺陷综合征(艾滋病)和免疫反应等危险,手术人员必须尽力减少术中失血和血液污染。美国骨科医师学会曾发表骨科手术实践中防止人免疫缺陷病毒(HIV)传播的建议,专门小组建议所有的保健人员均应定期进行自愿检查,经适当的商讨和患者自愿同意后了解每个患者的HIV感染状况。他们指出"理论上讲,如患者有晚期的HIV感染,免疫状况会遭到严重损害,如果进行外科手术,就有增加医院内感染的危险"。

置入物或外固定系统经常需要去除,从而有第二次手术所伴随的危险。曾有去除置入物和外固定后发生再骨折的报道。

四、手术治疗的时机

损伤后最好的手术治疗时机取决于几种因素。手术可分为3类:急症手术、限期手术和择期手术。需要急症处理的损伤包括开放性骨折、无法复位的大关节脱位、伴有手术区撕裂伤或全层皮肤脱落的骨折、神经障碍正在加重的脊柱损伤、危及肢体或局部软组织血供的骨折-脱位以及并发筋膜间室综合征的骨折。在这些情况下,延迟手术将导致感染、神经损伤、截肢,并可能危及生命。限期手术是指那些在损伤后24~72 h应当进行的手术,如严重开放骨折的再清创及多发性创伤、髋部骨折和不稳定骨折-脱位的长骨固定。创伤外科中的择期手术是指那些能延迟3~4 d,甚至3~4周的手术。能采用择期手术治疗的创伤包括:开始时用非手术方法做了复位和固定,但用手术治疗可以获得更好结果的孤立性骨骼损伤,如前臂双骨折、计划的手术入路处有软组织损伤或有骨折水疱的骨折、需要进一步做X线检查以便制订合适的术前计划的关节内骨折。

如切开复位延迟4~6周或以上,肌肉-肌腱单元的短缩、损伤区失去清楚明确的组织界面以及骨折断面的吸收等都使外科手术更加困难。在延迟手术时,如同治疗骨折不愈合一样,可行自体骨移植。

五、骨折手术治疗的Lambotte原则

时至今日,骨折手术治疗的Lambotte 4项原则仍与18世纪时一样适用。AO/ASIF根据这些原则列出了骨折治疗的4项准则:①骨折端的解剖复位,特别是关节内骨折;②用牢固的内固定满足局部生物力学的要求;③保留肢体损伤区的血液供应;④使骨折附近的肌肉和关节能够进行无疼痛地自主活动,以防止发生骨折病。这些原则随着时间的推移都得到了确认,但应用此原则的具体方法则有了更进一步的改进。

1. 骨折的显露

手术切开时应尽可能采用沿神经间可延伸界面。应用有限解剖、韧带整复、撑开器、带复位装置的骨折合,这些都有助于手术的显露和减轻骨折部位的破坏。带有影像存储功能的透视设备通常可以使手术在不切开骨折处软组织的情况下进行,如闭合的髓内钉技术。然而,充分显露可以看到骨折形态与软组织的附着及多平面移位程度的三维轮廓。充分的术前计划可协助显露。

2. 骨折的复位

一旦明白了骨折的解剖和力学因素，可通过牵引重新施加致畸作用力而使骨折对线，通常能复位，这是骨折脱位闭合治疗的理论基础所在。但是，此方法的成功依赖于附着在骨折段上的相关肌肉和韧带的功能。当肌肉韧带的整体作用丧失时，则必须行切开复位。对器械及机械撑开器的放置和应用应当仔细计划，以便使用最小的力，尽可能少地破坏骨折处损伤的软组织。在评价复位的适合度时必须考虑骨折的解剖位置和对畸形复位的耐受能力。股骨髁负重部位的关节内骨折需要解剖复位，而股骨中段的闭合性粉碎骨折如采用带锁髓内钉固定可允许中间碎片有明显的移位。通过下列 4 个重要性依次减低的标准衡量骨干及干骺端骨折复位的适合度。第一，应在前-后面和内-外侧平面矫正骨的轴向胥线。对线的过度偏斜将导致负重关节出现异常的负荷形变，这可能会引起创伤后骨关节炎或步态改变，进而有可能改变传导到另一关节或脊柱上的力。第二，应尽可能将骨的轴向旋转畸形纠正到与对侧正常肢体接近的程度。上肢旋转畸形较下肢更易耐受，这是因为与髋关节相比，肩关节有较大的活动范围。下肢外旋畸形似乎比内旋畸形能更好地被耐受。虽然对畸形复位的容受尺度没有具体的标准，但 5° ~10° 的成角畸形和 10° ~15° 的旋转畸形可作为功能上的容受度。如有骨缺损，纠正长度是困难的，如不妨碍骨折的再生生物学，缩短或延长 1 cm 是能够很好耐受的。如果对线、旋转和长度均已恢复，骨折断端的错位能被很好地耐受，骨折经闭合治疗或采用闭合髓内钉等间接复位技术治疗后，即可发生所谓的“继发性愈合”。

3. 骨折的临时性固定

骨折一旦达到可接受的复位，常用克氏针或螺丝钉做临时固定，以便使用 X 线确定复位情况、选择确定性固定或决定是否需要植骨加强。如不做临时性固定，那么在进行确定性固定时，复位可能丢失。对临时固定的放置需要做仔细的术前设计，使其不干扰确定性固定的安放。

4. 骨折的确定性固定

确定性固定必须能获得手术前计划中所要求的力学稳定性，以便能够促进所选择的骨折愈合方式。机械构造（钉、钢板和螺钉或者外固定器）必须有足够的疲劳寿命来支撑受伤肢体，直到骨再生过程能承担逐渐增大的负荷时为止。固定最好能使邻近的关节和肌肉-肌腱群有一定的无疼痛的活动范围，这样可以避免或减少继发性挛缩和僵硬。在不损害固定稳定性或损坏骨再生生物学的情况下，固定应允许骨折端分担一些负荷。

第八章

膝关节其他手术

第一节 前交叉韧带重建术

一、简介

前交叉韧带重建术是治疗慢性膝关节前方不稳定的有效方法。存在很多的手术技术、移植物选择以及如何定位等内容。

我们常采用骨-髌腱-骨（BPB）自体移植技术来重建 ACL。本技术最早由 Lambda 在 1937 年提出，并得到 Kenneth Jones 的推广。Kenneth Jones 的手术，髌腱-骨移植物保留在胫骨结节上，Dejour 和 Clancy 继 Franke 之后，提倡游离移植。我们采用 Henri Dejour 学院的分类方法为 ACL 治疗指南。该分类与膝关节不稳定的程度相关。

二、Kenneth Jones 手术技术

尽管现在采用的是游离 BPB，我们习惯上还是将该手术技术称为 KJ 手术。手术技术的灵感大部分来源于 Pierre Chambat。

（一）体位和临床检查

ACL 重建的体位与其他所有的膝关节手术一样。麻醉成功后，消毒铺巾，在止血带充气以前，再次采用 Lachmann-Trillat 试验和轴移试验检查膝关节的松弛度。

（二）BPB 移植物的获取

我们一般在关节镜开始前先取 BPB，以免软组织肿胀。手术切口起于髌骨下极，起于胫骨结节下 2 cm，切口总长度为 6 ~ 8 cm，位于髌腱的内侧缘，分离到腱膜，显露整个髌

腱的内外侧缘(从髌骨下极到胫骨结节止点)。

(三)髌腱部分的准备

移植物的采集一般先从腱性部分开始,我们使用一特殊设计的双刃刀片,移植物宽度 10 ~ 11 mm,从肌腱纤维中直接切开,在骨-肌腱移行处以及骨块上用 23 号刀片做标记。

(四)骨块钻孔

在切骨前,先用 2 mm 钻头在骨块上钻 3 个孔,其中近端髌骨上钻 2 个孔,远端胫骨结节上钻 1 个孔,我们发现在取材前先钻孔比在后台上钻孔容易。

(五)骨块取材

为便于获取骨块,纵向切开的髌腱用 Farabeuf 拉钩牵开,用带有阻挡的微型锯片截骨(注意深度不要超过 10 mm),并取材。

1. 胫骨骨块

胫骨骨块需要用特殊方法塑形,骨块呈梯形,犹如香槟酒瓶塞。近端宽 10 mm,远端 10 mm 开始逐渐增宽到 12 mm。胫骨骨块的总长度为 25 mm,厚 10 mm。胫骨骨块用弯骨刀从近端开始凿取。

2. 髌骨骨块

髌骨骨块的制备需要使用微锯,髌骨骨块的尺寸为宽 10 mm、长 15 mm。将胫骨骨块以及已获取的髌腱向近端掀起,分离髌腱与髌下脂肪垫直至髌骨下极清晰显露,用一把 10 mm 的骨刀凿取 5 ~8 mm 厚的髌骨骨块,骨刀的方向应该与髌骨前方骨皮质平行,在获取髌骨骨块时要仔细,避免骨折。然后将取到的游离移植物在后台处理(图 5-1)。

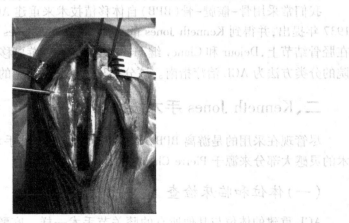

图 5-1 髌腱移植物

取材后留下的空隙,用吸收线间断缝合,仔细关闭髌腱前方的腱膜,骨缺损处用骨膜覆盖。

(六)BPB 移植物的准备

当主刀医生在准备髁间窝和骨隧道时,助手可以在后台准备 BPB 移植物。第一步是测量骨块的大小,用 Liston 剪刀和切割剪将髌骨骨块修剪成圆形,髌骨骨块必须能够很容易通过移植物测量模板的 9 mm 圆孔,胫骨骨块的近端应该能够通过测量模板 10 mm 圆孔,但是胫骨骨块不能全部通过模板,这样在股骨侧有压配作用,在髌骨骨块上放置牵拉缝线,以便在骨隧道里牵拉移植物。

Fiber Wire 缝线通过髌骨骨块的两个钻孔"8"字缝合,该坚固的缝线可以牵拉移植物通过骨隧道,5 号吸收线放在胫骨骨块侧,该缝线可以在发生意外情况时回抽移植物。制备完成的移植物放在生理盐水中,移植物不要用纱布覆盖以免不小心被丢弃在垃圾桶内。

(七)关节镜

1. 髁间窝准备

关节镜从前外侧入路进入,手术器械从前内侧入路进入。评估并治疗可能存在的半月板和软骨损伤,如果半月板损伤可以缝合治疗,缝合术应该在 ACL 重建术前进行。

首先,观察残留的 ACL 以及髁间窝的形态,系统地进行髁间窝准备。在过去会全部清理残留的 ACL,现在会仔细分析足印部位 ACL 残留情况,并尽可能保留剩余的纤维组织,若过度清理髁间窝的侧壁,会限制移植物愈合所需的血供。我们一般用电刀进行清理,该方法与刨削相比,对骨组织的解剖影响较小。尽管术中要尽可能保留剩余组织,但是必须以具有清晰视野为前提,避免常见的定位错误——股骨髁骨隧道偏前。

2. 髁间窝成形

一般很少做髁间窝成形术,如果观察到移植物与髁间窝有撞击,则进行髁间窝成形术。髁间窝成形术的操作主要是在髁间窝的上方,外侧壁很少需要成形。

在做髁间窝成形术时,膝关节半屈曲位。用弯骨刀在软骨-骨移行区域凿去造成撞击的骨赘。使用榔头轻轻击打骨刀,很容易去除撞击区域骨赘。仔细取出骨碎屑,用刨削器或者打磨器修整髁间窝。

3. 股骨骨隧道

正确的股骨骨隧道定位是 ACL 重建术成功的关键。骨隧道一般位于外侧髁间嵴的后下方。如果采用单束重建,常用的骨隧道位置是外侧束间嵴,注意该位置低于外侧嵴。一旦确定了股骨骨隧道的位置,从前内侧入路放入股骨钻头导向器,定位杆安装到夹具上。定位杆指示外侧皮肤切口的位置,皮肤切口应该在股骨外侧髁的前外、外侧副韧带上方,切口应尽可能偏外以免进入髌上囊。

切开皮肤和筋膜,放入定位杆并使其接触到股骨外侧皮质。通过定位杆打入导引针,导引针从股骨外侧髁进入,在髁间窝穿出。导引针在髁间窝穿出 4 ~ 5 mm 后,取走导向器,在内侧入路观察导引针位置,然后在导引针上套入一空心刮匙,防止钻孔时导引针不经意地移动。通过导引针在股骨髁上先钻一 6 mm 骨隧道。空心钻必须与导引针平行,逐步平稳推进,如果遇到异常阻力,必须立即回抽钻头,检查钻孔方向。如果定位不准，可能会产生金属磨屑。随后，用 10 mm 空心钻将骨隧道扩大。取出导引针，清理骨隧道里的碎屑。分步制备股骨骨隧道有 2 个好处。

(1)逐步平稳扩大骨隧道，可以避免过度用力。

(2)如果需要，骨隧道位置可以调整 2 ~ 3 mm。在初次 6 mm 隧道建立后，将带有空心刮匙的导引针移动 2 ~ 3 mm，然后 10 mm 钻头也相应调整 2 ~ 3 mm。

骨隧道内所有的碎屑都要清理干净（如果遗漏本步骤，这些骨碎屑会在术后 X 线片的股骨外髁上显现）。然后，用关节镜检查骨隧道周边松质骨情况，股骨骨隧道开口处用刮匙修整圆润以免移植物磨损。最终，将一阻塞器置于骨隧道内，旨在阻止处理胫骨骨隧道时冲洗液泄露。

4. 胫骨骨隧道

通过前内侧入路放入胫骨钻头导向器，导向器的位置必须放置在后交叉韧带前方、胫骨内侧平台软骨的外侧、内侧半月板前角的后方、外侧半月板前角的内侧，膝关节屈曲 90°时该位置正好对准股骨内外侧髁。该点与 ACL 足印相对应。导向器设定在 45°，置于胫骨结节内侧的干骺端，然后放入导向杆，将导引针打入膝关节，膝关节于屈曲位时检查导引针位置。然后伸直膝关节，再次检查导引针位置，以确保导引针与股骨髁没有撞击。髁间窝与导引针之间至少要有 3 mm 距离，以避免移植物与髁间窝撞击。本概念称为“移植物净空”，由 R. Jakob 提出。一旦位置最终确定，用一刮匙覆盖在导引针上，6 mm、9 mm 空心钻头依次在胫骨上钻孔。这个步骤很重要（先用 6 mm 钻头，然后用 9 mm 钻头），因为如果直接用 9 mm 钻头钻孔的话可能导致胫骨棘骨折。另外，如同股骨骨隧道一样，从 6 mm 钻头改到 9 mm 钻头时，胫骨骨隧道位置可以有 2 ~ 3 mm 的修正。清理骨隧道内的骨碎屑以及入口处软组织，以免阻碍移植物骨块的进入。因为移植物是从近端通向远端，本步骤可以确保移植物平滑通过骨隧道。

5. 引入 BPB 移植物

膝关节屈曲 30°，带有缝线导引器的导引线以逆行方式通过胫骨和股骨骨隧道，用关节镜观察，防止缝线导引器穿入 PCL，抓钳通过股骨骨隧道在髁间窝处获取导引线，将移植物上的牵拉线与导引线打结（图 5-2），将移植物从股骨髁穿入到髁间窝，然后通过胫骨骨隧道。有时候可能发生髌骨骨块在髁间窝通过困难，尤其是骨块过长时。当发生这种情况时，用 Wolf 抓钳从前内侧入路进入膝关节，引导骨块通过髁间窝。一旦骨块进入到胫骨骨隧道，可以打击股骨骨隧道的骨块，股骨骨隧道内的骨块方向必须要控制好，肌腱-骨连接处必须在股骨骨隧道内。在击打股骨骨块同时，牵拉胫骨骨隧道里的移植物。如果打击股骨侧骨块时，肌腱嵌夹在骨隧道中，会产生一种矛盾现象（如同手风琴样）：股骨侧骨块越往里打，进入关节内的移植物越少。

股骨侧骨块用打击器击打，向骨隧道内推进，同时在胫骨侧牵拉保持移植物张力，击打骨块，直到其与股骨外髁皮质齐平。

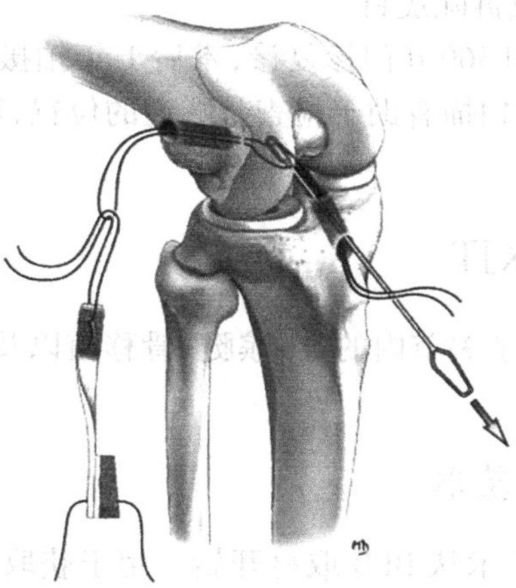

图 5-2 引入 BPB 移植物

6. 固定移植物

(1)在固定移植物前,先要检查 3 项内容。

1)膝关节在 5°到 90°时移植物的等长。

2)移植物与髁间窝是否有撞击。

3)移植物骨块在胫骨骨隧道内的匹配情况。在胫骨的前内侧骨皮质上,用 2 mm 钻头钻孔,连接胫骨骨隧道和胫骨结节取材部位,移植物上的 Fiber Wire 缝线在骨桥上打结,提供胫骨侧初次稳定。然后在胫骨骨隧道插入导引钢丝,骨隧道内的导引钢丝应该在骨块的前外侧。如果需要,导引钢丝的位置可以修正,膝关节内用抓钳把持导引钢丝,通过导引钢丝将 25 mm 长、9 mm 直径的可吸收阻滞螺钉拧入,提供移植物的额外稳定。在关节镜监视下,将阻滞螺钉拧到关节线水平。在移植物较长情况下,阻滞螺钉与骨块接触比阻滞螺钉与移植物肌腱接触更牢靠。缝线在骨桥上打结,结合阻滞螺钉技术,使得胫骨侧有双重固定。我们推荐所有病例都采用双重固定技术。

(2)关闭伤口前,必须检查 4 项内容。

1)胫骨骨隧道内阻滞螺钉的位置要与骨块接触。

2)固定的强度以及移植物的张力,膝关节伸直时后部纤维应该紧张而前部纤维少许松弛。

3)髁间窝不存在撞击。

4)Lachmann-Trillat 试验稳定。

手术结束前,放松止血带进行止血。通过前内侧入路置入引流管,使用 3.5 号吸收线关闭皮下,皮内缝合或者皮钉关闭切口。加压包扎伤口,术后 1 h 去除加压,膝关节置于 20°屈曲位支具内,防止低位髌骨。

(3)术后处理。

1)术后即刻拍摄正侧位 X 线片。

2)使用低分子量肝素 10 ~ 15 d。

3)24 h 内使用预防性抗生素。

4)术后 12～15 d 拆线或拆除皮钉。

术后 45 d、90 d、180 d 和 360 d 门诊复诊，术后 1 年拍摄 Telos 应力位片。年轻医生刚开始行医时，借助三维 CT 扫描有助于检查骨隧道的位置，很快他们就会富有经验并且会改善骨隧道位置。

三、KJ 改良技术:KJT

本技术特点主要是整合了关节内的骨-髌腱-骨移植以及关节外的股薄肌(偶尔用半腱肌)成形术。

(一)BPB 移植物的获取

如同前面所讲的技术，手术从 BPB 取材开始。用于获取 BPB 的前内侧皮肤切口，并向远端延长 2 cm。

(二)获取股薄肌

对于关节外前外侧成形术而言，半腱肌或者股薄肌肌腱均可采用。一般常采用半腱肌。辨别鹅足，缝匠肌肌腱最浅表，覆盖股薄肌和半腱肌肌腱。在缝匠肌腱膜下可以看到和触摸到。沿缝匠肌近端纤维方向切开，在胫骨止点处如同曲棍球杆。在其深层，近端是股薄肌、远端是半腱肌。三根肌腱在胫骨止点处有互相连接，在近端 4～5 cm 处比较容易辨别。因为内侧副韧带浅层与鹅足肌腱有交通支，在分离鹅足时有损伤内侧副韧带浅层的风险。一旦判断出股薄肌肌腱，分离股薄肌并套上血管套圈。如果采用半腱肌，要仔细分离半腱肌的连接(包括一侧的腓肠肌腱膜)。肌腱远端部分用 5 号缝线编织缝合，然后在胫骨止点处切断，用闭环取腱器获取肌腱。膝关节放置在“4 字体位”，将牵引缝线穿过闭环取腱器，维持肌腱张力同时将取腱器逐步向近端推进。通常到达肌肉-肌腱移行处时会遇到阻力，取下的肌腱一般直径在 5 mm、长度在 18 mm 左右。

(三)移植物的准备

用骨刀或者刀背将肌腱上黏附的肌肉纤维清理干净，肌腱近端通常比较薄、比较宽，是肌肉-肌腱移行处。这一端的肌腱也用 5 号缝线编织，然后穿过胫骨骨块上 4.5 mm 的孔道。这样的结构在骨块打入股骨骨隧道时，既有骨性固定又可行关节外成型。

膝关节伸直位关闭缝匠肌，在取材部位放置一个引流管。

(四)关节外肌腱固定术的手术入路

在获取髌腱和腘肌腱以后，进行外侧成形术，本步骤在关节镜手术前施行。前外侧切口长 5～7 cm，起于股骨外侧髁近端，止于 Gerdy 结节。沿髂胫束纤维方向(其远端部分比较倾斜)，分离注意不要损伤或切断外侧副韧带，因为外侧副韧带有一部分斜跨在髂胫束深面。可以通过触摸外侧副韧带前后缘来确定其走向，紧贴外侧副韧带后方可以扪及的是腓肠肌外侧头以及外侧关节囊的后方结构。后外侧结构和外侧副韧带股骨止点形成三角区域。保持在关节外分离外侧副韧带深面，然后我们进行手术的最后部分——

关节内操作,以免灌洗液外漏。选择外侧副韧带股骨侧止点近端作为股骨骨隧道外侧入口。该入口决定外侧关节外成形术的生物力学性能。本股骨骨隧道的走向与经典 KJ 手术相比,相对水平。关节内 ACL 重建术见前面章节。

四、外侧成形术的固定

当骨块打入股骨骨隧道时,近端移植物自动获得有效固定。肌腱的 2 个游离端在外侧副韧带下穿过,肌腱远端固定在 Gerdy 结节上。用开口器开骨隧道,这样会在 Gerdy 结节外侧缘松解少许的胫前肌起始部分,有助于固定。在近端,游离肌腱上方部分由近向远穿过骨隧道,而下方部分由远向近穿过同一骨隧道。为到达这一位置,肌腱必须通过阔筋膜下端的深面。然后两根肌腱侧-侧缝合,形成一个坚固的固定。在关节内重建完成后,膝关节屈曲 30°,旋转中立位调整关节外成形术的张力。放置引流后关闭伤口,髂胫束用 5 号缝线间断缝合。

五、前交叉韧带重建术合并胫骨高位截骨术

胫骨高位截骨术合并前交叉韧带重建术的手术指征是有膝内翻或者外侧松弛的 ACL 损伤患者。该手术将两种独立手术合并进行,具体手术方法详见各章节。本文仅描述手术的顺序。我们采用的楔形开放截骨术有超过 10 年的历史,该方法能够精确纠正畸形;另外,还要注意手术不要影响胫骨平台的后倾角度。

手术先做髌腱移植物取材,然后准备股骨和胫骨骨隧道。在植入移植物前,通过前内侧入路进行胫骨高位开放楔形截骨。一旦截骨完成(参见截骨章节),必须用 C 臂机透视检查轴线纠正情况。金属杆用来指示下肢机械轴线。力线得到有效纠正后,取合适大小带皮质骨板的髂骨,在内侧副韧带的后方植入,以避免增加胫骨平台的后倾。用 2 ~ 3 个骑缝钉固定截骨部位。等截骨完成后,将 BPB 移植物植入股骨和胫骨骨隧道中。胫骨骨隧道中的骨块用钢丝固定,或者用前面描述过的用 Fiber Wire 通过皮质骨桥固定。合并开放式截骨的 ACL 重建,单纯在骨嵴上或者骨桥上固定是不够的,我们建议再加用阻滞螺钉固定移植物。

术后护理:术后可以进行关节活动操练,但是在术后 45 ~ 60 d 内屈曲活动限制在 120°内,术后 60 d 后允许负重。康复操练的间隙用支具将膝关节固定在 20°。

六、Lemaire 关节外成形术

1967 年 Marcel Lemaire 介绍了采用阔筋膜的关节外成形术,里昂的 Dejour 教授对其进行了改良,可以有效治疗旋转不稳定,尤其适用于轴移试验阳性患者。该手术并不控制内侧间室的胫骨前移。

尽管本技术常用作为 ACL 重建术(KJT)的辅助手段,但也单独采用(虽然不常见)。手术指征是单纯 ACL 重建术后残留的外侧间室不稳定,以及老年患者(55 岁以上)的慢性前方不稳定。理论上内侧半月板后角缺失是本手术的禁忌证,因为在本手术中内侧半月板后角是旋转中心。

(一)患者体位

本手术可以采用全麻或者局麻。患者平卧位,近端股骨的外侧放置阻挡器,远端外侧阻挡器可以维持膝关节30°屈曲;大腿上放置止血带;对侧也可以放置阻挡器,以便手术过程中手术台向对侧倾斜。

(二)手术入路

我们采用外侧皮肤切口,在Gerdy结节平面沿髌胫束纤维走向向上,长15 cm。

(三)阔筋膜移植物的取材和准备

用23号刀片获取18 cm长、1 cm宽的髂胫束。注意不要损伤切口远端的外侧副韧带。髂胫束移植物的背面是肌间隔的前面。保留其在Gerdy结节上的止点不要切断。

清理移植物上的脂肪组织,用5号可吸收缝线编织缝合。

(四)股骨骨隧道准备

标记股骨骨隧道入口,在股骨上,前方入口恰好位于股骨外侧髁外侧肌间隔的顶点,顺着肌间隔从近端向远端,用Farabeuf或者Homan拉钩将股外侧肌和髌上囊一起仔细拉向前方,比较容易确定入口。

干骺端必须仔细止血,然后膝关节屈曲悬在手术床边,这样可以放松髂胫束后缘。后方骨隧道正好位于由外侧副韧带以及腓肠肌外侧头构成的三角形顶端。在股骨外侧髁下方很容易判断外侧副韧带(图5-3),如果在上述位置没有找到外侧副韧带,我们还可以从腓骨小头探寻,最佳骨隧道位置是腓肠肌外侧头的前缘。

剥离外侧副韧带上覆盖的结缔组织和脂肪组织,提供清晰视野。用精密组织剪仔细分离外侧副韧带近端2/3深面和深层的滑膜,在外侧副韧带深部可以扪及腘肌腱。

用直开口器做骨隧道开口,并用"O"形Shaughnessy动脉夹逐渐扩大骨隧道,用带导引线的弯缝针从前到后穿过骨隧道,将移植物导入骨隧道。

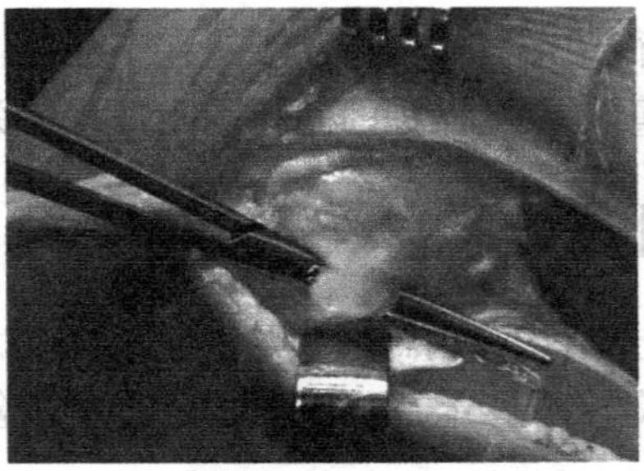

图5-3 分离LCL

（五）胫骨骨隧道准备

胫骨骨隧道的前方位于 Gerdy 结节前，同样用开口器开口，然后用“O”形 Shaughnessy 动脉夹扩大，用弯缝针将导引线从后往前带入骨隧道。

（六）移植物的置入

用导引线将移植物引入骨隧道。首先从远端向近端在外侧副韧带下穿过，注意不要扭曲移植物，移植物在外侧副韧带和腘肌腱之间穿过时要保持在滑膜外，然后用先期预留的导引线将移植物从后向前穿过股骨骨隧道。移植物再次由近及远在外侧副韧带下穿过，然后从前往后穿过胫骨骨隧道。

膝关节置于伸直中立位，与 Lemaire 描述的放于外旋位有所不同。

（七）外侧成形术的固定

在胫骨骨隧道的两端，用 Ercedex 5 号缝线将移植物间断缝合 2 ~ 3 针。

用 Reverdin 针将导引线穿过髂胫束进行额外的加固移植物。剩余的髂胫束间断缝合，防止形成股外侧肌肌疝。常规关闭伤口，阔筋膜下放置引流管。

（八）术后指导

术后患肢置于 20°屈曲位（MLemaire 提倡完全伸直位）。术后第 1 天开始关节活动操练。穿后跟垫高 1 cm 鞋子 2 周，期间允许负重，其后每 3 d 后跟削薄 1 mm，到术后 45 d 时垫高的后跟完全去除。

第二节　膝关节脱位伴双交叉韧带损伤的手术治疗

一、概述

膝关节脱位通常涉及前、后交叉韧带的损伤（罕见的前脱位或后脱位除外）以及膝关节内侧和（或）外侧结构的损伤。膝关节脱位增加了神经、血管病损发生的风险，这一点可以通过血管检查证实。本章节主要阐述膝关节脱位伴双交叉韧带损伤的治疗。

二、诊断

膝关节脱位的患者，首要的急救措施是在全麻下借助 C 臂机透视进行复位。然后，在膝关节后方采用过膝-踝关节的支具将膝关节制动，复查 X 线片。手术前行膝关节前、后位及侧位 X 线片检查，评估膝关节额平面、矢状面松弛情况是有益的。应力位 X 线片检查用于以下评估。

(1)内翻和外翻松弛。

(2)前后移位。

(3)内外侧移位。

膝关节 MRI 检查有助于识别和定位交叉韧带、半月板及软骨损伤。

三、手术时机

创伤后的 5 ~ 15 d,软组织肿胀消退后进行手术治疗。一期手术行后交叉韧带以及侧副韧带的重建。因为多韧带重建手术耗时较长、手术复杂,采用延迟重建前交叉韧带的方法有助于防止膝关节僵硬、缩短手术时间。

然而,有时需要同时重建前交叉韧带和后交叉韧带,尤其在伴有膝关节外侧松弛时。

四、交叉韧带重建

首先进行后交叉韧带的重建,可选用切开手术或膝关节镜手术进行。本章中我们采用关节镜进行交叉韧带重建。

多韧带损伤中后交叉韧带的重建与单纯后交叉韧带损伤后的重建方法相同。术中必须防范因伴发关节囊损伤而导致的关节液外漏的情况,其关键在于控制关节镜压力泵的压力。

首先膝关节内灌注、清理血肿。最小程度清理髁间窝以保留后交叉韧带残端的纤维组织,这些残留纤维组织可能有助于后交叉韧带移植物的愈合。固定后交叉韧带移植物时,应格外注意胫骨在矢状面上相对于股骨的位置。胫骨应该固定在已复位的位置(位于股骨前方 1 cm 处)或者使胫骨略微向前移位 1 ~ 2 mm。

五、韧带重建的顺序

处理多交叉韧带损伤时,我们建议先固定后交叉韧带移植物,然后修复后外侧角,最后修复后内侧角。待一期手术康复后,二期手术重建前交叉韧带。然而,若需要同期重建前、后交叉韧带时,移植物固定顺序为:后交叉韧带、前交叉韧带、膝关节外侧结构。

(一)膝关节外侧结构重建

单纯膝关节外侧副韧带损伤较罕见,急性修复或者重建外侧副韧带常与后交叉韧带和(或)前交叉韧带的重建同时进行。

临床体格检查对于该病的诊断极为重要。当患者做"4 字试验"的时候,外侧副韧带较容易被触及,并与健侧对比。膝关节内翻应力试验(+),可证实外侧副韧带的撕裂。

外侧副韧带撕裂的确切位置较难定位。膝关节标准位 X 线片、CT 平扫,尤其是膝关节 MRI 检查有助于鉴别外侧副韧带中段撕裂,伴或不伴股骨或腓骨头侧骨块撕脱的韧带撕脱伤。

1. 手术暴露

沿股骨外侧髁后方至腓骨颈做一长 6 ~ 8 cm 的外侧切口。该切口与 Lemaire 描述的关节外腱固定时所需的暴露切口类似。

沿髂胫束纤维的方向进行分离至其在 Gerdy 结节处的止点。接下来定位解剖学结构，主要包括腘肌腱、外侧副韧带及股二头肌腱。将腓总神经自近端向远端分离后进行保护。

根据外侧副韧带撕裂的位置，髂胫束切口可以适当偏前或偏后。若外侧副韧带自腓骨头侧撕脱，则切口宜偏后；若自股骨侧撕脱，则切口需偏前。

2. 股骨撕脱

若在股骨端外侧副韧带及腘肌撕裂，需进行骨性固定。固定方法较多，主要包括螺钉固定、铆钉固定及金属丝固定。如果骨性撕脱伴有骨碎块，可采用 3.5 mm 螺钉及垫圈进行固定。

假使外侧副韧带撕裂不伴有骨块，可采用经股骨钻孔固定，或者使用铆钉或经股骨缝合将外侧副韧带固定于股骨髁。需要将股骨足印区粗糙化，有利于愈合。外侧副韧带的近端采用 2°FiberWire 进行缝合，沿股骨髁方向开两个平行的骨隧道，直达内侧股骨髁。将外侧副韧带上缝线的两端穿过股骨隧道并固定在股骨内侧的骨皮质处。

3. 腓骨头撕脱

腓骨头撕脱与单纯外侧副韧带撕裂或合并豆腓韧带、豆腘韧带、弓形腘韧带损伤相对应。如果骨性损伤部分较大，可能也会伴有股二头肌腱的撕裂。

根据骨性部分的大小和形状，可采用单纯螺钉固定、单纯金属丝固定或两者联合使用，将其固定于腓骨头。

使用 3.5 mm 的螺钉固定较简便，但有时不够充分。如股二头肌腱与骨块相连，固定处需要承受较高的牵引力。

穿骨金属丝可用于缝合或环扎，能够有效地抗牵引。通常采用直径 0.8 ~ 1.0 mm 的金属丝，将其折成“U”形穿过碎骨块。保护腓总神经并在腓骨头钻孔 6 将金属丝折成“8”字形通过腓骨头隧道。膝关节屈曲 20° ~ 30°，将金属丝收紧直到骨块复位、外侧副韧带恢复张力，然后剪断金属丝并将尾端折弯。在 Gerdy 结节处取骨进行自体骨移植有助于促进愈合。

4. 外侧副韧带中段撕裂

采用不同的缝合技术均可进行修复（“U”形缝合、框架缝合）。其中，“Z”形撕裂较常见，而横向撕裂较为罕见。外侧副韧带的近端部分位于关节囊内，与之相比远端 1/2 看起来像一根被鞘围成的圆绳。近端组织较难识别，撕裂的韧带较难进行端-端缝合。我们使用不可吸收的编织线或不可吸收的单股尼龙线进行缝合修复。

由于单纯的组织修复不够充分，通常情况下我们会重建外侧结构。取一 6 cm×1 cm 的股二头肌腱束经骨槽或使用铆钉将其固定于股骨外上髁以进行加强。此外，还可以选择移植自体同侧或对侧的股薄肌进行固定加强。

5. 后外侧重建

该步骤主要包括重建后外侧角的解剖结构：腘肌腱和腘腓韧带。如同外侧副韧带断裂一样,假如有骨性撕裂,伴或不伴骨碎片均需要急诊固定。如果韧带中段撕裂,撕裂韧带的残端可以被缝合,但是与外侧副韧带损伤的修复一样,有必要采用移植物进行加固。

G. Bousquet 阐述一种 PCL 重建的方法,称之为"小窝",能够防止胫骨外旋和外侧胫骨平台后方半脱位。

第 1 步,要重建腘腓韧带,取一段 0.5 cm×7 cm 的股二头肌肌腱,其中一端附着在腓骨头处。将该束肌腱穿过髂胫束下方,至腘肌肌腱附近,从前向后、自内向外(向外侧及远端牵拉腘肌腱),然后保持足中立位,将肌腱固定在外侧关节囊及腓骨头处。

第 2 步,使用 2 或 3 根可吸收线收紧不稳定的腘肌肌腱,自后侧隐窝向外侧关节切开术切口的前方边缘收紧(最终至外侧副韧带)。

第 3 步,使用 1 cm×5 cm 的两端相连的髂胫束,收紧豆腓韧带。将髂胫束固定在腓肠豆或使用可吸收线缝合在腓肠豆纤维核上。

利用髂胫束进行重建的方法也有报道,Jaeger 报道了采用自胫骨 Gerdy 结节处获取的长 15~20 cm 的髂胫束进行重建。钻取 2 个隧道:Gerdy 结节处前后方向直径为 6 mm 的胫骨隧道,以及在股骨外上髁下方、前后方向穿股骨髁的隧道。髂胫束移植物穿过胫骨隧道后,在外侧腓肠肌下穿过,最后进入股骨隧道。W. MUller 描述了采用自胫骨 Gerdy 结节处获取的 10~15 cm 的髂胫束移植物进行重建,自前向后穿过胫骨隧道后固定于腿肌肌腱在股骨侧的止点处。

(二)膝关节内侧结构重建

1. 损伤类型

膝关节内侧结构损伤可能是韧带中段撕裂或者韧带止点处骨块撕脱。

韧带中段撕裂通常分为 3 个等级。外科医生通过临床检查内侧膝关节松弛情况,结合应力位 X 线片以及患者伴发交叉韧带损伤的情况制定手术方案。当处于膝关节完全伸直位时内侧膝关节松弛,则可能伴有其他韧带的损伤。

(1)后内侧角损伤[Hughston 提到的后斜韧带(POL)]。

(2)后交叉韧带损伤,临床上可能较难诊断。

(3)股骨端内侧副韧带深层撕裂不易愈合,若不能被诊断则会导致慢性松弛。

W. Muller 认为内侧副韧带深层撕裂与内侧副韧带浅层撕裂经常处于不同的平面。外科医生经常把内侧副韧带损伤看作轻微损伤,但是患者不会认同,因为他们的身体活动会受到严重的影响。

2. 关节镜

关节镜检查有助于明确诊断,可以帮助外科医生判断内侧副韧带损伤位于半月板上方还是下方。如果半月板上方空隙增大,则内侧副韧带损伤位于股骨侧;如果半月板下方空隙增大,则内侧副韧带损伤位于胫骨侧。

3. 中段断裂

使用膝关节支具制动有助于内侧副韧带愈合,该支具允许膝关节伸直和屈曲,但限制膝关节应力外翻。除外个别情况下出现的内侧副韧带完全断裂,一般很少需要手术重建。如果需要重建,则将内侧副韧带端-端缝合修复。若同时需要行前交叉韧带重建,则采用前内侧手术入路，自内侧至前方胫骨结节之间做一长 2 ~ 3 mm 的纵向皮肤切口，内侧副韧带修复时采用端-端缝合，这有助于愈合。对于内侧副韧带浅层撕裂采用锁边缝合加固韧带，然后使用铆钉进行固定。此外，也可以采用 Helfet 提到的使用股薄肌进行加强的方法。

4. 骨性撕脱的修复

假如股骨端撕脱，经过股骨内上髁做一斜形皮肤切口可以清楚地暴露损伤情况。

假如存在大的骨块撕脱（如股骨内上髁完全撕脱），可以采用 3.5 mm 螺钉和垫圈、穿髁金属丝或骑缝钉进行固定。

假如胫骨端撕脱，在内侧做一垂直的皮肤切口。沿缝匠肌进行“倒 L”形分离、切入，提拉腘绳肌腱暴露损伤的内侧副韧带浅层，使用铆钉在胫骨端进行固定。

5. 内侧副韧带重建

如果直接缝合不够充分或不能进行，可以重建内侧副韧带。患者取仰卧位，大腿中段上止血带，膝关节屈曲 90°。自髌骨水平至胫骨结节下方 3 cm 做一内侧皮肤切口，分离暴露股骨内上髁。

取腘绳肌腱重建。分离牵拉缝匠肌筋膜，暴露分离股薄肌，保留胫骨端。使用开口取腱器将近端分离，在股骨内上髁下方垂直钻取 2 个 4.5 mm 的孔，两孔相隔 10 ~ 15 mm，然后用 O'Shaw 钳进行扩孔并连通成骨道。采用可吸收线将先前取下的股薄肌进行锁边缝合后穿过股骨隧道，在胫骨止点处使用不吸收线进行缝合固定。

如果存在慢性松弛，临床上较难鉴别内侧松弛是由单纯内侧副韧带撕裂引起还是单存后内侧角损伤引起又或者两者共同导致。MRI 检查有助于定位撕裂，但在这类慢性松弛的病例中依旧不能确定。通常情况下最好是将两者都进行修复。内侧副韧带浅层损伤可以将整条韧带进行锁边缝合在收紧的位置。关于后内侧角损伤，可通过内侧关节切开术使用 1 或 2 枚铆钉将其固定在股骨内上髁的后方。H. Dejour 描述认为，外科医生术中首先要在半月板上方寻找“半月形标记”，它恰好对应于后内侧关节囊凹陷处的撕裂，然后在股骨髁近端的后方使用铆钉固定。固定不宜过紧，这可能会限制膝关节伸展。缝合后斜韧带后用铆钉将其固定在股骨内上髁的后方。

最后，如果出现大幅度的慢性松弛，可采用 Engebretsen 描述的方法，取自体的股四头肌腱移植物进行内侧副韧带和后斜韧带的重建。

6. 术后康复

术后 45 d 内，患者膝关节后方使用夹板固定在伸直位，禁止膝关节负重。患者术后第 1 ~ 21 天膝关节进行限制在 60°以内的屈伸运动，22 ~ 45 d 达到 95°。术后 45 d 内避免膝关节外翻和内翻应力。术后 45 d 膝关节逐渐开始负重，不再限制屈伸活动，4 个月以内禁止体育运动。术后 8 个月韧带可能会逐渐增厚甚至有时会出现疼痛，此时可进行体育运动。

七、前交叉韧带重建

前交叉韧带重建技术与单纯的前交叉韧带损伤后的重建方法相同。假如后交叉韧带重建后还用轻微的后方松弛，必须注意在前交叉韧带移植物收紧和固定过程中，不要使胫骨向后方移位。

第三节 膝关节滑膜切除术

一、概述

本章探讨膝关节滑膜切除术的技术原则,重点探讨膝关节滑膜切除的手术方法(不包括化脓性关节炎、肿瘤病变组织,以及全膝关节置换术后的滑膜切除术)。以下情况应考虑行滑膜切除术:

(1)色素沉着性绒毛结节滑膜炎。

(2)炎症性疾病。

(3)少见疾病,软骨瘤病、骨软骨瘤病、血管瘤硬化症、硬纤维瘤。

(4)特异性滑膜炎。

值得强调的是,滑膜切除术尤其适用于无关节软骨磨损的年轻患者,而继发于炎症性重度膝关节病变的患者极少需要行该手术。严格地讲,"全"滑膜切除术是一种广义的说法,由于膝关节的结构较为复杂,"全"滑膜切除几乎不可能做到,"滑膜清理术"的说法更为合适。

全滑膜切除术并不能根除病变,结合辅助性放疗或化疗可取得更好的疗效。因此,考虑到手术治疗目的,我们必须权衡全滑膜切除手术的利弊。有些客观指标有助于我们做出恰当的选择,为此,外科医生必须熟悉膝关节手术的各类方法,这样才能根据特定情况恰当地选取一种或多种手术方法进行治疗。虽然,手术医生选取不同的手术方法增加了术后疗效分析的难度,但这同时也引起了医生们对各类手术研究的兴趣。

二、术前准备

特征性的 MRI 检查(注射钆造影剂)有助于定位病变。该影像学检查有助于手术医生在术前针对各部位的病变制定适宜的手术方法。最重要的是,它可能会帮助我们预先评估疾病在关节外后方软组织的扩展范围。病变的大小以及位置将决定手术方式(关节镜手术还是切开手术)以及合适的手术入路。

常规行膝关节 X 线片[平卧位或站立位下的正、侧位片,Schuss 位(膝关节屈曲),屈膝 45°髌骨俯视位],这有助于我们评估关节间隙狭窄、辨别骨性病变。

关节 CT 能够详尽地显示膝关节软骨的病变。如果怀疑病变侵及邻近血管,采用 MRA 检查有助于鉴别。在这种情况下,还需要血管外科医生共同参与治疗。

三、手术方式

（一）关节镜下滑膜切除术（有限的滑膜切除术）

该手术方法用于治疗局限性的绒毛结节性滑膜炎。关节镜手术要求患者取仰卧位，大腿中上段上止血带，压力为 300 mmHg。由于术中切除滑膜时常伴有关节内的出血，应用止血带能够为我们提供一个相对清晰的视野。

关节镜手术入路的选择取决于病变的位置，常规入路详见关于“关节镜检查和半月板切除术”的章节。

若病变位于髌上囊或者髁间窝，只需前外侧入路和前内侧入路。股骨沟侧的病变可使用上外侧入路和上内侧入路。假如病变位于膝关节偏后方，如后交叉韧带后方或股骨髁后方，有必要选取 Philippe Beaufils 描述的后外侧入路或后内侧入路。

后内侧入路要求患者膝关节屈曲 90°，该入路的进针点位于股骨髁后内侧边界关节线上方 1 cm 处。可以探查股骨内侧髁的后方、远端后交叉韧带的内侧部分。带圆头闭塞器的镜鞘缓慢进入，穿过覆盖后交叉韧带的滑膜，直至股骨髁的后方。然后拔出套芯将关节镜置入套筒内，可观察到股骨外侧髁的后方。

后外侧区域的透照尤为重要，该入路应位于股二头肌腱的腹侧，以减少造成神经损伤风险。患者屈膝 90°，先用腰椎穿刺针定位进针点，然后改用 11 号刀片切开皮肤建立后外侧入路。刨削刀经后外侧入路进入膝关节，然后在关节镜可视下，刨除膝关节后室内的病变滑膜组织。

关节镜手术所需手术器械包括 30°关节镜、活检钳、5. 5 mm 刨削刀。膝关节后方滑膜切除时可借助于 70°关节镜。由于术中可能出现关节内过度出血，关节镜压力泵（压力设定为 40 mmHg）的使用有助于保持视野清晰。

怀疑局部有绒毛结节性滑膜炎时，我们建议取部分滑膜活检，以便明确绒毛结节性滑膜炎是否已经发生扩散。

（二）全滑膜切除术

该手术方法适用于弥散型的绒毛结节性滑膜炎和不侵及关节外组织的非特异性滑膜炎，病变的体积是有限的。

全滑膜切除术的手术步骤以及手术所需器械与“有限”滑膜切除术相同，使用刨削刀经前外侧入路、前内侧入路、外上侧入路及内上侧入路对膝关节前间室行全滑膜切除术。

由 P. Beaufils 介绍的手术方法，对位于后交叉韧带后方而不侵及关节外腘窝组织的绒毛结节性滑膜炎的治疗很有意义。

四、开放性滑膜切除术（关节切开术）

（一）有限的滑膜切除术

该手术方法用于治疗局限性的绒毛结节性滑膜炎。采用关节切开术对“全部病变”

进行切除。虽然许多该类病例也可经关节镜手术进行治疗，然而膝关节内部分区域关节镜不便于进入，有时手术医生在关节镜下不能确定病变是否需要彻底的切除（一方面，缺乏特定的手术器械；另一方面，准确诠释关节镜图像有一定的难度）。此外，关节镜手术不能对“全部病变”进行切除。然而，关节镜手术也有一定优点：能够彻底地探查关节腔、能取多个组织进行活检。这些因素提示我们需要将这两种手术方法结合起来。手术方法的选择在很大程度上取决于病变的位置。常用的膝关节手术入路均可采用，若膝关节原来存在有皮肤切口，尽可能采用原来的皮肤切口。

（二）全滑膜切除

患者取仰卧位，大腿外侧垂直放置外侧立柱，足底水平放置脚凳，大腿上止血带。该手术用于治疗弥散型的色素沉着性绒毛结节滑膜炎和不侵袭腘窝的非特异性滑膜炎。我们通常采用前内侧和前外侧皮肤切口。该方法避免使用较大的正中皮肤切口，因为正中皮肤切口需要大量剥离皮下组织，增加了皮肤坏死的风险。向后方行关节囊切开直到内、外侧副韧带，这样在关节内可以到达后交叉韧带后方。经内侧入路可以探查位于腓肠肌内侧头（MGM）和半膜肌间的后内侧病变。此外，经后内侧切口和后外侧入路口不仅可以进入关节腔，还能够处理关节外病变。

1. 前内侧入路

膝关节屈曲 90°，自髌骨近端 1 cm 处向远端延伸至胫骨结节内侧，垂直做一皮肤切口。

前内侧切口长 8 ~ 10 cm，伸展膝关节，使用 Farabeuf 拉钩拉开伸膝装置，广泛切除髌上囊内病变滑膜（结合前外侧切口可以彻底切除该部位病变）。Volkman 拉钩牵开前内侧关节囊，使用大号咬骨钳清除内侧沟病变滑膜。该手术方法看上去似乎有些粗糙、不优雅，但是在我们看来该方法不仅有效而且有可重复性，能够在不损伤韧带和关节囊组织的情况下清晰暴露病变的滑膜组织，便于我们识别不同平面的解剖结构并快速彻底地进行滑膜切除。尽管如此，在交叉韧带和外侧副韧带处仍要保持警惕，以免误伤。采用同样的方法行半月板上方和下方的滑膜切除，避免损伤关节软骨。经前内侧切口也可至髁间窝。借助专门的髌骨牵开器，向外暴露髌腱和伸膝装置。采用同样的方法，清除脂肪垫和交叉韧带区域的病变滑膜（可采用关节镜持物钳）。

2. 后内侧入路

（1）直接切开：患者屈膝 90°，在股骨内侧髁的后缘做垂直皮肤切口（图 5-4）。在膝关节前内侧关节切开，可以触摸到内侧副韧带的后缘，然后精确定位后内侧切口。该切口从股骨内侧髁上缘与后缘交界处延伸至半膜肌胫骨止点，在关节线下 8 ~ 10 mm。该皮肤切口解剖学优势尚存在争议，常有隐神经及其分支损伤的报道。（2）皮下潜行入路（首选方法）：该方法需要延长皮肤切口，近端自髌骨上缘 3 cm，远端至常规内侧切口下 2 cm 处。Farabeuf 拉钩牵开皮肤及皮下脂肪，膝关节屈曲 90°做“4 字征”，以内侧副韧带的后缘、胫骨平台后缘及股骨内侧髁为标志点。沿膝关节内侧副韧带后方至内侧半月板上方垂直切开膝关节，术中应避免损伤内侧半月板后角。必要时可以从股骨髁上松解后关节囊几毫米，以增加显露，便于清晰地探查后内侧间室。手术临近结束时，使用铆钉或直接缝合修复先前松解的后关节囊。借助大号咬骨钳清除后内侧间室及后交叉韧带后方的病变滑膜。术中膝关节需保持屈曲内翻位，最大限度地放松后方关节囊。

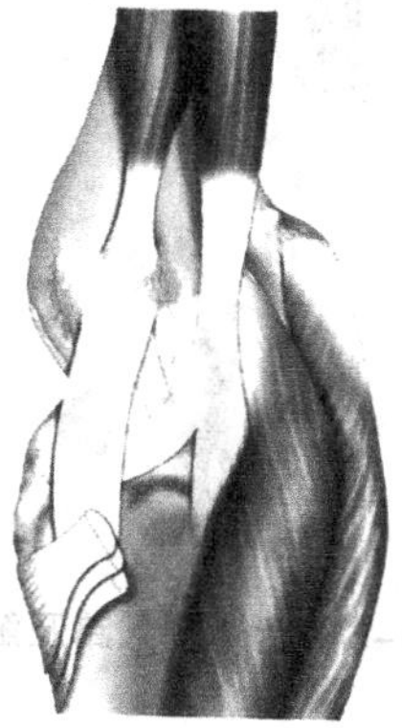

图 5-4 后内侧入路及解剖

3. 前外侧入路

膝关节屈曲 90°，自髌骨中部靠近髂胫束的上边界向下延伸 10 cm 做另一前外侧皮肤切口。为防止皮肤坏死，前外侧皮肤切口与前内侧皮肤切口相隔至少 4 横指的距离。此外，建议前外侧切口（外上）偏近端、前内侧（前下）切口靠近远端也有助于防止皮肤坏死。如若计划在后外侧行关节切开术以及皮肤潜行分离，前外侧皮肤切口应更偏外侧，即靠近髂胫束的中部。外侧入路的延伸，需要将皮肤切口向远端延长到 Gerdy 结节高度，会影响髌旁以及髌下皮肤的血液供应。外侧髌旁关节切开远端始于髌骨下极，垂直向上延伸 3 cm，始终保持切口位于中线外侧。

此时，可探查到股骨外侧髁、外侧半月板上缘、髌下脂肪垫的外部。

膝关节完全伸展，经股四头肌肌腱切口可以直视髌上囊。使用 Farabeuf 拉钩或专门的髌骨牵开器可以将全部的伸膝装置拉开。采用与内侧髌旁关节切开术相同的方法切除病变滑膜组织。为了探及半月板下方，需要向远端延长皮肤切口（要保持两皮肤切口间间距），然后在半月板下方沿水平方向切开关节囊。与关节镜手术相比，开放性手术切除半月板体部以及半月板后部深面的病变滑膜的难度较大。

4. 后外侧入路

（1）直接切开：结合前外侧入路，在外侧副韧带后方垂直切开膝关节，到达外侧半月板上缘。膝关节做“4 字征”时，可以精确定位外侧副韧带。膝关节中立位并屈曲 90° 做一皮肤切口，关节镜的透照光有助于定位。该皮肤切口自股骨外侧髁的后上缘垂直向下至胫骨平台，应始终保持该切口位于外侧副韧带的后方（图 5-5）。

（2）皮下潜行扩大入路（首选方法）：以髂胫束为标志，经髂胫束的上方或下方探查后外侧间室。

（3）探查后外侧关节囊：沿髂胫束纤维方向，在髂胫束的正中或偏前切开，探查膝关节后外侧关节囊。借助组织剪刀可触及外侧副韧带及腓肠肌外侧头的前缘。膝关节保持屈曲，在外侧副韧带的后方垂直切开关节囊。术中识别保护小动脉并注意止血，切记

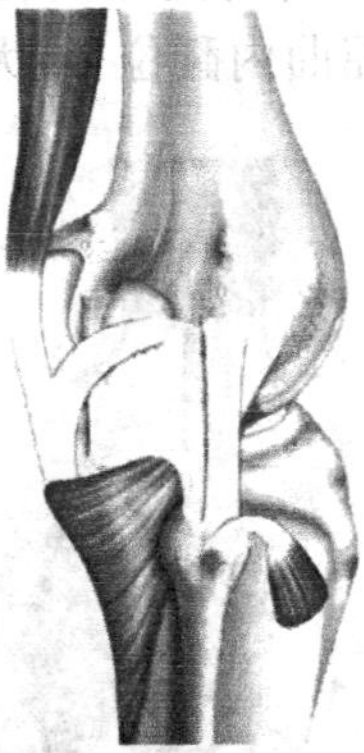

图 5-5 后外侧入路及解剖

不要误切外侧半月板的后角或腘肌腱，其中腘肌腱会阻碍我们探查胫骨平台，尤其是胫骨平台的后方。但此时我们可触及外侧胫骨平台的后缘及股骨髁。使用咬骨钳清除半月板后外侧及后交叉韧带部位病变滑膜。与内侧入路一样，在股骨髁处分离后方关节囊，可以延伸手术切口，有助于探查外侧胫骨平台的后部及远端髂胫束的后方。经该切口可直视腘肌裂孔及外侧胫骨平台的后缘。如需继续暴露，需做外侧半月板红区的切口。

5. 后侧切口

该手术切口用于清除弥散型绒毛结节性滑膜炎合并后交叉韧带后方病变或在腘窝内的关节外病变。在少数情况下，如患有局限型绒毛结节性滑膜炎或后交叉韧带后方良性肿瘤的患者必须经后侧切口进行处理。无论是使用关节镜手术或开放性手术，手术的第一步均是处理前方滑膜。关闭皮肤切口后，患者转为俯卧位，适当暴露手术区域。手术医生翻转患者下肢的同时麻醉医生翻转患者的头部及胸部。从患者远端观察，右膝的患者顺时针翻转，反之逆时针翻转患者。

重新消毒铺巾。

Trickey 提到的后侧入路是位于近股二头肌肌腱内侧、长 5 cm 的垂直皮肤切口，至屈褶纹处转成水平，从腓肠肌内侧头的止点外侧到止点内侧，然后将切口垂直向远端延伸至 7 cm。避免皮肤切口成锐角。做该切口时，膝关节处于伸展位。不同程度地垫高膝关节和足部，使膝关节保持轻微屈曲进行后续手术。首先，手术医生要认真识别小隐静脉，然后垂直切开腓肠肌内侧头的筋膜，并将其拉向内侧，暴露表面的腘绳肌肌腱及深部的半膜肌肌腱。根据这两根肌腱定位胫骨后方区域，暴露后交叉韧带的后缘。胫骨后方区域是“安全区”，能避免潜在损伤神经血管。胫骨后方有腘肌覆盖，紧贴胫骨使用 Homan 拉钩小心拉开神经、血管。最后垂直切开关节囊并向股骨外髁的后内侧缘延伸。特殊情况下，需要切开 15 mm 的腓肠肌内侧头部分肌腱，这有助于清晰探查后方关节囊。使用大号咬骨钳清除后交叉韧带后方的滑膜病变。

腘窝内的广泛病变多较表浅。术中需辨别腘神经和血管结构，使用 Farabeuf 拉钩缓慢撑开。谨慎切除后方关节外病变。当病变与血管关系较密切时，最好寻求血管外科医生的帮助。尤其是再次手术时组织粘连,需要探查内外侧的神经血管结构。

五、联合滑膜切除术

该手术方法通常适用于弥散型绒毛结节性滑膜炎膝关节后方广泛侵袭,伴有前间室局限性病变的术后翻修,或关节镜下不易切除的病变。手术的第一步先使用关节镜探查前间室,取多个组织进行活检。关闭关节镜入路的皮肤切口后患者转为俯卧位,采用 Trickey 切口进入后间室。

六、全膝关节置换术

全膝关节置换术为实行广泛滑膜切除提供了方便。

采用经典的膝关节单切口进行手术。由于全膝关节置换术中进行了截骨,这能够使不同的间室得到更广泛的暴露。只有在广泛关节外病变的病例中,才需要用到额外的手术切口。对于关节损伤的老年患者采用全膝关节置换是合理的,但是与全髋关节置换相比,伴发绒毛结节性滑膜炎的膝关节炎患者较少进行全膝关节置换。但是,全膝关节置换手术的暴露过程中并不能去除关节外的病变组织。

七、术后康复

滑膜切除术后存在关节内广泛出血的风险,从而增加皮肤坏死的风险。因此,我们避免使用抗凝药物。为预防深静脉血栓的形成,我们鼓励患者早期负重、加强足部和踝关节的活动、早期进行膝关节活动度的训练。众所周知,膝关节粘连是该手术常见的术后并发症。为降低全滑膜切除术后膝关节粘连发生的风险,我们采用专门的膝关节屈曲支具帮助患者进行膝关节伸屈更替活动的训练。膝关节每 6 h 内有 1 ~2 h 保持屈曲位。

术后第一天,膝关节开始进行关节松动(CPM)训练。根据患者皮肤切口的情况调整训练时间的长短。

八、特殊病例

(一)色素沉着性绒毛结节滑膜炎

处理这种类型病变的目的是通过单次手术,进行全滑膜切除和多部位组织活检。局限型的绒毛结节性滑膜炎术后不需要特定的监测。对弥散型的绒毛结节性滑膜炎,采用开放性全滑膜切除术治疗。假如手术失败,在手术干预后的 4 ~6 周进行化疗。术后随访过程中关注疾病的复发情况(术后 3 年内每年行临床检验及膝关节 MRI 检查,假如临床上怀疑有复发则每年均行临床检查及膝关节 MRI 检查)。必须明确一点:出现边界明显的病理组织不提示复发。尽管随时间的增加,复发率降低,但是外科医生必须认真进行多年随访。

（二）（骨）软骨瘤病

大多数情况下关节镜手术能有效治疗该类病变。与我们对绒毛结节性滑膜炎患者进行积极治疗相比较，对有症状的早期软骨瘤病患者采用保守的治疗较恰当。选择治疗方案时，我们要考虑每位患者的病变程度。骨软骨瘤病早期的典型表现：滑膜组织有米粒状物附着。早期我们可使用刨削刀予以清除，晚期则进行关节腔冲洗和局限性滑膜切除。该操作具有可重复性，多数情况下患者的症状随时间的推移而减轻。文献报道，软骨瘤病发生癌变的可能较小。此外，识别并清除内、外侧半月板下方区域的滑膜组织尤为重要。为移除腘肌裂孔处的米粒样病变组织，我们在膝关节重复进行屈伸运动的同时，用手挤压膝关节后外侧区域及腘窝，迫使腘肌裂孔处的米粒样病变组织进入关节腔内，以便移除。

第四节　膝关节僵硬的手术治疗

一、概述

膝关节僵硬，或更精确地称之为膝关节活动受限，是一个定义不明确的术语。原因是它既是功能描述，又是临床体征，而且随着时间的推移有所发展。因此绝对数值具有的价值有限。决定膝关节僵硬可根据特定的变量：

（1）随着时间推移而发展。

（2）耐受性（全膝关节置换术和韧带手术是不一样的）。

（3）病因（前交叉韧带手术、关节内骨折等）。

精确的膝关节活动度必须清楚地记录在病史上，就像体温和血压一样在术前和术后都必须详细记录。这些数值在患者出院后必须告诉理疗师。手术时，在麻醉诱导前和手术操作结束后应记录膝关节活动度是非常重要的。

仔细分析临床病史，尤其是当时受伤情况、之前的手术情况和采取的康复理疗方案。必须弄清楚并记录上述每一阶段的膝关节活动度情况，以便弄清楚膝关节僵硬是如何发展而来的。我们必须知道一些阈值：上楼需要膝关节屈曲90°，正常舒适的日常活动需要膝关节屈曲120°。测量3个数值可以量化膝关节活动范围：第一个是过伸度数，第二个是伸直受限度数，第三个是最大屈曲度数。例如：活动范围记录为5/0/120代表5°过伸、0°伸直受限和120°最大屈曲度。临床体检必须两侧对比，因此对侧膝关节的活动范围也应该记录在病史中。俯卧位进行临床检查能更好地评价伸直受限（ACL的独眼征）。内、外侧沟和髌上囊的正常功能对于膝关节正常的活动范围是必需的，尤其是屈曲活动。膝关节僵硬可以根据不同标准进行分型。

（一）病因分型

（1）反射性交感神经营养不良（复杂区域疼痛综合征）：通常进行保守治疗。

（2）创伤后（股骨骨折、髌骨骨折、胫骨平台骨折、Ⅲ度内侧副韧带扭伤、前交叉韧带断裂合并独眼症病损）。

Albert Trillat 指出内侧副韧带和股骨内髁间的粘连能限制内侧关节囊结构的活动。这些粘连将导致内侧副韧带功能性短缩，旋转中心从股骨内髁下移更靠近胫股关节面。这些粘连限制屈曲至60°。

（3）手术后（前交叉韧带重建、全膝关节置换、滑膜切除术）。

（4）感染后（化脓性关节炎）。

（5）某些肌肉疾病。

（二）根据僵硬受限类型进行分型（全膝关节置换术的特殊问题除外）

1. 屈曲受限

如遇到屈曲受限，有必要松解髌上囊和内、外侧沟的粘连。根据 Judet 方法，股四头肌和伸膝装置挛缩有时也需要进行额外松解。

2. 伸直受限（固定的屈曲挛缩）

固定的屈曲挛缩（FFD）导致软骨接触面积减少，这会导致疼痛和关节炎。治疗同侧髋关节或对侧膝关节的固定屈曲挛缩畸形也是非常重要的，因为它们也会导致患侧膝关节屈曲挛缩。我们也必须考虑伸直受限的原因是否是髁间窝处有阻挡造成的（例如游离体、半月板桶柄样撕裂）。

其他原因还可能是近期的前交叉韧带撕裂（拖把状撕裂），或前交叉韧带重建后出现特有的伸直受限综合征。最后，重建后的前交叉韧带也会导致固定的屈曲畸形：大多数是股骨侧隧道或胫骨侧隧道位置不正确造成的。关节囊瘢痕或韧带瘢痕导致伸直受限并不常见，但如果是瘢痕造成，就需要切开后方关节囊，甚至切除已重建的前交叉韧带来治疗畸形。

3. 混合性活动受限（屈曲和伸直）

与胫骨外旋相关的医源性活动受限，这种类型的僵硬主要是膝关节外前外侧整形术后外旋位固定所致，这种情况 H Jaeger 有详细的描述。

（三）根据解剖进行僵硬分型

1. 关节内僵硬

关节囊或关节囊内。关节囊内僵硬可以用关节镜来治疗。

2. 关节外僵硬

需要切开手术治疗。

膝关节屈曲受限和伸直受限的患者常常累及多个解剖结构。共同特征还是关节囊挛缩。继发于膝关节固定屈曲畸形（由于髁间切迹前方有阻挡）的后关节囊短缩将使得畸形一直保持下去。引起屈曲畸形的后方骨赘用关节镜是无法发现和治疗的。

(四)膝关节僵硬的活动受限程度

运动爱好者的固定屈曲畸形和全膝关节置换术后屈曲受限有着明显的差别。以下手术方式可供选择：

(1)麻醉下手法松解。

(2)关节镜内关节松解术。

(3)切开关节松解术,切开关节囊(前方和后方)。

(4)Judet 关节松解术(此章节未描述)。

二、麻醉下手法松解

指征和风险:手法松解主要解决关节内粘连。有时这些粘连位于关节面之间。因此,术者必须明确,在强力的手法松解时会出现骨折或关节面损伤。

(1)麻醉下手法松解必须等到手术切口完全愈合之后进行。

(2)如遇到没有假体的膝关节(创伤或韧带损伤后),麻醉下手法松解必须十分小心,应在早期进行(术后 30 d 内)。

(3)关节镜内松解膝关节僵硬应在初次手术后 45 d 内进行。关节镜松解时可以切除滑膜和关节软骨粘连,避免强力的麻醉下手法松解。

(4)全膝关节置换术后粘连患者,麻醉下手法松解应在术后 90 d 内进行,此时关节软骨的损伤风险较低(除了髌骨未置换的患者或单髁置换的患者)。

三、麻醉下手法松解的技术

在手法松解前,需要掌握患者的全部病史和最近的影像学检查。必须检查皮肤状况尤其是手术切口情况,以避免并发症的发生。

患者一旦麻醉后,应立即记录患膝的活动度。手法松解时,双手握住胫骨结节,轻柔地、逐步地施加作用力。髋关节置于屈曲位。通常粘连比较容易处理,有时能听到轻微的咔嚓声。

如果遵循了上述提到的细节问题,就可以根据计划治疗了。在手法结束时,再次记录膝关节活动度。自然屈曲度数也要记录。自然屈曲度是指髋关节屈曲时重力作用于小腿产生的膝关节最大屈曲度数。自然屈曲往往在康复训练末期才能获得。如果患者是屈曲受限,麻醉手法松解后患者置于特殊的屈曲保护垫子上。如果麻醉下手法操作的时间距离初次手术较长,术者必须明确操作风险(骨干骨折、伸膝装置断裂)。最重要的是手法应缓慢进行,不要使用暴力。对没有假体的膝关节施加手法,必须要明确并发症包括关节软骨损伤。

四、关节镜下关节松解术

(一)指征

关节镜下关节松解术适用于关节内原因造成的继发性膝关节僵硬,主要见于韧带手术后。

(二)手术操作

(1)切除滑膜粘连。
(2)取出游离体。
(3)桶柄样半月板撕裂伴绞锁时切除半月板。
(4)处理韧带病变(前交叉韧带重建后特有伸直受限综合征,拖把样撕裂)。
(5)处理人工膝关节假体术后僵硬。

五、手术技术

经典的膝关节镜入口:前外侧和前内侧入路,也可加用上内侧和上外侧入路。根据僵硬的原因进行不同的治疗。

(1)松解髌上囊和股骨髁内、外侧沟的粘连。

1)该操作可以使用特殊设计的刀片。

2)它很容易操作,不需要皮肤切口。该操作可以在直视下进行。只要切除那些有张力的粘连就可以了,因此出血较少。

(2)取出游离体(巨眼症、前方骨赘、骨软骨碎块)。

(3)桶柄样半月板撕裂伴绞锁时切除半月板。

(4)全膝关节置换术后僵硬在其他章节讨论。根据 W. Clancy 介绍,我们也观察到前方半月板间横韧带瘢痕也会导致伸直受限,由于该韧带挛缩,内外侧半月板被拖到前方并与股骨髁撞击。在关节镜下能够切断前方半月板间横韧带。该操作在慢性固定屈曲畸形的患者中比较有效(术后几个月)。

六、切开关节松解术

我们不详细介绍手术步骤。

(一)前方关节切开

可以使用两个皮肤切口:前内侧切口和上外侧切口。这两个切口可以从前内侧和上外侧切开关节囊。

(二)后方关节切开

后内侧和后外侧关节切开位置在各自的侧副韧带后方。在极少部分病例中,单纯后内侧切开关节囊就足够了(内侧半月板切开缝合或牵开后内侧关节囊)。除此在外的所有病例,后方关节切开必须同时使用两个切口。通过后内侧和后外侧关节切开术,我们可以用15号刀片很容易地从股骨后髁上松解后内侧关节囊和后外侧关节囊。这种松解必须是完全松解,两个切口间要贯通,这样通常可以达到完全伸直。有时完全伸直位是在伸直最后的阶段出现弹性感下获得的。在这种情况下,我们建议在膝关节后方使用伸直支具,而不是切断关节囊或切断腘绳肌。支具至少要使用5个晚上,同时进行严格的功能操练。

(三)评论

后方关节切开术临床应用不多。

前方关节切开术常可以在关节镜下进行。

七、根据 Judet 进行松解

这种松解的目的和这章所描述的不一致,在其他章节中详细介绍。由于关节镜的应用和交通事故伤减少,根据 Judet 方法松解伸膝装置现在已经不太常用。然而,该 Judet 松解股四头肌方法主要适用于僵硬非常严重的患者。

手术操作包括2个主要步骤。

(1)松解关节囊。

(2)松解股四头肌。

该项操作要求极高,由于血供破坏造成的骨折风险是一项现实存在的难题。为了解决这一问题,最近文献中也有报道单纯切断股内侧肌。

八、僵硬和前交叉韧带

虽然治疗相似,我们还是要知道这2种诊断的不同点。

(1)近期的前交叉韧带拖把样断裂(断裂的前交叉韧带远端位于髁间切迹内)。关节镜下将其切除后,膝关节就能完全伸直。清除断端后也可同时进行前交叉韧带重建。

(2)前交叉韧带重建后出现的特有伸直受限综合征是指在重建的前交叉韧带表面出现纤维样软组织反应。关节镜下切除纤维样组织后膝关节也能完全伸直。我们进行该操作的同时都进行髁间切迹成形术。髁间切迹成形术中使用弧形骨刀或电动磨头。

如果进行上述操作,膝关节还是不能完全伸直,就可考虑切断或切除重建的前交叉韧带。如果重建前交叉韧带的股骨隧道和胫骨隧道位置不佳时,较容易做出上述决定。在胫骨隧道前方常常可以发现骨赘,而且骨赘很容易清除。因此为了彻底清除前交叉韧带移植物,我们要进行髁间切迹成形和骨赘清除。

九、全膝关节置换术后僵硬

全膝关节置换术后膝关节僵硬并不少见,发生率10%~15%。要明确僵硬的来源、程度和对功能的影响,以便进行合适的治疗。全膝关节置换术后僵硬是指不论选用哪种假体，膝关节屈曲小于90°，或伸直受限大于10°。

有4种手术治疗方式。

(1)麻醉下手法松解。

(2)关节镜下关节松解(注意不要损伤假体表面)。

(3)切开关节松解。

(4)假体翻修。

我们的治疗选择如下。

(1)假体位置良好

1)术后15～90 d：麻醉下手法松解。

2)术后90～180 d：关节镜下松解。

3)术后超过180 d：切开关节松解。

(2)假体位置不良：对于后交叉韧带保留的患者有指征进行翻修手术。方式之一是切除后交叉韧带(聚乙烯内衬更换为超高匹配聚乙烯内衬)。有些情况下，将假体更换为后交叉韧带替代型假体。术后医生要严密随访患者，观察手术后活动度改善效果。如果术后3个月内遇到膝关节僵硬，排除了复杂区域疼痛综合征或感染之后，可以尝试麻醉下手法松解。

十、关节镜下关节松解

全膝关节置换术后膝关节僵硬可以通过关节镜下切除髌上囊处、内外侧沟和膝关节前方的粘连来治疗。人工膝关节假体的表面不能受到损伤。有些情况下，可以松解内、外侧髌骨支持带来改善屈曲度数。

十一、辅助治疗和术后指导

完全伸直位佩戴支具(3～5 d)保护下可以完全负重。

无须使用低分子量肝素。但需使用重度止痛剂和肌肉松弛剂。

(一)屈曲受限

手术当天晚上和之后每隔6 h膝关节活动结束后，膝关节应屈曲90°位，置于特殊设计的垫子上。

连续被动活动(CPM)在术后第2天或第3天开始操练。

(二)伸直受限

在麻醉结束前常规使用伸直位支具。该支具一直要戴到第2天早上，此后每天晚上要佩戴，根据术中情况和每天操练结果，连续佩戴5～10晚。

第九章

骨质疏松性脊柱骨折的治疗进展

随着社会的进一步发展和人口的日益老龄化，以及人们对生活质量的重视，骨质疏松症越来越受到关注。脊柱压缩骨折是骨质疏松症最常见的并发症之一，是导致老年人死亡的不可低估的原因。据估计，目前我国骨质疏松症患者至少有 8 300.9 万人，2010 年已达到 11 400 万人，2025 年将有 15 100.3 万骨质疏松症患者。在美国，共有 2400 万骨质疏松症患者，并以每年新增 75 万患者的速度递增，因骨质疏松性脊柱骨折每年有 15 万人需住院治疗，每年因各种病因导致脊柱骨折者总治疗费用约 7.46 亿美元。传统的治疗方法包括药物及手术治疗。

药物治疗不良反应较大，并且不能阻止病情的进一步发展，而传统外科手术则具有较大创伤性或因患者存在手术禁忌证而无法手术。因缺乏有效治疗手段，导致患者生活质量急剧下降，引发各种并发症，死亡率明显增加。尽管临床应用了许多抗骨质疏松药物，但仍有大量骨折发生。

Lindsay 等认为在开始应用抗骨质疏松药物后的一年内，将有 19% 的患者发生脊柱骨折，84% 的患者将遗留急慢性胸腰部疼痛、脊柱畸形等，限制日常活动，影响脊柱功能，降低生活质量。

经皮椎体成形术（PVP）是 1985 年法国放射学家 Deramond 和 Galibert 等在治疗一例颈椎椎体血管瘤患者时首次采用的。之后，放射学家和骨科学家开始将此技术成功地应用于骨质疏松症引起的椎体压缩骨折（VCFs）、恶性肿瘤的椎体转移、多发性骨髓瘤、外伤性 VCFs 等脊柱疾患。目的是通过注入骨水泥来强化椎体，重建脊柱稳定性，减轻和消除椎体病变引起的疼痛。许多文献证明 PVP 具有安全性好、有效缓解疼痛、疗程短等诸多优点，但它无法恢复塌陷椎体的高度以及纠正后凸畸形，患者容易摔跤形成新的骨折。此外，后凸畸形对患者呼吸和胃肠功能的影响也不容忽视。

椎体后凸成形术（PKP）是近年来发展起来的一项新技术，1994 年由美国的 Wong 等设计，即用一种可膨胀性球囊（IBT）经皮穿刺置入椎体，充气扩张后取出，再注入骨水泥。

1998 年 PKP 得到美国食品药品管理局（FDA）的批准应用于临床，Lieberman 和 Dudeney 在 Belkoff 和 Math1S 实验研究的基础上，在人体首次进行了 PKP。Hardouin 等统计表明，截至 2000 年，美国共有超过 1 000 名椎体疾病特别是 VCFs 患者接受 PKP 治疗，回顾性研究结果显示临床治疗效果满意。目前 PVP 及 PKP 已成为世界公认的能够有效治疗 VCFs 的微创手术方法，亦渐在国内开展应用，临床结果令人鼓舞。

第一节　手术适应证和禁忌证

一、适应证

主要适应证是骨质疏松症、骨血管瘤、骨髓瘤和各种椎体转移性肿瘤引起的 VCFs。特别是伴有持续和严重疼痛的椎体骨折，疼痛时间超过 3 ~ 4 周者；骨折后椎体塌陷伴有后凸畸形者；恶性肿瘤的椎体转移、椎体血管瘤和多发性骨髓瘤肿瘤未波及椎体后壁者；因椎体骨折可能长期卧床形成压疮等并发症者；经传统的非手术治疗无效、疼痛进行性加重的骨质疏松性椎体压缩骨折者等。

二、手术禁忌证

椎体高度完全丢失或丢失超过正常椎体高度的 2/3 者；因病理性和（或）外伤性原因椎体后壁的完整性破坏者；爆裂性椎体骨折和高能量骨折处于急性期者；游离骨片进入椎管者；无法耐受急诊椎板减压椎管探查者；孕妇；与椎体塌陷无关的疼痛患者；双侧椎弓根骨折者；椎体有骨性肿瘤者；体质极度虚弱、不能耐受手术者；凝血机制障碍者；临终期患者；严重心肺疾患者；局部皮肤有感染者；对可膨胀球囊材料过敏者；不具备急诊行椎管探查手术条件的医院等。

第二节　术前评价

脊柱的各种疾患（如椎间盘突出、椎管狭窄等）均可引起局部疼痛，因此术前必须确诊疼痛系由 VCFs 引起。VCFs 所致的疼痛通常由于负重而加重，平卧休息后缓解，疼痛局限于 VCFs 部位，没有神经根或脊髓受压引起的神经根症状，影像学检查有助于定位。术前须认真体检，并行 X 线片和 MRI 等检查确定腰背疼痛确系椎体的病理性和（或）外伤性骨折所致。X 线片应包括骨折部位的站立位（如果病情允许）正侧位片。对于椎体肿瘤患者，CT 可以确定椎体附件是否被肿瘤波及、椎管是否狭窄、有否游离骨片进入椎管等。行 PVP 之前，有学者认为椎体静脉造影可评价椎体静脉的充盈情况并明确骨水泥可能泄漏的部位。

核素骨扫描的价值有限，当椎体高度丢失>15% 时，其阳性率仅为 20%。MRI 不仅能够反映椎体塌陷的程度，而且还能排除脊柱的其他疾病如椎间盘突出、椎管狭窄等，因此患者术前应行 MRI 检查。对 MRI 阴性的患者必须慎重处理，因为许多此类患者术后疼痛无缓解或效果较差。治疗失败的患者多数是因为术前未进行正确的评价，仔细选择患者将有助于提高治疗结果。手术时间最好在症状出现后 7 个月以内，有文献报道 PKP 应在骨折后 4 周内进行，时间过长将影响疗效，且长期卧床将出现无法控制的并发症。

第三节　手术方法及原理

患者在两种手术中均采取俯卧位，腹部悬空，全麻、区域神经阻滞麻醉或局麻，在双向或单向 X 线透视，或在 CT 导航系统的引导下进行，颈椎手术常用前外侧入路，胸腰椎可用经椎弓根入路或后外侧入路，穿刺针多采用 10 ~ 15 cm 长的 10 号针，颈椎多用 7 cm 长的 15 号针。穿刺针必须精确地放置至椎体的前 1/3 处，经针孔注入调制好的混有显影剂的骨水泥，同时观察骨水泥在椎体内的分布情况，一旦出现骨水泥向外渗漏立即停止注入。有单侧和(或)双侧椎弓根穿刺途径两种方式，如果第一次单侧穿刺已充填椎体预计缺损的 50%，则不必双侧穿刺，有人认为双侧注射能够更好地维持椎体高度的平衡；通常一次手术治疗 1 ~ 3 个椎体。通常每个椎体注入骨水泥的量约为颈椎 2. 5 mL、胸椎 5.5 mL、腰椎 7. 5 mL，大量注入骨水泥可使椎体的强度及硬度得到充分恢复，但 Liebschner 认为即使是不充分的注入也能达到良好的效果，而且较少的注入量可减少骨水泥渗漏的危险，应尽量减少骨水泥的注入量。Liebschner 等应用精确校准的老年人 U 椎体的有限元模型证实，当聚甲基丙稀酸甲醋的注入量达到椎体体积的 14%，即 3.5 cm^3 时，就可以恢复椎体的强度，当注入达到 30% 时，可以增加 50% 的强度，但这样将增加椎体对压力不均衡的敏感性。他推荐用少量骨水泥，并使其均匀分布于椎体。PVP 的止痛机制尚不明确，目前普遍认为可能与以下因素有关。

(1) 椎体内微小骨折的稳定和生物力学性能的恢复。

(2) 骨水泥固化时放热反应破坏了椎体内的感觉神经末梢。

(3) 骨水泥本身的毒性亦可使椎体的感觉神经末梢破坏。

(4) 脊髓、神经根的部分减压也许可以解释瞬间止痛的机制。一些体外的实验也支持此推断。

PKP 与 PVP 手术方法的不同之处为穿刺成功后，沿导针置入扩张导管和工作套管，使工作套管的前端位于椎体后缘皮质前方 2 ~ 3 mm 处，拔出穿刺针，经工作套管将精细钻缓慢放入，监视钻头尖端到达椎体 1/2 处时，正位 X 线显示钻头尖端超过椎弓根与棘突连线的 1/2，当钻头尖端到达椎体前缘时，正位 X 线钻头尖端到达棘突边缘。取出精细钻，放入可扩张球囊，侧位显示其理想位置为椎体前 3/4 处，由后向前下斜行，扩张球囊，控制扩张压力为 70 ~ 250psi。通过 X 线透视监视球囊扩张和骨折复位情况，当椎体复位基本满意或球囊达椎体皮质时停止扩张，取出球囊。将处于拉丝期的骨水泥低压注入椎体，X 线透视监视注入过程。术中严密监测患者血压、心率、血氧饱和度和神经功能的变化。曾有一次治疗 7 个椎体的报道，而友谊医院最多曾一次治疗 9 个椎体。与 PVP 相比，PKP 有以下优点：

(1)恢复椎体高度，矫正脊柱变形。

(2)低压下注射骨水泥。

(3)骨水泥的黏滞度可以较高，减少骨水泥的泄漏。但也将面临更复杂的器械操作、可膨胀球囊的正确放置、原骨折椎体生物力学进一步遭受破坏和相邻椎体再骨折的危险等问题。

一种新型椎体后凸成形系统-Sky 膨胀式椎体成形器，目前已应用于临床。Sky 膨胀式椎体成形器是以色列 DISC-O-TECH 公司的产品，操作方法与 PKP 相似，Sky 成形器经工作通道插入塌陷的椎体，通过高分子聚合物围绕轴心的皱折叠出达到扩张的作用，从而复位骨折椎体，并在椎体内扩张出直径约 14 mm 的空腔，然后回旋装置，使皱折叠出的聚合物材料恢复为平整状态并从椎体内拔出，然后向椎体内注入骨水泥。该成形器类似球囊的作用目的，不同的是利用聚合物皱折的膨胀，从而克服了球囊膨胀过程中扩张方向不能控制的不足，其价格为 Kyphon 可膨胀性球囊的一半。需要注意的是当成形器仅膨胀了第一段时，如果不满意成形器的位置，仍可以回缩 Sky 成形器，重新调整其位置。成形器一旦膨胀到第二段以后，就不能再试图调整它的位置，否则可能造成不必要的后壁骨折或其他并发症。在任何必要的时候，医生可以中止膨胀进程，但必须完全回缩并取出 Sky 成形器，更换新的成形器以完成手术。

第四节　手术充填材料

聚甲基丙稀酸甲醋(PMMA)是临床最常用的骨水泥材料，其显影性差，需添加钡、钽、钨或三者的混合物，根据病情也有添加抗生素和抗肿瘤药物的。骨水泥的黏滞度与室温、用量、种类、配制的粉液比例等诸多条件有关。黏滞度高，不易泄漏，但推注困难；黏滞度低，推注容易，但易泄漏。PMMA 的应用前景并不乐观，其弊端是：

(1)PMMA 应用时有放热反应，温度 47～100℃，高温可致细胞死亡。

(2)PMMA 注射后的椎体与相邻的未注射椎体的力学强度不同，易导致应力集中。

(3)PMMA 易泄漏到相邻的解剖结构中。

(4)PMMA 的单体有一定的毒性。

(5)PMMA 作为一种永久植入物，其长期的生物相容性是有害的。

理想的充填材料应具备以下条件：

(1)较慢的生物可降解性，通过爬行替代最终被自体骨取代。

(2)具有生物活性和骨传导性。

(3)可注射性和良好的渗透能力。

(4)无毒。

(5)凝固温度低,并具有足够的力学强度。

(6)术者具有充分操作的固化时间。

(7)可负载各种蛋白质和抗肿瘤、抗感染、抗骨质疏松的药物等。

(8)不散热或低散热。

(9)合理的价格。

(10)有良好的显影性。

对于 PMMA,在临床工作中有时为了改变其黏性或凝固时间,人们对其配方常常进行改进,并尝试其他充填物。Jasper 等经过体外力学实验证实单体在粉末中浓度为 0.53 mL/g时,其抗压强度、延展强度及弹性模量最优,此比例接近于商业产品推荐的 0.57 mL/g。Hitchon 等对比了 PMMA 和一种轻磷灰石(HA)产品 Bone Source 的力学特性,发现当经单侧椎弓根注入椎体时,两种材料的屈曲性、延展性、左右轴向旋转性和左侧弯曲特性都相同,认为 Bone Source 同样可以用于椎体成形术,而且还具有骨传导性、能够降解、不会产生热量的优点。Belkoff 等对比了 PMMA 和一种玻璃陶瓷加强的 BisGMA/BisEMA/TEGDMA 基质混合物 Orthocomp,发现两种材料均可大大加强椎体的硬度,注入 Orthocomp 后的椎体恢复了强度,而注入 PMMA 的椎体则远低于初始强度。其他代用品包括混合水泥 Cortoss(丙烯酸水泥与陶瓷混合)、磷酸钙、天然珊瑚等。

第十章

骨科常见功能障碍康复

第一节　人工髋关节置换术康复功能评定

一、康复评定的目的

康复评定贯穿人工髋关节置换术康复治疗的全过程。在运用各种疗法进行康复治疗前、治疗中及治疗后均应进行康复评定，不同时期的评定有不同的目的。从总体来讲，可以归纳为以下几点。

（一）发现和确定功能障碍的种类和程度

通过功能障碍的评定，确定患者在人体测量学方面的特征、关节功能、肌肉功能、运动功能控制、姿势与平衡、步态、反射与感觉等，以及患者在实际生活中各种能力（自理能力、工作和学习能力、休闲活动能力）是否受限，在哪些方面受限以及受限的程度。

（二）寻找和确定功能障碍发生的原因

通过寻找和分析阻碍患者功能恢复、回归家庭生活与社会的内在和外在因素，才能制订合理的康复目标及有效的康复计划。

（三）指导制订及改进康复目标及治疗计划

评定的结果作为客观依据，为制订正确的康复目标、康复计划提供第一手资料。在康复评定的基础上，根据患者存在的障碍种类及其程度，特别是针对障碍发生的原因选择具体的药物、运动疗法、作业疗法、语言疗法、心理治疗、文体治疗以及康复工程等各种康复治疗方法并适时改进。

(四)判定康复疗效

治疗过程中，经过一个阶段或疗程治疗后应再次进行评定，通过与上一次评定的结果和对侧健肢的比较可以判断康复疗效、治疗方法是否正确及下一阶段中是否需要修改治疗计划等。

(五)判断预后

由于不同患者的康复进程和结局可以不同，通过对功能障碍进行全面评定，可以对患者的康复结局进行预测判断，为制订更加切实可行的康复目标和治疗计划提供依据。

(六)评估投资-效益比

康复的最终目的是使患者最大限度地回归家庭与社会生活，能否在最短的时间里、用最低的成本达到最佳的疗效，是评估或衡量康复医疗机构医疗质量与效率的一个重要手段。

二、康复评定项目内容

(一)概述

1.康复评定的内容

康复评定的内容包括主观资料、客观资料、功能评定及制订康复治疗计划4个部分。目前普遍采用的方法是SOAP法，其具体内容如下。

S(主观资料)：患者的主诉、症状、病史。

O(客观资料)：物理检查时发现的客观体征和功能障碍的表现。

A(功能评定)：对上述资料进行整理和分析，确定功能障碍的性质及程度。

P(计划)：拟订康复治疗目标及计划，包括有关进一步检查、康复治疗和处理等的计划。

2.功能评定的内容

功能评定主要是针对患者的躯体、精神、言语和社会功能，其内容主要包括以下几方面。

(1)躯体方面：如上下肢，关节，肌肉，脊柱与脊髓，协调与平衡，感觉与知觉，反射，日常生活活动能力，呼吸系统功能，循环系统功能，泌尿系统功能，性功能等。

(2)精神方面：包括智力测验，心理测验，情绪测验，神经心理测验等。

(3)言语方面：失语症检查，构音障碍检查，言语失用检查，言语错乱检查，痴呆性失语检查等。

(4)社会方面：社会活动能力，就业能力，生存质量等。功能障碍一般分为损伤、活动受限、参与受限3个层次。

3.康复评定的方法

康复评定的方法必须标准化、定量化，具有可重复性，这样才能保证每次康复评定的结果具有科学性、正确性、可靠性和可比性。康复评定一般分为初期评定、中期评定和末期评定3种。

(1)初期评定:初期评定是在制订康复治疗计划、建立康复目标和开始康复治疗前的第一次评定,主要是掌握功能状况和存在的问题,判断障碍程度、康复预后,为制订康复治疗计划提供可靠的依据。

(2)中期评定:中期评定是在患者经过一段时间的康复治疗后所进行的评定,主要是了解治疗后功能的改变情况,并分析其原因,为修订康复治疗计划提供依据。

(3)末期评定:末期评定是康复治疗结束时或出院前的评定,了解患者总的功能情况,评定治疗效果,提出进一步康复处理的建议。

髋关节置换术患者的功能障碍,主要是躯体及精神功能的损伤,如肌力、关节活动度、步态、情绪等;社会功能的受限如日常生活能力、生活质量。下文将详细介绍这些评定方法。

(二)肌力评定

维持髋关节稳定的主要因素是髋关节周围各肌群间力量的平衡,髋关节正常活动也依赖于髋周各肌群相互协调及拮抗的结果。髋关节周围肌肉作为动力装置,维持着下肢活动的平衡。髋关节置换术前因髋部疾患而使髋周一些肌肉出现松弛、挛缩,加上术中软组织剥离、松解等可能损伤髋周软组织,而髋关节置换术后多种并发症如假体脱位、松动等与髋周软组织力量不平衡有关。因此,髋关节置换术后肌力的评定就显得非常重要。

肌力是指肌肉收缩产生最大的力量。肌力评定的方法很多,包括手法测试,器械及仪器进行的等长测试、等张测试及等速测试。这里介绍临床最常用的肌力评定方法即徒手肌力测试(MMT)。MMT由Lovett在1912年创立,Wright描述,具体分级见表9-1。

髋关节周围肌肉及其评价方法,见表9-2。

表9-1　Lovett肌力分级标准表

级别	名称	标准	相当正常肌力
0	零(zero,Z)	无可测知的肌肉收缩	0%
1	微缩(trace,T)	有轻微收缩,但不能引起关节运动	10%
2	差(poor,P)	在减重状态下能做关节全范围运动	25%
3	可(fair’F)	能抗重力做关节全范围运动,但不能抗阻力	50%
4	良好(good,G)	能抗重力、抗一定阻力运动	75%
5	正常(normal,N)	能抗重力、抗充分阻力运动	100%

表 9-2 徒手肌力检查

运动	主动肌	4~5 级	3 级	2 级	0~1 级
屈	髂腰肌	坐位，小腿垂在床缘外，做屈髋动作，阻力加于股骨远端	坐位，小腿垂在床缘外，可抗重力屈髋	侧卧可主动屈髋	侧卧试图屈髋时于腹股沟上缘触及肌肉收缩为 1 级，无收缩为 0 级
伸	臀大肌	俯卧，做伸髋动作，阻力加于股骨远端	俯卧，可抗重力伸髋	侧卧可主动伸髋	侧卧试图伸髋时于臀部可触及肌肉收缩为 1 级，无收缩为 0 级
内收	内收肌群	向同侧侧卧，托起对称下肢，做髋内收动作，阻力加于股骨远端内侧	向同侧侧卧，托起对称下肢，可抗重力髋做内收动作	仰卧，在床面上可主动做髋内收	仰卧，试图做髋内收时于大腿上内侧触及肌肉收缩为 1 级，无收缩为 0 级
外展	臀中肌，阔筋膜张肌	向对侧侧卧，做髋外展动作，阻力加于股骨远端外侧	向对侧侧卧，可抗重力做髋外展动作	仰卧，在床面上可主动做髋外展	仰卧，试图做髋外展时在股骨大转子上方外侧触及肌肉收缩为 1 级，无收缩为 0 级
内旋	臀小肌，阔筋膜张肌	仰卧或坐位，小腿垂于床缘外，做髋内旋使小腿向外摆，阻力加于小腿下端	仰卧或坐位，小腿垂于床缘外，可做髋内旋使小腿向外摆	仰卧伸腿，可做髋内旋	仰卧伸腿，试图做髋内旋时于髂前上棘后下方触及肌肉收缩为 1 级，无收缩为 0 级
外旋	股方肌，梨状肌，闭孔内、外侧肌，臀大肌	仰卧或坐位，小腿垂于床缘外，做髋外旋使小腿向内摆，阻力加于小腿下端	仰卧或坐位，小腿垂于床缘外，可做髋外旋使小腿向内摆	仰卧伸腿，可做髋外旋	仰卧伸腿，试图做髋外旋时于大转子上方触及肌肉收缩为 1 级，无收缩为 0 级

肌力评价注意事项：如果患者在肌力减退时伴有关节活动受限，在记录肌力检查结果时应标注出关节活动范围，表明肌力是在该关节活动范围内的测试结果。在关节不稳、严重疼痛、关节活动范围严重受限时，不宜进行肌力的评定。

（三）关节活动度评定

髋关节是典型的球窝关节，能做屈、伸、内收、外展、内旋、外旋 6 个方向上的运动。正常情况下，完成日常生活动作，髋关节活动度至少要达到屈伸 120°，内收外展 20°，内、外旋 20°。正常行走时，髋关节在矢状面、冠状面、水平面的平均运动幅度分别是 52°、

12°、13°，在各个运动方向上的活动度是屈37°、外展7°、内旋5°、外旋9°。日常活动中髋关节角度见表9-3。髋关节活动度评定见表9-4。

表9-3　日常活动中髋关节活动最大平均角度

活动	矢状面(屈、伸)	冠状面(内收、外展)	水平面(内、外旋)
足着地系鞋带	124°	19°	15°
足横到对侧大腿上系鞋带	110°	19。	15°
坐在椅子上从坐到站	104°	20°	17°
屈身从地面上取物	117°	21°	18°
下蹲	122°	28。	26°
上楼	67°	28°	26°
下楼	36°	–	18°

表9-4　髋关节活动度测量

运动	受检体位	测角计放置方法	正常值
		轴心	固定臂
移动臂		屈	仰卧，对侧下肢伸直
股骨大转子	与身体纵轴平行	与股骨长轴平行	0°～140°
伸	侧卧，被测下肢在上；或俯卧位	股骨大转子	与身体纵轴平行
与股骨长轴平行	0°～15°	内收外展	仰卧

(四)人工髋关节位置评定

人工髋关节置换术后假体位置的评定主要依靠X线评定，其对判断假体的位置、松动、断裂下沉、磨损及假体周围骨组织的变化情况均有重要意义。下面介绍一些临床常用的X线检查方法及测量指标。

1. X线片位置

(1)骨盆前后(正)位片：包括两侧髋关节及两侧股骨干上1/2，中心线对准两髋关节间的中点，以利于两侧髋关节比较观察。

(2)患侧髋关节前后(正)位片：X线中心应对准髋臼，便于分析髋臼假体有否前(或后)倾。

(3)患侧髋关节侧位片：X线中心应通过人工股骨头投照。

2. X线重要数据的测量方法

(1)髋臼角：即髋臼假体的倾斜度。在X线片上，显示为窄椭圆形，称为标志环，标志环有长短两个直径，其长径的延长线与两侧坐骨结节连线相交，所形成的角度称为髋臼角,其正常值在 Charnley-Muller 型假体为 45°,在 AufrancTurner 型为 30°,一般在 40°±10°。这一角度使人工髋关节既能达到最大活动度,又无脱位危险。

(2)前倾或后倾:人工髋臼假体的开口应该轻度前倾或呈中立位,其前倾程度可在测试上测得,也可从正位片上髋臼假体金属标志环所呈现的形状来进行推测。当髋臼假体标志环呈窄椭圆形时,为轻度前(后)倾,若前(后)倾程度增大时,则标志环呈圆形。仅从正位片推测有否前(后)倾时须注意下述 3 点。

1)仅从正位片上观察,虽然常常是前倾,但不能排除后倾,需要时应拍摄侧位片,以进一步明确。

2)髋臼假体开口前倾程度受投照时 X 线中心线影响很大,故在检查有否前倾时,X 线中心必须对准髋臼开口投照。

3)手术后,患髋采取屈曲位,若用床边投照正位片时,髋臼假体可呈现过度前(或后)倾,切勿认为真性前(或后)倾。

(3)髋臼假体内凸程度:自髂骨的骨盆边缘到坐骨体内缘,连成一直线,称为髂坐线(Kohler 线)。正常髋臼应位于该线之外,如人工髋臼超越该线,向内凸出时,即为髋臼内凸,其内凸程度可自髂坐线上引一垂线直达髋杯顶端,两点相连而测得。

(4)髋臼假体上移程度:采用 Hubard 法测量。首先做两侧坐骨结节和两侧髂嵴连线,两线之间的距离即为骨盆高度。在 Shent-on 线和 Kohler 线交点外侧 5 cm 处定出一 A 点,自 A 点做一垂直线,在该线上取一点 B,使 AB 距离为骨盆高度的 1/5,再从 B 点水平向外定出 C 点,使 AB 等于 BC,等腰三角形 ABC 即为正常髋臼的位置,股骨假体超出 BC 线的距离即为髋臼假体上移程度。

(5)股骨上移程度:在骨盆正位 X 线片上测量从小粗隆近端到两侧坐骨结节下端连线的垂直距离,测量时需与健侧对比,也可与过去照片比较,了解有否假体下沉。

(6)髋臼高度:即髋臼内下缘到泪滴连线的垂直距离。

(7)CE 角:自股骨头中心至髋臼顶外缘做一连线,再经股骨头中心做一垂直线,两线夹角为 CE 角,正常平均 30°,最小值 20°。

(8)CC 值:即小转子以下 10 cm 处髓腔内径除以小转子处的髓腔内径。

(9)股骨皮质指数:即股骨皮质厚度与股骨直径的比值。

(10)颈干角:确定股骨假体的内外翻情况。

(11)剩余股骨距的长度。

(12)股骨距处骨水泥的厚度。

(13)假体领和股骨距间距。

(14)柄末端假性骨水泥高度:即柄末端到骨水泥末端的距离。

(15)柄末端真性骨水泥高度:即柄末端到充填 80% 髓腔骨水泥处的距离。

(16)髓腔内柄的充填率:即柄中点处宽度/髓腔宽度。

(17)股骨距和假体领的相关关系:包括领内侧正坐在距上;领坐在距上,中间夹有骨水泥;领未坐在距上,但其下有足够的骨水泥支托。

(18)假体与骨之间骨水泥的充填情况:了解假体各区骨皮质与假体间隙中骨水泥充填是否达 2/3。

(19)髋臼及股骨柄各区透亮线宽度:髋臼分 3 区,正位片上股骨柄分 7 区,侧位片上也分 7 区。

(五)疼痛评定

疼痛是一种主观性的感觉,常常难以限定、解释或描述。1979 年国际疼痛研究会将疼痛定义为:一种不愉快的感觉和对实际或潜在的组织损伤刺激所引起的情绪反应。疼痛的评定可以应用间接的或直接的评定方法对疼痛部位、疼痛强度、疼痛性质、疼痛持续时间和疼痛的发展过程等相关因素分别进行评定。临床疼痛评定的方法及量表很多,我们在这里介绍常用的几种。

1. 视觉模拟评分

视觉模拟评分(VAS)是目前临床上最为常用的评定方法,适用于需要对疼痛的强度及强度变化进行评定的被评定者。用于评价疼痛的缓解情况、治疗前后的比对。画一条直线,不做任何划分,在直线两端分别注明无痛和极痛,让被评定者根据自己的实际感觉在直线上标出疼痛的程度。这种评分法使用方便灵活,易于掌握,适合于任何年龄的疼痛者。

2. 数字评分法

数字评分法(NRS)以无痛至剧痛的 11 个点来描述疼痛强度,0 表示无疼痛,疼痛较强时增加点数,依次增强,10 表示最剧烈的疼痛。

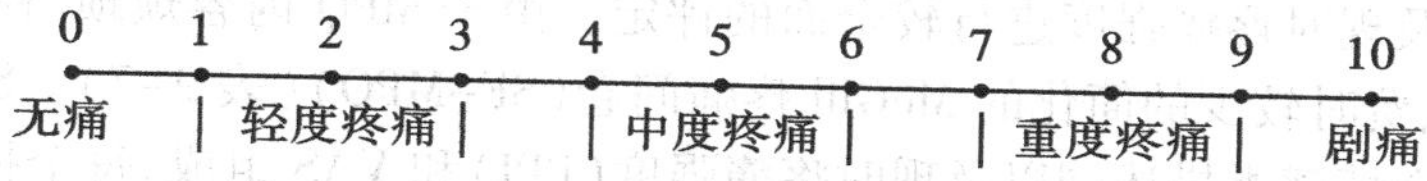

图 9-1　数字评分法

3. 口述分级评分法

口述分级评分法(VRS)是应用言语评价量表进行疼痛评价。言语评价量表由一系列用于描述疼痛的形容词组成,描述词以疼痛从最轻到最强的顺序排列,最轻程度疼痛的描述常被评定为 0 分,以后每级增加 1 分,因此每个形容疼痛的词都有相应的评分,以便于定量分析疼痛。评定时由医师问诊列举,诸如烧灼痛、锐利痛和痉挛痛等一些关键词,让被评定者从中来形容自身的疼痛(表 9-5)。

表 9-5　口述分级评分法

0	1	2	3	4	5	6	7	8	9	10
无痛轻度疼痛				中度疼痛				重度疼痛		
虽有痛感				疼痛明显				疼痛剧烈不能入睡		
但能忍受				不能忍受				可伴有被动体位或		
能正常生活				影响睡眠				自主神经功能紊乱表现		

4. 疼痛行为记录评定

疼痛行为记录评定是一种系统化的行为观察。通过观察被评定者疼痛时的行为提供有关失能的量化数据，如六点行为评分法（BRS-6）（表9-6）将疼痛分为6级，每级定为1分，从0分（无疼痛）到5分（剧烈疼痛无法从事正常工作和生活）。

表9-6 六点行为评分法（BRS-6）

级别	疼痛行为	评分/分
1级	无疼痛	0
2级	有疼痛，但易被忽视	1
3级	有疼痛，无法忽视，但不干扰日常生活	2
4级	有疼痛，无法忽视，干扰注意力	3
5级	有疼痛，无法忽视，所有日常活动均受影响，但能完成基本生理需求，如进食和排便等	4
6级	存在剧烈疼痛，无法忽视，需休息或卧床休息	5

5. McGill疼痛问卷及简式McGill疼痛问卷

McGill疼痛问卷（MPQ）包括4类20组疼痛描述词，从感觉、情感、评价和其他相关类4个方面以及现时疼痛强度进行较全面的评定。由于MPQ内容烦琐、检测费时，又提出了内容简捷、费时较少的简化的McGill疼痛问卷（SF-MPQ）（表9-7）。SF-MPQ由11个感觉类和4个情感类描述词以及现时疼痛强度（PPI）和VAS组成，每个描述词以0～3分进行强度分级。SF-MPQ对各种疼痛治疗产生的临床变化敏感。根据患者的自我感受，SF-MPQ可得出疼痛的感觉类分、情感类分、疼痛总分、VAS分和PPI分，从而对疼痛进行量化评定，评定结果与MPQ具有很高的相关性。

6. 疼痛行为量表

由于疼痛常对人体的生理和心理造成一定的影响，故疼痛患者经常表现出一些行为和举止的改变，如面部表情、躯体姿势、行为等改变。通过观察记录这些变化，可以为疼痛评定提供一些客观的辅助依据（表9-8）。

表9-7 简式McGill疼痛问卷（分）

疼痛描述	无	轻度	中度	重度
感觉项				
1. 跳动的	0	1	2	3
2. 射穿的	0	1	2	3
3. 刺穿的	0	1	2	3
4. 锐痛	0	1	2	3

续表 9-7

疼痛描述	无	轻度	中度	重度
5. 痉挛痛	0	1	2	3
6. 剧痛的	0	1	2	3
7. 烧灼的	0	1	2	3
8. 隐痛的	0	1	2	3
9. 沉痛的	0	1	2	3
10. 触痛的	0	1	2	3
11. 分裂痛的	0	1	2	3
情感项				
12. 疲劳力尽感	0	1	2	3
13. 不适感	0	1	2	3
14. 恐惧感	0	1	2	3
15. 受折磨感	0	1	2	3
感觉性总分		情感项总分		

表 9-8　疼痛行为量表

疼痛行为	出现频率	评分/分
言语性发音主诉	无	0
	偶尔	0.5
	经常	1
非言语性发音主诉(呻吟、喘气)	无	0
	偶尔	0.5
	经常	1
因为疼痛,每天躺着的时间(8:00—20:00)	无	0
	偶尔	0.5
	经常	1
面部扭曲	无	0
	轻微和(或)偶尔	0.5
	严重和(或)经常	1
站立姿势	正常	0
	轻微变形	0.5
	严重变形	1

续表 9-8

疼痛行为	出现频率	评分/分
运动	观察不出影响	0
	轻度跛行和(或)影响行走	0.5
	明显跛行和(或)吃力行走	1
身体语言:抓、擦疼痛部位	无	0
	偶尔	0.5
	经常	1
支持物品(遵医嘱不算)	无	0
	偶尔	0.5
	经常	1
静止运动	能持续坐或站	0
	偶尔变换位置	0.5
	一直变换位置	1
治疗	无	0
	非麻醉性镇痛药和(或)心理治疗	0.5
	增加剂量、次数和(或)麻醉性镇痛药及(或)失控	1

(六)心理评定

康复心理评定是运用心理学的理论和方法,对因疾病或外伤造成躯体功能障碍的患者的心理现象做出全面、系统和深入的客观描述和鉴定的过程。康复心理评定有助于了解残障者心理损害的程度和范围,针对残障的心理反应,判断康复的潜力和预后,为制订个体化的康复治疗及护理计划提供依据。

人工髋关节置换术后患者可能会因疼痛、活动受限、功能障碍等而出现焦虑、抑郁等不良情绪。这里主要介绍焦虑及抑郁的评定,临床观察若发现患者可能存在这些情绪问题时,应及时处理。

1. 焦虑

焦虑可表现为:紧张不安和忧虑的心境;伴发注意困难、记忆不良、对声音敏感和易激惹等心理症状;伴发血压升高、心率加快、骨骼肌紧张、头痛等躯体症状。

焦虑的评定可以用他评量表和自评量表进行。

(1)他评量表:以汉密顿焦虑评定量表(HAMA)最为常用。内容包括焦虑心境、紧张、害怕、失眠、认知功能、抑郁心境、肌肉系统、感觉系统、心血管系统、呼吸系统、胃肠道、生殖泌尿系统、自主神经系统、会谈时行为表现等 14 项内容。按照各种症状对生活与活动的影响程度进行评分,总分小于 7 分没有焦虑,超过 7 分可能有焦虑,超过 14 分肯定有焦虑,超过 21 分有明显焦虑,超过 29 分为严重焦虑。

(2)自评量表:焦虑自评量表(SAS)是较为简单实用的量表,一般适用于有焦虑症状或可疑焦虑的成年患者(表 9-9)。

表 9-9　焦虑自评量表

评测项目	没有或很少时间	小部分时间	相当多时间	绝大部分或全部时间
1. 我觉得平常容易紧张和着急				
2. 我无缘无故地感到害怕				
3. 我容易心里烦乱或觉得惊恐				
4. 我觉得我可能将要发疯				
5. 我觉得一切都很好				
6. 我手脚发抖、打颤				
7. 我因为头痛、头颈痛和背痛而苦恼				
8. 我感觉容易衰弱和疲乏				
9. 我觉得心平气和,并且容易安静坐着				
10. 我觉得心跳得很快				
11. 我因为一阵阵头晕而苦恼				
12. 我有晕倒发作或觉得要晕倒似的				
13. 我吸气呼气都感到很容易				
14. 我手脚麻木和刺痛				
15. 我因为胃痛和消化不良而苦恼				
16. 我常常要小便				
17. 我的手常常是潮湿的				
18. 我脸红、发热				
19. 我容易入睡并且一夜睡得很好				
20. 我做噩梦				

评分方法:没有或很少有(<1 d/周)为 1 分;少部分时间有(1 ~ 2 d/周)为 2 分;相当多时间有(3 ~ 4 d/周)为 3 分;绝大部分或全部时间均有(5 ~ 7 d/周)为 4 分。第 5、9、13、17、19 项为反向评分项目,评分与上述评分方法相反。各项分数相加得到粗分,用粗分乘以 1.25,取整数为标准分。标准分小于 46 分为正常,标准分越高焦虑越明显。

2. 抑郁

抑郁是一种对外界不良刺激出现长时间的沮丧感受反应的情绪改变。抑郁的特征性症状包括:心境压抑;睡眠障碍;食欲缺乏或体重减轻;悲观失望;自罪自责,甚至有自杀倾向;动力不足,缺乏活力;性欲减低。

抑郁的评定可以用他评量表和自评量表进行。

(1)他评量表:国内外广泛采用汉密顿抑郁量表(HRSD)。该量表主要包括抑郁心境、罪恶感、自杀、睡眠障碍、工作和兴趣、迟钝、激动、焦虑、躯体症状、疑病、体重减轻、自知力、日夜变化、人体或现实解体、偏执症状、强迫症状、能力减退感、绝望感、自卑感等24个项目。由检查者根据交谈与观察方式进行评分。总分<8分者无抑郁;20～35分为轻、中度抑郁;>35分为重度抑郁。

(2)自评量表:抑郁自评量表(SDS)一般用于衡量抑郁状态的轻重程度及其在治疗中的变化,特别适用综合医院以发现抑郁症患者(表9-10)。

表9-10 抑郁自评量表

评测项目	没有或很少时间	小部分时间	相当多时间	绝大部分或全部时间
1. 我觉得闷闷不乐,情绪低沉				
2. 我觉得一天之中早晨最好				
3. 我一阵阵哭出来或觉得想哭				
4. 我晚上睡眠不好				
5. 我吃得和平常一样多				
6. 我与异性密切接触时和以往一样感到愉快				
7. 我发觉我的体重在下降				
8. 我有便秘的苦恼				
9. 我心跳比平时快				
10. 我无缘无故地感到疲乏				
11. 我的头脑和平常一样清楚				
12. 我觉得经常做的事情并没有困难				
13. 我觉得不安而平静不下来				
14. 我对将来抱有希望				
15. 我比平常容易生气激动				
16. 我觉得做出决定是容易的				
17. 我觉得自己是个有用的人,有人需要我				
18. 我的生活过得很有意义				
19. 我认为如果我死了别人会生活得好些				
20. 平常感兴趣的事我仍然照样感兴趣				

评分方法:没有或很少有(<1 d/周)为1分;少部分时间有(1～2 d/周)为2分;相当多时间有(3～4 d/周)为3分;绝大部分或全部时间均有(5～7 d/周)为4分。第2、5、6、11、12、14、16、17、18、20项为反向评分项目,评分与上述评分方法相反。各项分数相加得到粗分,用粗分乘以1.25,取整数为标准分。标准分<50分为无抑郁,50～59为轻度抑郁,60～69为中度抑郁,>70分为重度抑郁。

（七）日常生活活动能力评定

日常生活活动（简称 ADL）是指人们为了维持生存以及适应生存环境而每天必须反复进行的、最基本的、最具有共同性的活动。广义的 ADL 是指个体在家庭、工作机构及社区里自己管理自己的能力，除了包括最基本的生活能力之外，还包括与他人交往的能力，以及在经济上、社会上和职业上合理安排自己生活方式的能力。ADL 的内容大致包括运动、自理、交流、家务活动和娱乐活动 5 个方面。对日常生活活动能力作综合评定，是确定人工髋关节置换术后患者有无残疾及残疾严重程度的重要手段。

临床常用的量表有 Barthel 指数评定（表 9–11）；PULSES 评定量表，包括身体状态（P）、上肢功能（U）、下肢功能（L）、感官功能（S）、排泄功能（E）、精神及情绪状态（S）（表 9–12），Katz 指数评定，修订的 Kermy 自理评定，功能独立性评定，功能综合评定量表，快速残疾评定量表，Frenchay 活动指数，功能活动问卷等。

表 9–11　Barthel 指数评定

项目	分类	评分/分
大便	失禁；或无失禁，但有昏迷	0
	偶尔失禁（每周<1 次），或需要在帮助下使用灌肠剂或栓剂，或需要器具帮助	5
	能控制；如果需要，能使用灌肠剂或栓剂	10
小便	失禁；或需由他人导尿；或无失禁，但有昏迷	0
	偶尔失禁（每 24 h<1 次，每周>1 次），或需要器具帮助	5
	能控制；如果需要，能使用集尿器或其他用具，并清洗。如无需帮助，自行导尿，并清洗导尿管，视为能控制	10
修饰（个人–卫生）	依赖或需要帮助	0
	自理：在提供器具的情况下，可独立完成洗脸、刷牙、梳头、剃须（如需用电则应会用插头）	5
用厕	依赖	0
	需部分帮助：指在穿脱衣裤、使用卫生纸擦净会阴，保持平衡或便后清洁时需要帮助	5
	自理：指能独立地进出厕所，使用厕所或便盆，并能穿脱衣裤、使用卫生纸，擦净会阴及冲洗排泄物，或倒掉并清洗便盆	10

续表 9-11

项目	分类	评分/分
进食	依赖	0
	需部分帮助:指能吃任何正常食物,但在切割、搅拌食物或夹菜、盛饭时需要帮助,或较长时间才能完成	5
	自理:指能使用任何必要的装置,在适当的时间内独立地完成包括夹菜、盛饭在内的进食过程	10
转移	依赖:不能坐起,需两人以上帮助,或用提升机	0
	需大量帮助:能坐,需两个人或一个强壮且动作娴熟的人帮助	5
	需小量帮助:为保安全,需一人搀扶或语言指导、监督	10
	自理:指能独立地从床上转移到椅子上并返回。独立地从轮椅到床,再从床回到轮椅,包括从床上坐起、刹住轮椅、抬起脚踏板	15
平地步行	依赖:不能步行	0
	需大量帮助:如果不能行走,能使用轮椅行走 45 m,并能向各个方向移动以及进出厕所	5
	需小量帮助:指在一人指导下行走 45 m 以上,帮助可以是体力的或语言指导、监督。如坐轮椅,必须是无帮助,能使用轮椅行走 45 m 以上,并能拐弯。任何帮助都应由未经特殊训练者提供	10
	自理:指能在家中或病房周围水平路面独自行走 45 m 以上,可以用辅助装置,但不包括带轮的助行器	15
穿着	依赖	0
	需要帮助:指在适当的时间内至少完成一半的工作	5
	自理:指在无人指导的情况下能独立穿脱适合自己身体的各类衣裤,包括穿鞋、系鞋带、扣纽扣、解纽扣、开关拉链、穿脱矫形器和各类护具等	10
上下楼梯	依赖:不能上下楼	0
	需要帮助:在体力帮助或语言指导、监督下上、下一层楼	5
	自理(包括使用辅助器):指能独立地上、下一层楼,可以使用扶手或用手杖、腋杖等辅助用具	10
洗澡(池浴、盆浴、淋浴)	依赖或需要帮助	0
	自理:指无需指导或他人帮助能安全进出浴室、浴池,并完成洗澡全过程	5

ADL 独立程度:>60 分,轻度残疾,但生活基本自理;40 ~ 60 分,中度残疾,生活需要帮助;20 ~ 40 分,重度残疾,生活需要很大帮助;<20 分,完全残疾,生活完全依赖

表 9-12　改良 PULSES 评分量表

项目	评分标准	得分/分
身体状况:内脏疾病如心血管、呼吸、消化、泌尿、内分泌和神经系统疾患情况	内科情况稳定,只需每隔 3 个月复查 1 次	1
	内科情况尚属稳定,需每隔 2～10 周复查 1 次	2
	内科情况不太稳定,最低限度每周需复查 1 次	3
	内科情况不稳定,每日需进行严密医疗监护	4
上肢功能:进食、穿衣、穿戴假肢或矫形器、梳洗等	生活自理,上肢无残损	1
	生活自理,但上肢有一定残损	2
	生活不能自理,需别人扶助或指导,上肢有或无残损	3
	生活完全不能自理,上肢有明显残损	4
下肢功能:步行、上下楼梯、使用轮椅、床椅转移、用厕情况	独立步行、转移,下肢无残损	1
	基本上能独立步行,下肢有一定残损,需使用步行辅助器械、矫形器或假肢,或利用轮椅能在屋梯级的地方充分行动	2
	在扶助或指导下才能行动,下肢有或无残损,利用轮椅能作部分活动	3
	完全不能独自行动,下肢有严重残损	4
感官功能:感官与语言交流功能	能独自作言语交流,视力无病损,功能有一定缺陷	1
	基本上能进行语言交流,视力基本无碍,但感官及语言交流功能有一定缺陷	2
	在他人帮助或指导下能进行言语交流,视力严重障碍	
	聋、盲、哑,不能进行言语交流,无有用的视力	4
排泄功能:大小便自理和控制程度	大小便完全能自控	1
	基本上能控制膀胱及肛门功能括约肌,虽然有尿急或急于排便,但尚能控制,因此可参加社交活动或工作;或虽需插导尿管,但能自理	2
	在别人帮助下,能处理好大小便排泄问题,偶尔有失禁情况(尿床或溢粪)	3
	大小便失禁,常有尿床或溢粪	4

续表 9-12

项目	评分标准	得分/分
精神及情绪状况	能适应、完成日常任务，并能尽家庭及社会职责	1
	基本上适应，但需在环境上、工作性质和要求上稍作调整和改变	2
	适应程度差，需在别人指导、帮助和鼓励下，才稍能适应家庭和社会环境，进行极小量力所能及的家务或工作	3
	完全不适应在家庭和社会环境下生活，需长期住院治疗或休养	

评定：6 分，功能最佳；>12 分，独立生活严重受限；>16 分，严重残疾；24 分，功能最差。

（八）康复疗效评定

自 1940 年以来，国外已有十数种髋关节的定量评级方法，主要用于评估各种髋关节手术的疗效，其中以 Harris 评分法和 Charnley 评分法应用最广。Harris 评分法在北美广泛应用，国内也有学者采用；Charnley 评分法在欧洲被广泛采用。1982 年北京地区髋关节置换座谈会上，提出了我国自己的“髋关节置换评定标准试行方案”。现分别介绍如下。

1. 人工全髋关节置换术 Harris 评分表

人工全髋关节置换术 Harris 评分表见表 9-13。

2. Charnley 髋关节疗效评分系统

1972 年 Charnley 提出一个髋关节功能评定标准。该评分系统在欧洲较为常用，其考虑的主要内容包括疼痛、运动和行走能力 3 项，每项 6 分（表 9-14）。Charnley 将患者分为 A、B、C 三类。A 类：患者仅单侧髋关节受累，无其他影响患者行走能力的病患。B 类：双侧髋关节受累。C 类：患者有其他影响行走能力的并发疾病，如类风湿关节炎、偏瘫、衰老及严重心肺疾病等。对 A 类和双侧行人工关节置换的 B 类患者适合用三项指标评价，而仅单侧行髋关节置换术的 B 类患者和所有 C 类患者，只适合进行疼痛和活动范围的评价，对其行走能力的评估应结合其他疾病综合考虑。

3. 北京标准（1982）

1982 年在北京地区髋关节置换座谈会上，学者们提出了我国自己的“髋关节置换评定标准试行方案”，并逐步得到推广。具体方案见表 9-15。

表 9-13 Harris 评分法(分)

1 疼痛	得分/分	2 畸形	得分/分
无	44	无	4
活动后稍有疼痛,但不需服止痛药	40	固定性内收畸形<10°	1
活动后轻度疼痛,偶尔需服止痛药	30	伸直位固定性内旋畸形<10°	1
活动后中度疼痛,需经常服止痛药	20	双下肢长度差异<3.2 cm	1
稍活动后明显疼痛,偶服强烈止痛药	10	固定性屈曲畸形<30°	1
卧床不敢活动,经常服强烈止痛药	0		
3 活动度(屈+内收+内旋+外展+外旋)		4 行走时辅具	
210°~300°	5	不用	11
160°~209°	4	走长路时须用手杖	7
100°、159°	3	走路时总用手杖	5
60°~99°	2	用单拐	3
30°~59°	1	用两根手杖	2
0°~29。	0	用双拐	0
		用双拐不能行走	0
5 系鞋带、穿袜子		6 坐椅子	
容易	4	任何高度的椅子,1 h 以上	5
困难	2	只能坐高椅子,30 min 以上	3
不能	0	坐椅子不超过 30 min	0
7 上汽车		8 跛行	
能	1	无	11
不能	0	轻	8
		中重	50
9 行走距离		10 上下楼梯	
不受限	11	自如	4
1 000 m 以上	8	基本自如,但须扶栏杆	2
500 m 左右	5	勉强能上楼	1
室内行走	2	不能	0
只能卧床,不能行走	0		

评分标准:90~100 分为优,80~89 分为良,70~79 分为可,70 分以下为差。

表 9–14　Charnley 髋关节疗效评分表

得分/分	疼痛	运动	行走
1	自发生严重疼痛	0～30°	不能行走，需双拐或手杖
2	起步即感疼痛，一切活动受阻	60°	用或不用手杖，时间距离有限
3	能耐受，可有限活动	100°	单杖辅助。距离受限（<1 h），无杖很难行走，能长时间站立
4	某些活动时出现，休息能缓解	160°	单杖能长距离行走，无杖受限
5	轻度或间歇性，起步时明显，活动后缓解	210°	无需支具，但跛行
6	无疼痛	260°	正常

疗效评定：将疼痛程度、活动度和行走能力三项分别计分，最高得分为 18 分。15～18 分为优，12～14 分为良，5～11 分为中，4 分以下为差。

表 9–15　人工关节功能评定的北京标准

分级	疼痛				关节功能			关节活动度
	程度	服止痛药	行走距离及步态	手杖	坐蹲	上下台阶或上下楼	生活自理能力（穿鞋袜）	
6	无痛	不用	长距离行走不跛	不用	坐蹲自如	自如	完全独立	211°以上
5	活动后偶有轻微疼痛	不用	长距离行走稍跛	不用	可以蹲下坐得很好	不用扶手	稍有困难可克服	161°～210°
4	活动后疼痛稍重	偶服缓和止痛药	室内行走良好，室外短距离	单手杖	不能蹲下，可以坐直	要靠扶手	除剪指甲外可以进行	101°～160°
3	限制活动尚可忍受	常服缓和止痛药	行走明显受限	单拐或双手杖	不能蹲下，坐椅子边上	上下困难	除剪指甲外自己可以勉强做	61°～100°
2	稍活动感严重疼痛	偶服强烈止痛药	室内行走明显受限	双拐	不能蹲下，椅子边上坐不久	不能	靠别人帮助	31°～60°

续表 9-15

<table>
<tr><th rowspan="2">分级</th><th colspan="4">疼痛</th><th colspan="3">关节功能</th><th rowspan="2">关节活动度</th></tr>
<tr><th>程度</th><th>服止痛药</th><th>行走距离及步态</th><th>手杖</th><th>坐蹲</th><th>上下台阶或上下楼</th><th>生活自理能力（穿鞋袜）</th></tr>
<tr><td>1</td><td>卧床不敢活动</td><td>常服强烈止痛药</td><td>卧床或坐轮椅</td><td>不能走</td><td>卧床</td><td>不能</td><td>不能</td><td>0°～30°</td></tr>
</table>

关节活动度指内收、外展、屈曲、后伸、内旋、外旋6个方向活动度总和评定方法：按表所列，将临床所见结果分为3项，即疼痛、功能、活动度。每项分为6级，1级最差，记1分，6级最好，记6分。其余的类推。结果最好的为6、6、6，总分为18分；最差的为1、1、1，总分为3分。根据各种不同情况也可为5、4、5或4、5、4等。上述3项中，活动度为单一项目，而疼痛和功能项目中有2个或3个分项，计算时可采取各分项的平均值，平均值不是整数时，按上一个整数计分，如大于5，记6分，大于4，记5分，依此类推。疗效评定：分为6级，优良（6级）16～18分；很好（5级）13～15分；好（4级）10～12分；尚可（3级）7～9分；差（2级）4～6分；很差（1级）3分。

三、术后康复的目的和作用

髋关节置换术后进行康复锻炼的目的，在于改善人工关节活动范围，保证重建关节功能的良好发挥，训练和加强关节周围肌群，达到重建关节稳定性，恢复日常生活活动能力，加强对置换关节的保护，延长人工关节的使用寿命，避免术后下肢深静脉血栓、肌肉萎缩、关节僵直及假体脱位等并发症发生。

正确的康复训练能有效改善和增进患肢的血液循环，增强肌肉力量，预防各类并发症，尽早恢复肢体和全身功能，是髋关节置换术成功的重要环节。接受髋关节置换术者多为老年人或长期受疾病所困而体质较弱者，置换后如治疗不当易发生多种并发症，如压疮、肺不张、肺炎、泌尿系感染、下肢深静脉栓塞、肌肉挛缩、关节僵直及假体脱位等。只有尽快恢复患者的髋关节功能，减少肌肉萎缩、关节僵硬、失用性骨质疏松，从而避免长期卧床带来的压疮、坠积性肺炎、泌尿性感染等并发症，才能极大提高患者的生活质量，减少住院时间及卧床时间。置换术后早期的功能锻炼是必要的，通过早期康复训练，可以促进患者肌力和关节功能的早日恢复，对于维持髋关节稳定性、恢复髋关节功能、减轻关节负载、减少假体松动率及置换术后并发症具有重要意义。

四、术后康复治疗原则

康复训练时应遵循个体化、渐进性、全面性三个原则，由轻到重，由易到难，由被动到主动。进行髋关节置换术的多为老年患者，体力相对不足，功能需求也与年轻人不同，在保证日常生活活动能力的前提下，康复治疗应量力而行。同时，应有全面康复的概念，不仅锻炼患肢，还应注重健侧下肢与双上肢的主动活动、呼吸训练及心理治疗。训练中出现疼痛、肌肉僵直等，应调整训练次数和幅度，避免过度活动造成再损伤。

五、适应证

所有接受人工髋关节置换手术的患者，只要有进行康复治疗的意愿，治疗依从性良好；伤前生活质量及活动水平较好；以及全身状况能够耐受，就应该接受积极的康复治疗。如果患者在术后出现严重的心、脑血管疾病等并发症，或患者本身存在认知功能障碍等，可能影响康复治疗的效果。即便如此，对此类患者也应进行相应的功能训练和健康宣教。

六、注意事项和禁忌证

髋关节置换术后早期要注意预防髋关节脱位和下肢深静脉血栓的发生。置换后早期的康复训练可促进血液循环，提高全身抵抗力，减轻肿胀，预防各种并发症，也可预防下肢深静脉血栓的发生。

髋关节脱位最常发生于早期，故康复治疗应注意置换后肢体的摆放，其患者下肢应放在外展位，若能达到这一要求，基本上可防止髋关节脱位的发生。置换后 2 d 内，因负压引流管未拔且麻醉后下肢肌肉相对处于松弛状态，置换后康复应以防止关节脱位和患肢静脉血栓的发生为主。抬高患肢并主动活动距小腿关节（踝关节），有利于患肢静脉回流。在关节囊纤维瘢痕化以前，关节周围软组织相较松弛，患髋屈曲、内收、内旋时关节有脱位倾向。

七、术后分期康复治疗

术后康复与手术入路及人工关节类型关系密切，所以术后康复治疗要与之相符，严格体现个性化原则。

（一）术后早期

炎症期（术后 1 ~ 4 d）。此期手术部位存在较为明显的炎性反应，康复治疗重点为减轻局部炎症反应，消肿止痛，促进血液循环，预防感染，防止下肢深静脉血栓形成，恢复功能移动性，在进行一切活动中时刻避免髋关节脱位的禁忌动作。

此阶段的短期康复目标使患者能独立进行转移，安全上下床、坐椅、如厕，使用助行器在平地上独立走动，能进行基本的日常生活活动。

（1）正确的体位摆放及应避免的动作：术后床上体位应保持仰卧位，患肢外展并在两腿之间放一枕头，另在患肢外侧放一枕头以防止髋关节外旋。如侧卧应尽量保持健侧卧位并使用外展枕垫。抬高患肢，在患肢下垫枕头减轻肿胀，但应避免在患侧膝关节下长期垫枕头以防止出现屈曲性挛缩。避免髋关节内收、内旋、跷“二郎腿”及下蹲等动作，4 ~ 6 周内髋关节屈曲不可超过 90°。

（2）指导患者进行肌力训练，包括股四头肌、腘绳肌及臀肌的等长收缩训练每天不少于 300 次，在不增加疼痛的前提下尽可能多做。

（3）麻醉解除后即可开始主动屈伸足趾及踝关节，进行踝泵训练：躺于床上最大限度地反复做踝关节背屈和跖屈动作，足画圈动作被认为能有效增加其作用。有助于促进血液及淋巴的回流，减轻肿胀，对预防深静脉血栓有重要意义。

（4）关节活动度训练：仰卧位髋关节屈曲至45°，坐位伸膝及屈髋（<90°）训练，站立位髋关节后伸、外展及膝关节屈曲训练，每个动作10～15次为1组，每天4～5组。

（5）早期负重训练：骨水泥固定假体术后1 d即应适当下地活动，并且利用助行器进行对称性负重及交替步态训练，此时应注意避免长时间下地活动。生物型假体置换术术后开始负重时间要遵循骨科手术医师意见，目前使用的紧密贴配人工关节多主张尽早开始渐进性部分负重，最初负重体重的10%～20%，至术后6周逐渐达到100%负重。无论骨水泥或生物型全髋关节置换术，如果同时行截骨术，更应严格遵循骨科手术医师意见，开始负重多限制于足尖接触负重或只负重体重的10%～20%。

（6）基本的日常生活活动训练：指导患者正确地掌握体位转移、上下床、坐姿、如厕及行走，进行非交替性上下台阶训练，并且适当地进行环境改造以便患者适应早期生活的需要，如将马桶垫高、利用拾物器捡物品等。

（7）加强双上肢及健侧下肢的活动，每天应适量地进行主动活动训练，以维持良好的身体状态，避免肌肉萎缩等情况出现。

（8）使用冷冻疗法及患肢气压式血液循环仪，用以减轻疼痛及控制肿胀，防止下肢静脉血栓的形成。

晋级标准：患者能够实现对称性负重及非防痛步态，则可从助行器过渡到使用手杖或腋杖行走。

（二）术后中期

愈合期（术后5～21 d）。此阶段为皮肤、关节囊、肌肉和肌腱的愈合期，手术后3周时，皮肤已经愈合，关节囊、肌肉和肌腱也已基本愈合。康复治疗的重点为继续减轻局部炎症反应，密切观察伤口情况，监测疼痛水平，预防关节粘连及肌肉萎缩，进行肌肉柔韧性训练，进一步消除代偿性步态。继续坚持避免髋部禁忌动作仍然是必不可少的。

（1）继续坚持第一阶段训练，并且适量增加训练强度。

（2）开始CPM训练：每天2次，每次30 min，活动角度在无或微痛情况下逐渐增大，屈曲<90°，训练后冰敷15～20 min。

（3）俯卧位股四头肌、腘绳肌和臀肌皮筋抗阻训练：训练要在无痛的情况下进行，根据患者的情况酌情增加训练的频率及强度。

（4）提踵训练：训练应在无痛的情况下进行，并且贯穿于整个步态训练过程。10～15次为1组，每天4～5次，根据患者情况逐渐调整训练强度。

（5）蛤壳式运动：侧卧位，利用外展枕垫进行蛤壳式运动可分别加强臀中肌及伸髋肌肌力，训练应在无痛的情况下进行。10～15次为1组，每天4～5次。

（6）步态训练：指导患者使用手杖或腋杖的步态训练，逐渐使患者能够脱离辅助离床走动。

（7）平衡及本体感觉训练：双足站立位，左右移动重心，逐渐增加患肢负重。每次5 min，每天4～5次。

(三)术后中后期

愈合后期(术后3~8周)。此阶段皮肤、关节囊、肌肉和肌腱已基本愈合,物理治疗的重点包括:继续观察、监测疼痛,恢复正常步态,增强柔韧性及肌力,结合功能性活动,注意髋部禁忌动作。

(1)将第二阶段进行的训练计划作为此阶段的训练基础。

(2)继续进行CPM训练,并开始髋关节后伸练习,8周后髋关节应达到后伸0°~15°的角度。

(3)对腘绳肌、股四头肌、髋内旋肌和跖屈肌进行评估,针对不足之处指导患者进行恰当的训练,包括仰卧位蝶式牵张练习、改良的Thomas试验牵张练习、俯卧位屈膝牵拉股四头肌及髋部屈肌和腓肠肌牵伸练习。

(4)继续进行并适度加强蛤壳式训练和股四头肌、腿绳肌、臀肌抗阻训练,开始下肢闭链肌力训练(<0°~80°),重点放在离心运动控制及向心运动控制,逐渐从双侧过渡到单侧,并适当地调整阻力,训练时避免髋关节禁忌动作的出现。

(5)加强髋周力量的强化训练:仰卧位可耐受无痛足跟滑动练习后,即可开始屈髋肌的强化训练,此训练应晚于坐位屈膝练习,并不强调仰卧位直腿抬高练习,因为在进行该动作时,可产生相当于体重3倍的外力作用于髋关节。

(6)脚踏车训练:一旦患者能自行上下脚踏车,则可开始脚踏车训练,注意调整车座的高度以避免髋关节禁忌动作的出现。此训练可改善髋关节活动度,还可改善心血管系统与下肢肌肉力量。每次20~30 min,每天2次。

(7)反向活动平板训练:低速反向活动平板训练可加强髋部伸展及股四头肌和腘绳肌肌力,同时使步长正常化以及增强协调性,该训练的变量应循序渐进地增加。

(8)前向上台阶练习(从10 cm至20 cm):一旦患者可在无辅助装置下离床走动,即可开始前向上台阶练习。当患者能够无痛越过台阶,并保证一定的对线性及控制力,台阶的高度可从10 cm、15 cm到20 cm逐步提高。

(9)本体感觉/平衡训练:双侧动态活动练习及单侧静态站立练习。对于不稳定平面,如单向摇板可从矢状面开始,逐步过渡到冠状面,可根据情况使用平衡系统训练仪进一步提高平衡性。

(10)继续加强步态训练,此阶段结束后应达到无辅助装置下正常步态行走,并加强日常生活活动的训练。

晋级标准:术后8周随访,根据手术医师认可解除髋部限制动作。水肿及疼痛均已得到控制,髋关节后伸0°~15°,无辅助装置下正常步态行走,可登上10 cm高的台阶,独立地进行日常生活活动。

(四)术后恢复期

此阶段(术后8~14周)的训练重点为后期强化训练及功能性恢复,髋关节屈曲活动度可>90°。

(1)髋关节屈曲练习:可开始进行仰卧位以毛巾辅助将单膝贴近胸部的练习,同时也可开始双侧标准的 Thomas 式牵拉。第三阶段所有的垫上训练均应继续进行，并适当加大强度。

(2)弹力带下蛤壳式运动：进一步加强髋外展及外旋肌肌力，加强各方向直腿抬高练习，以增加髋周肌力力量。

(3)继续加强下肢闭链练习：可将运动弧增加至90°，并逐渐过渡到蹲位，最初可背靠墙开始，逐渐进展到独立站立状态下的下蹲练习。若患者可维持对线稳定，则可适当增加手部负重。

(4)加强髋关节渐进性抗阻训练，可用弹力带及多功能髋部训练机进行训练。

(5)继续前向上台阶练习，并开始前向下台阶练习(从 10 cm 高度开始)。上台阶练习逐步增加到 20 cm 高，小量增加手部负重，可进一步增强股四头肌、腘绳肌及髋部伸肌肌力，为患者进行交替性台阶练习及负载做好准备。此阶段应密切注意关注下肢力线，以避免损伤。

(6)本体感觉及平衡训练：本体感觉及平衡训练仍是这一阶段的重点，此时可开始闭眼单腿站立练习和(或)多向不稳定平面平衡练习。

(7)日常生活活动训练：鼓励患者进行常规的功能性活动，如日常穿、脱鞋袜，以帮助其恢复功能适应性。

康复终结标准：患者双腿可交替性爬楼梯，独立地穿、脱鞋袜，髋关节功能范围、定时起立行走时间及单腿站立时间均达到相应年龄组正常值范围内，恢复体育活动或更高级的功能性活动。

第二节　膝关节挛缩松解术后康复

一、疾病及相应手术治疗概述

(一)手术目的

松解挛缩，矫正膝关节畸形。

(二)常见病因

髂胫束挛缩，屈髋畸形继发；股四头肌瘫痪，膝关节后侧肌群失去拮抗肌，加上体位和重力作用，膝后软组织逐渐挛缩。

(三)适应证

因各种原因所致的膝关节软组织挛缩而出现的屈膝畸形，年龄 8 岁以上者。

(四)手术准备

挛缩松解术一般常用器械。根据膝关节屈曲畸形的大小和患肢的周径，组装相应的膝关节牵伸器。

(五)手术过程

患者仰卧，助手最大限度伸直膝关节，如患者有髂胫束和股二头肌明显挛缩，可在使用牵伸器之前于膝上外侧做小切口给予松解。用2 mm克氏针先平行股骨内外髁偏后经铰链孔穿一针，用以确定膝关节的旋转中心，然后在股骨和胫骨上各安装2个钢环，各交叉穿两组2 mm克氏针，用紧针器将细钢针拉紧锁定，术中即刻部分旋转伸长膝后的伸缩杆，使腘后软组织产生一定张力，闭合伤口。

二、系统康复原则

(一)康复目标

1. 住院期间的康复目标

恢复膝关节的功能性、无痛和活动范围。减轻水肿和疼痛，促进切口完全愈合。可轻度功能性使用膝关节和整个下肢，使未受累关节主动活动。对患者进行全面的健康教育，使患者能够正确地进行综合锻炼和夹板固定训练。

2. 出院后的康复目标

(1)术后2～4周，进行康复练习使ROM达0°～125°，使髌骨达到良好的活动度，减轻手术部位肿胀，恢复正常步态，可无痛行走，在无痛且控制良好的条件下迈上20 cm高阶梯。

(2)术后4～8周恢复正常ROM。保护髌股关节，下肢具有在无痛且控制良好的条件下从20 cm高的阶梯上迈下的能力。提高ADL耐力和下肢灵活性。

(3)术后8～12周，患者可无痛跑步。最大限度提高力量和灵活性，以满足ADL的要求，跳跃试验时双下肢对称度达75%以上。

(4)术后12周后，患者对专项运动动作没有恐惧感，获得最大力量和灵活性，满足专项运动的要求，跳跃试验时双下肢的对称度达85%以上。

(二)康复过程的原则与方法

1. 康复原则

依据膝运动解剖学与运动力学特点，解决膝关节功能运动对膝周围组织剪切力、压力与肌肉萎缩，以及股、胫骨相对滑动和滚动对移植韧带的牵拉等问题；依据不同的损伤、手术方式，以及手术后需解决的具体问题，有针对性地制订、修正与手术配套的个体化方案。

2. 康复方法

术后0～2周，可行踝泵运动、压膝运动、滑板训练、直腿抬高训练、弹力带训练等。

术后2~8周，术肢行负重训练、上下阶梯训练，此期间要避免关节再次挛缩和粘连。术后8~12周，行肌力强化训练，使用综合康复训练器进行抗阻力肌力训练。术后12周后，可进行游泳、跑步、骑自行车等提高术肢灵活性、敏捷性的训练。

三、术后早期住院康复

（一）术后0~4 d

控制术后疼痛和肿胀，注意伤口护理，密切观察伤口渗血情况，密切观察患肢远端血运、运动及感觉。

（二）术后4~7 d

促进伤口愈合，继续控制术后疼痛和肿胀，对未受累关节进行功能活动。

（三）术后1周至出院

膝关节被动屈曲至90°~100°，强化肌力练习。开始在指导下进行膝关节活动度练习，坐椅子上患足踩地：每天4次，每次5个。佩戴支具，术后支具由术者定制（现成支具、髌骨护膝等）。ROM和肌力增加后，可增加其他闭链运动训练，如静蹲（静蹲可以减少向后剪切力，抵抗向前的拉力），并增加强化平衡训练。

四、术后居家康复

（一）术后2~4周

随着股四头肌控制能力的提高，将支具调节到0°~50°。在可耐受的范围内逐步增加负重，间断扶拐步行以恢复正常步态。水下踏车训练可减少步行训练过程中患肢负重。继续强化训练，包括单侧肢体负重、多平面支撑和干扰训练。让患者闭眼改变视觉，或者在平衡练习时接球和扔球，将更有针对性训练躯体感觉系统。加快对负荷的神经肌肉反应时间，可增加膝周的动态稳定，保护静态的重建组织，防止过度疲劳或再损伤。增加用弹力带抗阻练习健侧外展和伸直，逐步增加向前上台阶等单腿闭链运动练习，以强化力量和神经肌肉训练。术后4周，患者应可无痛地迈上20 cm高阶梯和完全控制下肢。

（二）术后4~8周

继续辅助下主动ROM练习并开始股四头肌牵伸（仰卧位和俯卧位），开始向前迈下阶梯的训练，台阶的高度从10 cm逐步递增到15 cm、20 cm。在踏车上倒走练习时逐步增加倾斜角度，以增强股四头肌肌力。行渐进性静蹲练习、蹬踏练习、弓箭步练习、倒走或往后跑踏车练习。

(三)术后8~12周

在患者能顺利迈下20 cm高台阶后,开始在踏车上进行向前跑步练习,继续下肢力量和灵活性练习。当力量足够后,开始功能往复运动练习。行等张伸膝练习至全弧无痛、无捻发音。行等速练习,从快速到中速。

(四)术后12周

术后12周后重点是患者的运动及其在运动中的姿势。继续强化下肢力量、敏捷性和灵活性,强化功能往复运动,纠正力量和灵活性的不足,针对专项运动进行功能往复运动和灵活性训练,包括真正的接触或非接触运动训练。

第三节 髌骨骨折及近端、远端重建术后康复

一、疾病及相应治疗概述

(一)解剖结构及病理基础

髌骨略呈三角形,尖端向下,被包埋在股四头肌腱部,其后方是软骨面,与股骨两髁之间软骨面相关节,即髌股关节。髌骨后方的软骨面有条纵嵴,与股骨滑车的凹陷相适应,并将髌骨后软骨面分为内外两部分,内侧者较厚,外侧者扁宽。髌骨下端通过髌韧带连于胫骨结节。

髌骨是膝关节的一个组成部分,切除髌骨后,在伸膝活动中可使股四头肌肌力减少30%左右,因此,髌骨有保护膝关节、增强股四头肌肌力、伸直膝关节最后10°~15°的作用,除不能复位的粉碎性骨折外,手术应尽量保留髌骨。髌骨后面是完整的关节面,其内外侧分别与股骨内外髁前面形成髌股关节,在治疗中应尽量使关节面恢复平整,减少髌股关节炎的发生。横断骨折有移位者,均有股四头肌腱扩张部断裂,致使股四头肌失去正常伸膝功能,治疗髌骨骨折时,应修复肌腱扩张部的连续性。

(二)髌骨骨折概述

髌骨骨折由直接暴力和肌肉强力收缩所致。直接暴力多因外力直接打击在髌骨上,如撞伤、踢伤等,骨折多为粉碎性,其髌前腱膜及髌骨两侧腱膜和关节囊多保持完好,骨折移位较小,亦可为横断骨折、边缘骨折或纵形劈裂骨折。肌肉强力收缩者,多由于股四头肌猛力收缩所形成的牵拉性损伤,如突然滑倒时,膝关节半屈曲位,股四头肌骤然收缩,牵拉髌骨向上,髌韧带则固定髌骨下部,而股骨髁部向前顶压髌骨形成支点,三种力量同时作用造成髌骨骨折。肌肉强力收缩多造成髌骨横断骨折,上下骨块有不同程

度的分离移位，髌前筋膜及两侧扩张部撕裂严重。

（三）髌骨骨折常见治疗概况

1. 手法整复外固定

对于稳定性髌骨骨折，可以进行手法整复外固定方法治疗。髌骨骨折属关节内骨折，在治疗时必须达到解剖复位并修复周围软组织损伤，才能恢复伸膝装置的完整，防止创伤性关节炎的发生。复位后的髌骨可以行石膏外固定或髌骨爪固定。

2. 闭合穿针加压内固定

适用于髌骨横形骨折手法复位、外固定有困难者。方法是在上下骨折块上分别穿入一根钢针，注意进针方向须与髌骨骨折线平行，两根针亦应平行，穿针后整复髌骨骨折，将两针端靠拢拉紧，使两骨折块接触，稳定后再拧紧固定器两段螺钉，术后用长木板或石膏托将膝关节固定于伸直位。

3. 切开复位内固定

适用于髌骨上下骨折块分离较为明显，其他固定方法失败者。髌骨属于关节内骨折，关节面的平整对后期髌股关节面功能的恢复及减轻膝关节退变非常重要。切开复位内固定可以使关节面稳定，患者能早期下床活动，早期恢复膝关节屈伸功能。目前以不锈钢丝、张力带钢丝或记忆合金等固定最为常用。

二、系统康复原则

（一）康复目标

最大限度恢复膝关节屈伸活动功能，保护髌骨骨折手术后位置，减缓膝关节退变。

1. 住院期间的康复目标

维持手术后骨折断端位置稳定，减轻膝关节肿胀，减轻疼痛及炎症反应。

2. 出院后的康复目标

逐渐恢复膝关节屈伸活动度，避免再次骨折错位，促进骨折早期愈合。

（二）康复过程的原则与方法

1. 康复原则

维持髌骨骨折手术后位置稳定，促进骨折愈合。逐渐恢复膝关节屈伸活动功能。

2. 康复方法

（1）深吸气呼气、引体屈臂。

（2）仰卧起坐。

（3）空蹬自行车。

（4）勾脚绷腿。

（5）空蹬绷腿。

（6）下肢旋转摆动。

（7）悬空屈腿。

(8)直腿抬高。

(9)屈髋屈膝,外展内收。

三、术后早期住院康复

(一)术后7 d以内

(1)消除膝关节肿胀,膝关节手术后用弹力绷带固定,抬高患肢20°~30°以增加患肢静脉回流。

(2)疼痛控制:适当选择非甾体抗炎药应用,避免膝关节疼痛,有利于早期开始恢复性功能锻炼。

(3)手术后1 d即可指导患者行平卧位双上肢扩胸及深呼吸功能锻炼,健侧下肢抗阻力锻炼。每天3次,每次以不诱发患处疼痛等不适症状为度。

(4)手术3 d后行患肢股四头肌等长收缩功能锻炼,行踝关节背伸跖屈功能锻炼,每次收缩保持3~6 s,放松同等时间,适应后适当增加保持时间。

(5)手术3 d后行髋膝关节持续被动屈伸运动(使用CPM机),关节活动范围从小到大,一般从40°活动范围开始,每天增加5°,幅度逐渐增加。每天2次,每次1 h。

(二)术后1~2周至出院

(1)卧床时继续保持患肢抬高,继续进行平卧位双上肢扩胸及深呼吸功能锻炼。

(2)手术1周后继续行股四头肌等长收缩功能锻炼,加强踝关节背伸跖屈功能锻炼,每次收缩保持10 s,放松同等时间,适应后适当增加保持时间。

(3)继续行髋膝关节持续被动屈伸运动(使用CPM机),关节活动范围逐渐增加。

(4)1~2周开始鼓励患者行足、踝、髋关节屈伸功能锻炼。开始坐于床边,下肢悬垂于床边,逐渐伸直膝关节锻炼。

四、术后居家康复

居家康复应当重视全身功能的康复,下肢负重功能及下肢行走功能的恢复,改善患者生活环境,以有利于患者恢复日常活动和工作能力。

(一)有氧运动训练

(1)继续进行平卧位双上肢扩胸及深呼吸、健侧下肢抗阻力等功能锻炼。

(2)继续行股四头肌等长收缩功能锻炼,加大踝关节背伸跖屈功能锻炼。逐渐增加勾脚锻炼。

(3)2~4周继续髋膝关节持续被动屈伸运动(使用CPM机),活动范围从小到大,一般从40°活动范围开始,逐渐达到90°。进行主动屈伸髋膝关节活动。

(4)2~4周后,可行床上臀部上抬、患肢水平外展内收、髋部后伸训练,主要增加臀大肌、腘绳肌、臀中肌及阔筋膜张肌肌力。髋关节幅度逐渐增加,达到90°活动范围。

(5)2 周后嘱患者扶双拐站立锻炼,逐渐负重,也可借助助行器进行行走训练计划。

(6)髌骨可以行左右上下推动练习。每天 10 次,每次 3 min。避免髌骨关节面粘连。

(7)恢复下肢负重功能。4 ~6 周后继续行正常范围内的髋膝关节主、被动屈伸功能锻炼,继续行直腿抬高、髋部外展内收锻炼,幅度逐渐增大。

(8)6 ~8 周逐渐增加负重力度,双拐力量逐渐减小,增加患肢抗阻力训练。逐渐去除双拐,平路行走。

(9)8 ~12 周后练习去除双拐,上下楼负重练习。

(二)关节功能维持

髌骨骨折后要按照踝关节、髋关节、膝关节顺序进行关节功能恢复锻炼。

1. 踝关节恢复

手术后 3 d 开始踝关节屈伸、内收外展功能活动,1 周后达到正常活动范围。

2. 髋关节恢复

手术后 1 ~2 周行髋关节主、被动屈伸活动,2 ~4 周关节屈伸活动度逐渐达到 90°;4 ~6 周后髋关节活动范围到达正常。

3. 膝关节恢复

手术后 1 ~2 周开始行膝关节被动屈伸活动,一般第 1 周屈曲约 60°,第 2 周约 90°,2 ~4 周开始膝关节主动屈伸活动,4 ~6 周后膝关节屈伸活动范围达到 90°以上,屈伸功能基本恢复正常,6 ~8 周后膝关节主被动屈伸活动达到正常活动范围。

五、祖国医学的应用

髌骨骨折多伴有膝关节严重肿胀,初期可用利水逐瘀法以祛瘀消肿,具体方药参照股骨髁间骨折。若采用穿针或外固定器治疗者,可以清热解毒饮合剂加泽泻、车前子;肿胀消减后,可服三七接骨丸;后期关节疼痛活动受限者,可服养血止痛丸。

外用药初期肿胀严重者,可外敷速效消肿膏。无移位骨折,可外贴接骨止痛膏。去固定后,关节强硬疼痛者,用展筋丹按摩或涂擦展筋酊,并可用活血通经、舒筋利节之苏木煎或舒筋活血散外洗。

六、康复过程中的注意事项

髌骨骨折属于关节内骨折。骨折后膝关节肿胀较为明显,手术时应注意关节面的恢复。在髌骨骨折恢复过程中,应注意膝股关节功能的磨造,可以选择不负重主、被动屈伸膝关节进行,恢复膝关节关节屈伸活动功能,减缓膝关节髌股关节面的退变。

第四节　肩部骨折及脱位术后康复

一、疾病及相应治疗概述

（一）解剖结构及病理基础

肩部是上肢与躯干的接合部，由胸骨上端、锁骨、肩胛骨和肱骨上端分别连接组成4个关节——喙锁关节、肩锁关节、肩关节和肩胛胸壁关节。

肩胛骨为一不规则扁平骨，贴附于胸壁后部。肩峰和锁骨外端构成肩锁关节，肩胛盂和肱骨头构成肩关节，又称肩肱关节。肩胛翼、喙突和肩胛冈则供肌肉附着。

肢骨上端为一大而圆的肱骨头。肱骨头与肱骨干的连接处稍细，名解剖颈，是关节囊的附着处。肱骨上端前方有2个骨性隆起，靠外上方者较大，是大结节，靠内下方者较小，是小结节，均为肌肉的附着点。大、小结节和肱骨干的交界处比较薄弱，肱骨上端骨折多发生于此处，故名外科颈。肱骨上端有3个骨骺，分别属于肱骨头和大、小结节。此3个骨骺在5岁左右融合成帽状，20岁左右与肱骨干融合。

肩锁关节由锁骨外端和肩峰关节面构成，其稳定性除依靠关节囊和肩锁韧带外，还由坚强的喙突和锁骨间的斜方韧带和锥状韧带（统称喙锁韧带）加强。正常肩锁关节约有20°的活动范围。

肩关节由肱骨头和肩胛盂的关节面构成。肩胛盂为一上窄下宽的长圆形凹面，向前下外方倾斜，盂面上覆盖着一层中心薄、边缘厚的透明软骨，其边缘由纤维软骨构成的盂唇所围绕。肩关节囊也比较松弛，其前方由喙肱韧带和盂肱韧带加强。正常肩关节有120°左右的活动范围。

肩胛骨和胸壁之间并无关节，仅有丰富的肌肉联系。但肩胛骨可通过胸锁关节和肩关节在胸壁上做旋转活动，其活动范围约等于上述两个关节活动度范围之和，为60°左右。由于肩胛骨在胸壁上的旋转运动，正常人上肢可上举到180°左右，肩关节融合后，患侧上肢仍有约60°的外展和前屈活动，通过练习和代偿，活动范围还可以加大到80°左右。

（二）肩部常见骨折及脱位概述

1. 肱骨外科颈骨折

肱骨外科颈骨折较常见，多为间接暴力所引起。临床上可分为以下4种类型。

（1）稳定型骨折：由直接暴力引起，造成外科颈骨折，或合并大结节骨折。骨折线多为横行，无移位。骨折后暴力继续作用，使骨折端互相嵌插，短缩移位。

（2）外展型骨折：由于上肢外展，跌倒时掌心着地传达暴力引起。肱骨头内收，肱骨干外展。骨折端外侧多嵌插而内侧分离。有时远、近两骨折端重叠移位，肱骨干位于肱骨头的内侧，骨折端形成内成角畸形。

(3)内收型骨折：与外展型骨折相反，亦因传达暴力引起。肱骨头外展，肱骨干内收，骨折端外侧分离而内侧嵌入或肱骨干移位于肱骨头外侧，骨折端形成外成角畸形。

(4)肱骨外科颈骨折伴肩关节脱位：患肢在外展外旋位所受的暴力严重，除引起外展型骨折外，若暴力继续作用，就可能引起远端骨块插入肱骨头并向前下方移位。

2. 肩胛骨骨折

肩胛骨被许多肌肉包裹，故骨折少见。多由直接或间接暴力引起，多发生在肩胛体和肩胛颈。肩胛冈骨折移位甚少，治疗方法与肩胛体相同。

3. 喙突骨折

喙突骨折，可将肘关节屈曲至90°以上，肩关节内收位固定，以放松肱二头肌与喙肱肌，使分离的骨折块靠近。

4. 肩峰骨折

肩峰骨折无移位或移位不多时，用三角巾悬吊患肢1～2周即可。对远端骨折向上移位者，可用治疗肩锁关节脱位方法压迫固定。

5. 肱骨大结节骨折

临床上分为以下4种。

(1)无移位的单纯大结节骨折。

(2)有移位的单纯大结节骨折。

(3)合并肩关节脱位的大结节骨折。

(4)合并外科颈骨折的大结节骨折。

6. 肱骨(肱骨)头骨骺分离

肱骨头骨骺分离均为18岁以下患者，骨骺未闭合时传达暴力所致。较为少见，如果出现，可以选择手法复位，如果手法整复失败，可以选择切开复位内固定、切开复位钢针交叉固定等，一般不会对骨骺发育造成严重影响，如果骨骺坏死或肱骨头发育畸形，可以选择肱骨头切除术。

7. 肱骨解剖颈骨折

较为少见，患者多为老年人。为跌倒时掌心着地，传达暴力所致。手法不易整复，且易发生无菌性坏死。可采用切开复位内固定或肱骨头切除术。

8. 肩关节脱位

在临床上较为常见。组成关节的肱骨头大，肩胛盂浅，关节囊和韧带薄弱松弛，因此，当上肢遭受外力作用时，肱骨头容易穿破关节囊而发生脱位。新鲜的外伤性肩关节脱位，按肱骨头与肩盂的关系，可分为前脱位、盂下脱位和后脱位三类。前脱位，又包括喙突下、锁骨下和胸腔内脱位。其中以喙突下脱位较常见。

肩关节脱位的病理改变主要为关节囊的破裂和肢骨头移位。关节囊的破裂多在关节盂的前下缘和下缘，少数在后缘。有时关节囊附着处撕裂，甚至纤维软骨唇或骨性盂缘一起撕脱。肱二头肌长头与关节囊密切相连，偶尔可由结节间沟滑至肱骨头的后侧，阻挡肱骨头复位。有些患者在脱位时，肱骨头后侧受到关节盂前缘的挤压或冲击而发生凹陷性骨折，甚至肱骨头后侧被冲击而脱落。肩关节脱位合并神经和血管损伤较少。腋神经或臂丛神经内侧束有时被肱骨牵拉或遭受肱骨头压迫，产生不同程度的神经功能障碍。

9. 外伤性肩锁关节脱位

较为常见。可由直接暴力自上而下冲击肩峰，或因间接暴力过度牵拉肩关节向下，均能引起肩锁关节脱位。该关节的稳定靠肩锁和喙锁两条韧带维持。肩锁韧带断裂时，仅能引起半脱位，喙锁韧带断裂时则引起全脱位。

（三）肩部骨折及脱位常见治疗概况

1. 外科颈骨折治疗方法

对无移位骨折，无须整复骨折。特别是老年人的嵌插型骨折，只用三角巾悬吊患肢，并加强功能锻炼即可。对有移位骨折应施行复位及固定治疗，特别是对青壮年患者应将骨折整复复位。对于手法复位不理想或不成功者，禁忌暴力刺激及反复整复，可应用切开复位内固定术。

（1）手法整复夹板固定：患者仰卧位或靠坐位，患肢放于适中位置，即肩关节外展90°、前屈30°～45°、外旋45°、肘关节屈曲90°左右。用2%利多卡因局部血肿内麻醉。一助手用宽布带穿过患侧腋下向上向健侧牵拉，另一助手持患肢腕关节上方顺势向远端牵拉。内收型骨折使患肢逐渐外展，术者站于患肢外方，两手持骨折端，用力推挤远折端向内向后，使之平复，并维持对位。外展型骨折使患肢内收、前屈，横过胸前，同时使之复位，复位后小夹板固定，夹板固定时间4～6周，骨折临床愈合后拆除。

（2）闭合穿针内固定：对肱骨上端严重移位骨折、粉碎性骨折或骨骺分离，闭合整复骨折不稳定者，可用克氏针经皮内固定。此法尤其适于老年人骨折。在透视下进行撬拨复位和内固定，复位前必须有最近的正侧位X线片，对复位方法、最有利的进针部位、撬拨方向等预先做好充分考虑再进行撬拨。进针方法有顺行插针法、倒行插针法、混合插针法。闭合穿针内固定手术后，常用上肢吊带固定3～4周：由肩外侧做克氏针经皮内固定术后，用上肢吊带固定3周，至手术后6周，做小切口，取出克氏针，加强主动活动锻炼；老年骨折患者在术后第2天开始主动锻炼。

（3）切开复位内固定：适用于骨折移位严重，骨折端不稳定，并有软组织嵌入其间，手法整复或外固定治疗失败者，或治疗时间较晚已不能用手法整复者。高位臂丛麻醉，患者仰卧位，患肩垫高。自肩锁关节前下方沿锁骨外1/3向内到三角肌和胸大肌之间，转向外下延伸做弧形切口，长12～14 cm，切开皮肤、皮下组织和深筋膜，在肱三角肌和胸大肌之间分离，保护头静脉，将三角肌向外牵开，胸大肌向内牵开，即显露肱二头肌长头。

清除局部血块，即可查清两骨折端的位置和肱骨头脱位位置。助手两只手持续牵引患肢，协助术者进行肱骨头脱位或骨折端复位，用骨膜剥离器将骨折端复位，并将两骨折端互相抵紧，观察骨折端对位的稳定情况，可选用螺钉或接骨板内固定。检查清洗伤口，放置引流，逐层缝合伤口，术后将伤肢用外展架固定于外展60°～70°、前屈30°～45°。术后在患肢无痛的情况下，即开始患肢未固定部位的功能锻炼。1～2 d后拔去引流管，10～14 d拆除缝线，4～6周拆除外展架，摄片检查骨折愈合情况。

2. 大结节骨折治疗方法

无移位的单纯大结节骨折，仅用三角巾悬吊患肢，1 周后开始主动活动。有移位的单纯大结节骨折，先采用手法整复。患者仰卧，局麻后将患肩缓慢外展、外旋，直至透视下大结节骨折确已复位，然后用上肢外展支架固定。4 ~6 周后除去外固定。如果手法不能整复，骨折块被拉至肩峰下时，应切开复位内固定。切开复位后，用螺钉、可吸收螺钉、钢丝等固定。术后用三角巾悬吊患肢，2 周后练习活动。

3. 肩关节脱位治疗方法

(1)手法复位固定：常采用手牵足蹬法。患者仰卧，术者站于患侧，双手握住患肢腕部，并将足底伸入患侧腋下，右肩用右足，左肩用左足。逐渐用力牵引患肢，使足起到反牵引和杠杆的支点作用，先做轻度外展、外旋，然后内收、内旋，此时肱骨头可自关节囊的破口滑入关节囊。复位后将上臂保持在内收、内旋位，肘屈曲至 90°，上臂用绷带固定于胸壁。用腕颈带或三角巾将患肢悬吊上肢胸前 3 周。固定期间鼓励患者练习腕和手指活动。去固定后加强肩关节主动活动，以防肩关节周围粘连。

(2)切开复位内固定：新鲜性肩关节脱位有以下情况时可考虑切开复位。

1)合并神经血管压迫症状者。

2)肱二头肌长头向后滑脱阻碍手法整复者。

3)合并大结节撕脱骨折，骨折块卡在肱骨头与关节盂之间，影响关节复位者。

4)合并肱骨外科颈骨折，手法不能整复者。切开后根据情况，选择外展支架三角巾悬吊等固定方法进行外固定。固定上臂于外展外旋40°位。3 周后去除外固定架，练习主动活动。

二、系统康复原则

(一)康复的目标

康复目标主要有以下几条：保护肩部骨折脱位复位后位置；减轻局部疼痛及炎症反应；避免肩关节僵硬，逐渐增加肩关节的活动度；促进骨折早期愈合和脱位早日稳定；促进肩部肌肉力量及活动度的恢复；促进上肢功能恢复。

1. 住院期间的康复目标

(1)肩部骨折住院期间康复目标：维持骨折断端位置稳定，减轻疼痛及炎症反应，减少并发症发生。

(2)肩部脱位的康复目标：维持脱位的骨关节位置，减轻疼痛，减少肩周炎发生。

2. 出院后的康复目标

逐渐增加肩关节的活动度，避免再次骨折错位或再次脱位，促进骨折早期愈合，促进上肢功能恢复。

(二)康复过程的原则与方法

1. 康复原则

在不影响骨折端稳定、骨折愈合的情况下逐渐行全身、肩部、上肢的功能锻炼。

2. 康复方法

(1)握拳练习。

(2)屈伸肘关节。

(3)肩部肌肉等长收缩功能锻炼。

(4)后伸肩关节锻炼。

(5)肩关节内收、外旋、前屈、后伸、外展、上举等肌肉等张功能锻炼。

三、术后早期住院康复

(一)术后4 d以内

(1)疼痛控制:一般肩部骨折或脱位手法整复或手术后疼痛较明显,一般患者不能够忍受,可以给予非甾体抗炎药;不能止痛者,可以选用镇痛泵或吗啡类止痛药物。

(2)手法整复固定或手术后应用上肢悬吊带悬吊患肢,如果肩部肌肉力量较差、局部骨质疏松,应佩戴上肢外展支架(在医生指导下进行)。骨突处应加棉垫适当保护,固定时松紧要适当,避免太紧出现腋神经及腋动、静脉挤压。注意观察患肢的末梢循环情况。

(3)固定3 d内肩部主要为制动休息,避免局部出血。

(4)固定早期(3 d~1 周),应去除肩部悬吊带,进行手部、肘部功能锻炼,具体方法为握拳、屈伸肘关节等功能锻炼。若固定外展支架,在外展支架的保护下,逐渐开始进行肩部上抬及放下锻炼,幅度不要过大,离开外展支架5 cm以内进行锻炼;在外展支架的保护下适当进行前臂旋前旋后功能锻炼。

(二)术后1~2 周至出院

(1)卧床时继续保持患侧外展姿势,进行平卧位被动锻炼及主动锻炼,被动锻炼主要为外展肩关节、放下肩关节,屈伸肘关节锻炼(康复师指导下锻炼)。以被动锻炼为主,主动锻炼为辅。

(2)上肢悬吊或保持外展位情况下可逐渐下床活动,恢复全身功能,增加心肺功能。下床行走时避免肩部摆动。

四、术后居家康复

居家康复应当重视家庭环境的改造,利于患者恢复日常活动和工作能力。

(一)有氧运动训练

1. 握拳锻炼

自肩部骨折及脱位手法整复固定后、手术后均可以进行手部握拳功能锻炼,逐渐增加锻炼强度。

2. 前臂屈伸功能锻炼

3 周时逐渐停止使用外展支架,进行主动性前臂屈伸锻炼,也可以进行前臂肌肉等张及等长训练。

3. 腕部功能锻炼

3～6 周时可以行腕部背伸、掌屈、左右摆掌功能锻炼。

4. 肩部功能锻炼

3～6 周时逐渐停止使用外展支架，如果骨折较为严重，骨质疏松明显，肌肉韧带损伤较为严重时，稍延缓上肢外展支架的去除时间。2～4 周时行三角肌、冈上肌外展等长收缩功能锻炼，行肩关节被动外展、屈伸运动，在外固定架保护情况下适当加大上肢抬高及落下幅度。在 4 周后抬高患肢肩部未见明显疼痛时，可以去除外展支架进行外展上举被动锻炼，在一定范围内行主动外展锻炼。3～6 周行肩部后伸、前屈、内旋、外旋等张功能锻炼，6～8 周行肩部钟摆样活动锻炼。

5. 全身活动

在 2 周后逐渐进行，逐渐进行全身行走、慢跑等功能锻炼。

6. 4～6 周后负重锻炼

4～6 周后可以适当进行负重锻炼，单手负重不超过 1 kg。8～12 周后，负重可以逐渐增加，但要视上肢肌力恢复情况而定。

7. 6～12 周后肩关节锻炼

6～12 周后拍片证实骨折线模糊，断端明显骨痂形成后，可以逐渐加大肩关节活动范围。逐渐增加肩关节周围肌肉的抗阻力锻炼。

8. 悬吊

肩关节脱位手法整复后 1～2 周悬吊上肢，可行肩关节各肌肉等长收缩的主动锻炼，平卧时可以行肩关节外展活动锻炼；3～6 周去除悬吊带，开始进行肩部四周（内收外展、前屈后伸、内旋外旋、上举）活动锻炼，适当负重，重量在 2 kg 以内；6 周后可以行肩关节环转运动，逐渐增加负重力量。

（二）关节功能维持

肩部骨折及脱位后要按照腕关节、肘关节、肩关节顺序进行功能锻炼及功能的康复。

（1）固定 2 周内即可进行腕关节的功能训练，逐渐增加不负重活动范围，并达到正常活动范围。

（2）手术后 2 周开始行肘关节功能活动；4 周达到正常活动范围；6 周内进行肘关节力量康复性锻炼。

（3）治疗后 2 周开始肩关节周围肌肉对抗性等长收缩锻炼；4 周开始肩关节小重量负重，并进行内收、外展、内旋、外旋等功能锻炼，恢复前屈、后伸关节活动范围；6 周后进行肩关节钟摆样活动，增大内收、外展活动范围，并进行外展功能训练，避免肩关节粘连；8 周后逐渐增加各方向功能锻炼范围，逐渐恢复肩胛带骨之间的协调活动；12 周后逐渐达到肩关节正常活动范围，恢复肩锁关节、胸锁关节、喙锁关节、盂肱关节、肩胛胸壁关节等正常活动范围。

第五节 颈椎病的康复治疗

一、颈椎病的康复评定

（一）颈椎活动度评定

颈椎可沿冠状轴做屈伸运动，沿矢状轴做侧屈运动，沿纵轴做侧旋运动。正常情况下，上颈椎（$0-C_1-C_2$）活动度如下。屈伸约45°，左右侧屈各约10°，左右侧旋各约45°。下颈椎（$C_2 \sim T_1$）活动度：屈伸约78°，左右侧屈各约45°，左右侧旋各约30°。颈肩痛的患者通常有不同程度的颈椎活动受限。临床体格检查通常应用目测评估、测角器测定粗略估计颈椎活动度，必要时应用动态X线检查可测定各节段的活动度。目前康复评定中可应用多功能颈椎治疗系统（MCU）进行三维活动度测定，根据客观数据分析可早期发现颈椎活动度的改变，利于早期诊断。

（二）肌力测定

肌力测定是指对肌肉或神经-肌肉损害做出确切评定的手段。肌力测定的手段有多种，临床多采用徒手肌力检查法，如六级评定法、十级评定法等通过颈部的主动运动或抗阻运动检查各肌群的肌力。目前在颈部肌力康复评定中可应用专用设备及计算机技术对颈部主要肌群的肌力进行客观定量评定，如多功能颈椎治疗系统可实时记录患者颈椎在三维运动范围内等长收缩的肌力并得出客观数据。Cybex等速运动仪也能精确测量肌力，但国内尚未广泛应用。神经根型、脊髓型颈椎病等常伴有上肢或四肢肌力改变，准确的四肢肌力测定有助于了解患者的神经功能受累状况，并对疗效进行评估。

（三）颈椎生理曲度评定

颈肩痛患者常因椎旁肌的急慢性病变、颈椎退行性改变等因素导致颈椎生理曲度改变，常见的有颈椎生理弯曲减少或后凸畸形、斜颈等。可应用X线检查进行评定。

（四）疼痛的评定

详见康复评定章节。

（五）日常活动能力评定

颈椎病可影响患者的日常生活能力，特别是上肢的功能。目前较为常用的评定有颈部失能问卷表（NDI）和日本骨科学会（JOA）对脊髓型颈椎病的评定方法。

二、颈椎病的康复治疗原则

颈椎病治疗的基本原则应遵循“先非手术治疗，待无效后再手术”这一原则。这是由于颈椎病本身大多数可通过非手术疗法使其得到控制、明显好转甚至痊愈。非手术疗法持续3～6周，一般均有显效。对个别病情进行性发展者（多为脊髓型），则需及早施术，对突然出现瘫痪或瘫痪迅速加重者应急诊手术。

颈椎病康复治疗目的是通过有效的康复手段减轻或消除因椎间盘退变、椎间盘突出、椎间关节不稳等因素刺激或压迫引起的神经症状和体征。对减压及固定术后患者康复治疗可早期恢复及最大限度维持颈椎活动度，增强颈肌肌力，恢复颈椎稳定性，利于改善或消除颈椎病的相关症状和体征。

（一）康复治疗是颈椎病非手术疗法的主要治疗手段

康复治疗应结合其他非手术疗法同时进行。康复治疗包括运动疗法、牵引、物理因子治疗、颈部支具的应用等，必要时应结合药物治疗、封闭疗法以提高疗效。

（二）颈椎病手术治疗后应继续康复治疗

颈椎病的手术治疗主要包括减压和固定两个方面，术后适时开展必要的康复治疗有利于防止颈肌肌力减退和萎缩，维持颈椎的活动度。对脊髓型颈椎病患者，必要的肢体训练有利于功能恢复。

（三）康复教育是颈椎病康复治疗的重要内容

由于颈椎病是在颈椎退化基础上发生的，因此应开展康复教育使患者了解颈椎病的预防和保健知识，及时对各种致病因素采取有效的预防措施，对于减少和推迟颈椎病的发生、预防或减少颈椎病的复发具有重要意义。如改善与调整睡眠状态，枕头不宜过高或过低，以保持颈椎的中立位；注意调整桌面或工作台的高度，间断进行自我颈肌等长收缩训练等。

三、颈椎病康复治疗的主要方法

（一）卧床休息

卧床休息可减少颈椎负载，有利于椎间关节的炎症消退，缓解疼痛。卧床休息要注意枕头的选择与颈部姿势。枕头应该是硬度适中、圆形或有坡度的方形枕头。仰卧位可将枕头高度调至12～15 cm，枕头放置于颈后，使头部保持略带后仰姿势；侧卧位将枕头调到与肩等高水平，这样做可以维持颈椎的生理曲度，以及使颈部和肩胛带的肌肉放松，解除颈肌痉挛。

（二）颈部制动

对于颈椎病患者，制动是一种常用而有效的治疗方法。颈部制动能够限制颈椎的活动，维持生理和结构上的稳定，减轻由于刺激神经和血管所引发的疼痛和痉挛。颈部矫形器常用的有颈软围领、费城围领、颈胸支具等。软围领为海绵橡胶材料，有弹性、舒适、可耐受性好。颈部制动范围只有正常的25%，一些症状较轻的患者可适当选用。费城围领能更好地控制颈部活动，允许活动范围只有正常的55%。大多数患者可以很好地耐受这种围领，且其控制颈椎活动的能力与颈胸支具相似。颈胸支具对于下颈椎水平活动限制更好，限制屈曲比伸展更好，但只允许正常旋转的18%，临床少用。因颈部制动会使肌肉迅速萎缩，并导致颈部肌肉无力和临床功能丧失，因此，康复医生在开具围领支具时应在治疗计划中加入伸、屈、侧屈以及旋转肌群的等张和等长收缩训练。

（三）颈椎牵引

颈椎牵引可分为两大类，即皮牵引及骨牵引。康复治疗中主要应用皮牵引，按牵引方法不同可分为机械牵引、手法牵引及自身牵引。一些治疗者首选手法牵引，因为治疗师可以立即得知患者的感觉及反馈，以达到个性化治疗。通过牵引治疗可牵开和分离关节突、关节面；增大椎间孔和椎间隙，减轻神经根压迫和刺激；整复滑膜嵌顿及小关节脱位；改善椎动脉的血液循环；减少炎症反应、疼痛和肌肉痉挛。主要适应证为神经根型颈椎病、椎动脉型颈椎病、颈型颈椎病，也可试用于轻型脊髓型颈椎病。

1. 手法牵引

牵引开始前，患者坐位或半坐位，应先予按摩以放松颈部肌肉。治疗师一只手位于下颌，另一只手位于枕后或者双手均位于枕后。在颈椎处于不同角度的屈曲、伸展、侧屈，甚至旋转时施以一个纵向的力。牵引力的大小、方向和时间以患者反应为指导，并可为机械牵引确定牵引方向提供参考。

2. 机械牵引

可应用专用颈椎牵引器或颌枕带牵引。牵引方法可分为持续牵引、间歇牵引、可变间歇牵引和递增牵引。

（1）持续牵引：是持续地牵引10～60 min，平均25 min。晚上不牵引，在极个别情况下可24 h不间断地牵引。持续牵引通常在有严重疼痛的情况下采用。

（2）间歇牵引：需要特殊的颈椎牵引器，以使牵引力递增或递减，它适用于非急性、非严重的颈椎病，通过牵引设备可以进行逐渐、慢速的牵引和放松。①牵引角度：角度的确定取决于患者对效果的判定。枕颌牵引在颈椎轻度屈曲这一位置更好，因为此时后方的关节突关节是分离的，同时椎间孔扩大，这对有神经根症状的患者最有效。这一方法在颈部屈曲20°～30°时最为适用，屈曲超过30°～35°可能会抵消关节面的牵开作用。伸展位牵引很少使用，因为该法可使椎管和神经根管有效空间减小，压迫脊髓以及加剧神经根症状。所以，伸展位牵引一般是禁忌的，在仰卧位牵引时尤其要注意。②牵引位置：牵引可采取仰卧位，也可采取坐位进行，具体采用何种体位取决于患者的临床反应。仰卧位的优势在于能增加稳定性并且可以使肌肉放松，更容易对患者和牵引器械进行调整，更好地改变颈椎前凸，也可采用坐位，头部前倾15°～30°进行牵引。③牵引砝码重量：自5 kg开始，可逐日递增0.5 kg，也可维持5 kg，最大重量不可超过15 kg。每次时间15～20 min，每日1次，2～3周为1个疗程。适宜的牵引砝码重量应以患者对治疗的反应为导向，避免长时间过重牵引。应根据患者体形和体重、性别，以及相关的特殊病症进行调整，牵引砝码重量的选择应当个体化。

3. 自我牵引

自我牵引是患者取仰卧位，头、颈及上胸廓在床边缘伸展开，颈椎在一个倒垂的位置伸展、牵开，如患者无不适可持续 5 min，在短时间内反复几次。应用这种锻炼，部分患者能够改善症状。

（四）药物治疗

药物治疗占总体治疗的 15% ~20%，医师应告知患者药物治疗是整体治疗的一部分。患者存在严重的疼痛时，应使用适宜足量的镇痛药加以控制，封闭疗法也是康复治疗的有效手段。应用药物治疗控制疼痛和减轻肌肉痉挛有利于改善患者心理状态，配合开展康复训练。

1. 口服药物治疗

主要包括非甾体抗炎药、镇痛药物、肌松药及中成药。在急性期可短期应用类固醇激素。

（1）非甾体抗炎药：所有非甾体抗炎药减轻或阻断炎症进程的机制都是一样的。对病程短的患者，任何一种都很有效。治疗颈肩痛的药物品种很多，可根据病情选用，选用时应注意药物的不良反应。常用的包括吲哚美辛（消炎痛），每次 25 mg，每日 3 次；双氯芬酸（双氯灭痛），每次 25 mg，每日 3 次；布洛芬，每次 0.2 g，每日 3 次；芬必得（布洛芬缓释胶囊），每次 0.3 g，每日 2 次。

（2）肌松药（非麻醉用药）：作用于中枢神经系统可使痉挛的肌纤维松弛，从而达到镇痛和改善压迫症状的目的。氯唑沙宗，每次 0.2 ~0.4 g，每日 3 次。

（3）维生素类：可选用维生素 B_1，每次 10 mg，每日 3 次；维生素 B_{12}，每次 250 μg，肌内注射，每日 1 次。

（4）中成药：根据病情需要可选用根痛平冲剂、颈复康冲剂、天麻杜仲胶囊、追风透骨丸及风湿骨痛胶囊等。

2. 颈椎病的封闭治疗

颈椎病的封闭治疗是治疗颈肩痛的较常用方法。通过对疼痛点或引起疼痛的病灶注射药物可使症状减轻或消失。封闭疗法不仅具有治疗作用，而且具有对引起颈肩痛的疾病进行诊断和鉴别诊断的作用。常见痛点的封闭治疗如下。

（1）肩胛内上角封闭：于肩胛骨内上角进针，注射曲安奈德 0.5 mL、0.5% 利多卡因 5 ~10 mL；每周 1 次，2 ~3 次为 1 个疗程；主要适用于颈椎病、颈部软组织劳损、颈背部筋膜纤维织炎等。

（2）肩胛骨脊柱缘封闭：于肩胛骨脊柱缘疼痛点进针，注射曲安奈德 0.5 mL、0.5% 利多卡因 5 ~10 mL；每周 1 次，2 ~3 次为 1 个疗程；主要适用于颈椎病、颈部软组织劳损、颈背部筋膜纤维织炎等。

（3）颈椎椎旁肌封闭：于颈椎椎旁肌疼痛点进针，注射曲安奈德 0.5 mL、0.5% 利多卡因 5 ~10 mL；每周 1 次，2 ~3 次为 1 个疗程；主要适用于颈椎病、颈部软组织劳损、颈背部筋膜纤维织炎等。

还有一些封闭点，如椎体前外侧钩椎关节注射点、C_6横突注射点、星状交感神经节注射点等的封闭也有较好疗效，但因位置较深，风险较大，应由有经验的医师完成。

（五）运动疗法

1. 颈椎被动活动训练

颈椎病可致关节活动受限，以伸展、侧屈、旋转受限显著，屈曲活动尚可，发生最早且最棘手的是颈椎伸展受限。被动活动训练包括被动活动度训练和被动活动对抗训练。被动活动度训练是治疗医师扶着患者头部，进行各运动方向的运动，直至患者出现明显疼痛为止，手法应轻柔。被动活动对抗训练是治疗医师扶着患者头部，轻轻转向疼痛侧，直到患者不能耐受的程度。治疗师扶住患者头部两侧，患者通过头部向疼痛侧与治疗师的手对抗以使肌肉收缩。等长收缩每次坚持 8 ~ 10 s 后放松。放松时，头部被动向侧方旋转，在允许范围内尽可能屈曲，以使肌肉放松。训练要反复进行，直到达到最大伸展，之后向反向进行，每天重复 2 ~ 3 次。训练目的是阻滞疼痛、限制肌肉收缩以及恢复关节活动度。有节奏、稳定性的训练适用于颈型颈椎病的治疗。

2. 颈椎主动活动度训练

AROM 次数以不明显增加患者的疼痛为标准，一般由患者自己进行，必要时应由医师指导保护。主动活动度训练常与康复训练中的徒手体操同时进行。

3. 颈肌等长、等张收缩训练

等长收缩可维持恢复颈部肌肉力量，这种训练对于佩戴支具或围领的患者是非常必要的。具体方法：以手掌的压力为手法阻力与头的一侧对抗 5 s，间歇 5 s，重复 6 遍，每天 2 ~ 3 次是非常有效的。在等长收缩训练基础上也可应用多功能颈椎治疗系统（MCU）进行等长和等张收缩训练，可逐渐增加运动负荷和活动范围，运动次数及负荷以不增加患者颈部疼痛为标准。

4. 颈部悬吊训练

颈部悬吊训练是有效增加颈部肌力，特别是颈部局部稳定肌肌力，增加颈椎稳定性的有效方法。适用于颈型颈椎病和神经根型颈椎病的恢复期。

训练时患者仰卧，使用专用宽吊带将枕部悬吊。每次训练可进行四阶段训练。

（1）开链运动：指导患者做颈部侧屈、旋转等动作，如发现患者颈部活动受限，可轻轻予以适当牵伸。可用手指触摸颈部，往往在斜方肌肌腹可触及条索或包块样组织，临床称为“激痛点”，在颈部向对侧牵伸的状态下对“激痛点”实施强力按摩，可迅速消除肌肉紧张、疼痛等现象。

（2）静态闭链训练：主要目的为激活局部稳定肌。使用弹性吊带支持背部以减轻训练负荷，将患者背部托起，保持下颌轻度内收，指导患者枕部用力下压，以枕部为支点，负担背部、颈部、头部的重量（背部离开床面）。保持此一姿势，直至患者感疼痛或疲劳，记录维持的时间。休息 30 s，重复同一姿势，记录时间。如患者在训练中每次维持的时间呈逐渐增强趋势，则继续训练，如最后一次的维持时间较上一次明显减少，提示患者疲劳，可停止训练。此训练一般进行 3 ~ 4 次，一般情况下，如患者单次维持时间超过

3 min,可视为正常。

(3)动态闭链训练:主要目的为训练局部稳定肌和整体运动肌的协同工作能力。姿势同第二阶段,指导患者在悬吊状态下在3个维度(冠状面、矢状面、水平面)进行运动,即侧屈、前屈后伸、旋转。每组动作15次左右。

(4)开链运动:动作同第一阶段,但要告诉患者努力记住在第三阶段获得的运动感觉,并应用在开链运动中。

运动疗法在颈肩痛的预防和治疗中具有重要地位。坚持运动疗法可锻炼颈肩背部肌肉,增加颈部肌力及弹性,防止肌肉萎缩,增强颈椎稳定性,增加颈椎活动度,预防或延缓颈椎关节囊挛缩、颈椎僵硬,促进颈肩背部血液循环及代谢物吸收,预防或延缓颈肩痛的发生。颈部运动疗法训练的开展应当适度,强度逐渐递增,频率适当。训练应当个性化,以适应患者局部或全身的需要。

(六)推拿疗法

推拿能够缓解肌紧张和肌痉挛,增加代谢产物的清除从而使肌肉放松,同时能够改善关节活动,松解粘连,以减轻疼痛。常用基本推拿手法有揉法、按法、摩法、推法、滚法、拿法、拔法、点法和扳法。治疗前应明确诊断,除外脊髓型颈椎病、颈椎结核、肿瘤等疾患。

(七)物理治疗

物理治疗是一种无创治疗,对颈椎病有一定的疗效。颈椎病常用物理治疗方法包括热疗、直流电药物离子导入法、超短波电疗法、红外线疗法、超声波疗法等。此外,颈椎病常采用脉冲磁场法和电磁法,每次20~30 min,每天1次,10~15次为1个疗程。

四、颈椎病的康复方案

颈椎病是在颈椎间盘逐渐退变和颈肌韧带慢性劳损的基础上发生的,发病率随着年龄的增长而增加。在颈椎间盘逐渐退变的过程中因多种因素影响,颈椎病可反复发作,逐渐加重。临床上往往可在过劳、寒冷刺激、姿势不当及颈部受力等各种诱因下导致症状突然加重而急性发病。在发病期,症状(疼痛、麻木等)严重、体征明显(颈部活动受限等)且生活自理能力不同程度受到限制,因患者病情各异,此期可持续1~4周(脊髓型颈椎病可持续更长时间)。经过一段时间的适当治疗,多数患者症状(主要是疼痛症状)体征可明显缓解或改善,生活自理能力改善,此时患者进入恢复期。临床资料显示,90%以上颈椎病经非手术治疗可获得痊愈或好转。由于颈椎病是在颈椎间盘逐渐退变和颈肌韧带慢性劳损的基础上发生的,非手术治疗后可能复发,而颈椎病手术治疗后固定节段的邻近椎间盘更易退化发生颈椎病,因此持续的康复训练是颈椎病患者需长期坚持的。

(一)颈椎病非手术治疗患者的康复治疗

颈型颈椎病原则上均应采用非手术治疗。神经根型颈椎病以非手术治疗为主,95%

以上的患者经非手术治疗可以获得缓解或痊愈(对于严重疼痛行非手术治疗无效者可手术治疗)。椎动脉型颈椎病90%以上的患者经非手术治疗可以获得缓解或痊愈。交感神经颈椎病明确诊断困难,原则上应采用非手术治疗。脊髓型颈椎病近50%病例经非手术治疗后可改善症状。

(二)颈椎病手术治疗患者的康复治疗

颈椎病患者多有长期及反复发作的病史,大多数患者可通过非手术疗法使其好转或痊愈,部分患者随着年龄增长颈椎重新稳定,症状可逐渐改善。但是具有以下情况者应考虑手术:经正规非手术治疗3个月以上无效者;临床表现、X线片所见及神经学定位相一致,有进行性肌肉萎缩及剧烈疼痛者;虽对非手术治疗有效,但经非手术治疗1~2个疗程以上仍症状反复发作影响工作、学习和生活者。对突然发病或急性进行性颈脊髓受压症状明显,经临床检查或其他特种检查证实者,应尽快早期手术或急诊手术。

颈椎病手术目的主要包括解除压迫(前路减压和后路椎管成形等)和重建脊柱稳定性(前路或后路内固定)。治疗后颈椎的稳定性得到了重建,但手术局部的创伤及组织愈合等因素使得术后早期脊柱仍需相对制动,以确保康复训练的安全。

1. 无明显脊髓损伤的颈椎病手术治疗患者的康复治疗参考方案

神经根型颈椎病、椎动脉型颈椎病多无明显脊髓受压症状,其术后康复训练与脊髓型颈椎病不同,主要是维持肢体的正常肌力和关节活动度,增强颈部肌力。

2. 脊髓型颈椎病手术治疗患者的康复治疗参考方案

脊髓型颈椎病患者多行前路手术治疗(多节段、合并椎管狭窄者多行后路手术)。术后早期进行康复训练有助于手术创伤的修复,有益于肢体功能的恢复与改善,有利于减少并发症的发生。康复训练应以主动活动为主,被动活动为辅,遵循循序渐进的原则。脊髓型颈椎病因脊髓受累不同可分为3种亚型:中央型以上肢受累为主;周围型以下肢受累为主;前中央血管型则为上下肢同时受累,康复时应重点对受累肢体进行康复(严重者可参考脊髓损伤章节)。具体康复训练措施如下。

(1)术后当天:以卧床休息为主,麻醉清醒后,待患者生命体征平稳,可耐受的情况下可适量早期进行呼吸功能锻炼。

(2)术后1~7 d:功能锻炼以床上训练为主,颈部应以颈围领制动。

1)翻身训练:术后6 h即可进行轴位翻身,每2~4 h轴向翻身1次,由2名治疗师或护士完成,注意翻身时保持头颈与躯干呈一直线,避免颈部旋转、扭动损伤脊髓。

2)手功能锻炼:脊髓型颈椎病脊髓受压损伤后,可造成脊髓病手(指间肌麻痹,致手指并拢及握拳障碍),因此应早期进行功能锻炼。主要进行双手握力练习、手指屈伸练习和协调能力练习。具体包括拇指对掌练习;手握拳然后用力伸指;分指练习,进行外展内收活动,用手指夹纸等;揉转健身球或核桃等,捏橡皮球、木棒、握力器或拧毛巾等。以上方法每日可练习1~2组,每组10~15 min。

3)上肢功能训练:主要练习屈伸腕、肘关节(耸肩)等力所能及的活动。

4)下肢功能训练:进行股四头肌等长收缩,踝关节背伸,髋、膝关节伸屈等活动,每组10~20个,每天2组。可行下肢按摩或气压助动10~20 min,以防止肌肉萎缩、下肢静脉血栓形成及肺栓塞的发生。

5)体位训练:术后第3天改斜坡卧位,即将牵引床摇高床头10~15 cm,呈头高脚低位,以减少脊髓压迫,减轻颈部水肿、出血,改善呼吸,有利进食,防止坠积性肺炎、直立性低血压、胃肠胀气及排尿困难,每天2~3组,每组20~30 min。

(3)术后2~3周:继续进行四肢肌力锻炼、关节屈伸活动、直腿抬高及手功能锻炼。可戴颈围练习床上坐起,每次10 min,每天4~6次,观察患者有无头晕、目眩、恶心等症状。若有上述症状,继续摇床进行体位训练;若无明显不适,可进行床边坐位练习。

进行颈部肌肉的等长收缩训练、四肢肌力训练。根据脊髓受累情况,部分患者可戴颈围领离床活动,顺序:若无头晕等不适→平卧时带好颈围领→侧卧床上坐起→床边站立→他人协助离床→独立行走。活动时需有专人防护,以防因腿部无力而摔伤。初始活动时间为10 min,待患者适应后逐渐延长时间,增加活动量。注意颈部防护,避免屈伸及旋转动作。其余训练活动同前。

(4)术后4周:继续先前训练,可行日常生活活动能力等训练。逐渐增加活动度,进行腰背肌锻炼,逐渐加大训练力度。继续在家人或护理人员的协助下带颈围下床活动,进一步加强四肢,尤其是下肢肌力训练,以促进行走功能恢复,可返家康复。

(5)术后1~3个月:术后应佩戴颈围领3个月,防止颈部过度活动。继续加强手功能的锻炼,进一步进行精细功能训练,如织毛衣、写字等。

1)站立训练:主要进行稳定性和耐力练习。顺序:倾斜床站立→床旁扶持站立→独立站立。

2)行走训练:稳定后可逐日递增。继续四肢肌力训练。

3)继续腰背肌功能锻炼颈部活动:术后10周,可做颈部等张收缩,仰面低头、左盼右顾、左转右旋、弓步回望等颈部活动,注意动作应缓慢轻柔,次数由少渐增,每组做完后,仍要戴颈围保护。

4)日常生活活动能力(ADL)训练:在上肢运动基础上锻炼日常生活能力,如进食、洗漱、如厕等。

(6)术后3~6个月:术后3个月以后,去除颈围。保持先前相关训练。加强颈肩部训练,在锻炼颈部肌群力量的同时,进行肩周肌群训练,如肩关节外展、内收、前屈、后伸、内旋、外旋、提举等。6个月内限制重体力劳动,避免颈部急剧的前屈、后伸及旋转动作。注意颈部防寒保暖,保持正确的坐、卧、立、行姿势,避免长时间坐、立,拾物时做下蹲动作或屈膝。根据职业可进行专门训练。定期复查。

第十一章

骨质疏松性骨折诊疗与康复

第一节　骨质疏松症的流行病学

一、流行病学的基本概念

(一)流行病学的概念

流行病学是研究疾病或其他卫生问题在人群中出现的频率、分布及影响因素,从而能客观地、宏观地认识其对人群健康的影响,制订预防及控制疾病或卫生问题的对策,并评估所制订措施的有效性及合理性的一门科学。卫生部门制订方针策略、计划预算,医药经营单位及医疗仪器商业计划投资,开发适宜的诊断仪器和有效的治疗药物等均离不开流行病学研究结果。因此,流行病学实际上已发展成为在人群中研究人体生物学现象和社会学现象的方法学,并已扩展应用于社会经济领域中。

(二)流行病学的基本研究方法

流行病学的研究方法基本分为三大类:描述性研究、分析性研究和实验性研究。

1.描述性研究

用于描述疾病的发生和存在的频率分布特点、变动趋势,提供疾病发生和变动原因的线索。描述性研究中包括3种基本类型。

(1)历史回顾调查。

(2)现患研究。

(3)监测。

2. 分析性研究

用于筛检疾病的危险因素的检验因果关系假说。分析性研究中包括 2 种基本类型。

(1)病例对照研究。

(2)群组研究(队列研究)。

3. 实验性研究

用来检验因果关系假说和评价防治措施和对策的效果。实验性研究包括 2 种基本类型。

(1)治疗实验。

(2)预防(干预)实验。

(三)骨质疏松症的研究

骨质疏松症的研究主要有以下几大范畴。

1. 流行病学研究

人群疾病出现频率及影响因素。

2. 病因和发病机制研究

遗传、组织、病理等基础医学研究。

3. 诊断学研究

骨密度测定、骨代谢指标测定。

4. 治疗与预防

药物临床试验及各种预防措施干预性研究。

二、骨质疏松症的患病率

目前骨质疏松症是一个世界范围内越来越严重的社会健康问题。随着现代生活水平的不断提高,人类寿命的日趋延长,骨质疏松症这种随着增龄而出现骨量减少和骨组织微细结构破坏,导致骨脆性增大,骨骼生物力学性能减退,骨折危险性增加的骨代谢性疾病的发病率显著上升,已成为当今世界十大常见病之一,并已升至第 7 位。全世界已有 2 亿人患有骨质疏松症,其中包括约 33% 的绝经后妇女和大多数 65 岁以上的老人。美国的研究发现,50 岁以上妇女骨质疏松症的患病率为 30%,80 岁以上妇女骨质疏松症患病率高达 97%。据不完全统计,男性骨质疏松症的发病率也在日趋上升。

我国是世界上人口最多的国家,人均预期寿命上升至 75 岁,已进入老龄化社会,到 21 世纪中叶我国将迎来老龄化人口的高峰期,60 岁以上的老人可达 4 亿。1995 年国家统计局公布,中国 60 岁以上老人每年以 3.2% 的速度增长。在自然生理情况下,女性平均绝经年龄为 50 岁,而到 50 岁时骨量丢失 2.8% ~7.0%;到 60 岁时,大部分妇女已绝经 10 年,若按每年骨量丢失 1.5% ~3.0% 计算,此时共丢失 17.8% ~37%。我国北京、上海等大城市的流行病学调查发现,60 岁以上的骨质疏松症患病率女性为 50%,男性为 20%。

以往骨质疏松症研究的重点集中在女性,特别是绝经后骨质疏松症及其骨折,其实大量的流行病学研究结果表明,男性骨质疏松症的危害亦不可轻视。

(1)男性骨质疏松症同女性一样具有很高的发病率和患病率,欧美国家的白种人,约1/3的髓部骨折发生于男性,而亚洲人特别是中国人,髓部骨折发生的男女性别比约为1:1。

(2)与年龄有关的骨折发病率,男性和女性接近。

(3)椎体骨折的患病率,男性和女性接近。

(4)骨折患者的伤残率和死亡率,男性明显高于女性。

三、我国骨质疏松症的流行病学概况

我国是发展中国家,人口众多,人们对骨质疏松症的了解甚少,几乎没有采取有效的预防与治疗措施。可以说,国内调查所得的数据基本上没有受外界因素的干扰,真实地反映了骨质疏松症发生的自然生理状况。根据我国"九五"攻关课题对我国五大行政区(华北、华东、中南、西南、东北)48 615 人(其中7 182 人用双能X线吸收测定仪测量腰椎及股骨骨矿密度)的流行病学研究结果表明,在40岁以上人群中,骨质疏松症及低骨量的患病率:女性分别为19.9%和32.4%,男性分别为11.5%和45.8%。60岁以上人群的骨质疏松症及低骨量患病率:女性分别为28.6%和13.8%,男性分别为15%和12.7%,总患病率分别为22.6%和13.3%。据此推测,我国60岁以上骨质疏松症患者大约为2 900万例,低骨量患者为1 700万例。

对我国五大行政区选出的部分地区采用分层分阶段整群抽样方法进行骨矿密度及胸、腰椎侧位X线平片测量和问卷随机调查,在上海地区,40岁以上男性与女性的骨质疏松症患病率分别为14.12%和21%,四川地区分别为11.13%和21%,吉林地区分别为15.11%和24.15%,广州地区分别为10.12%和20.12%,北京地区分别为51.2%和11.18%。骨质疏松症的危险因素,女性包括卵巢切除、胃肠手术及糖尿病病史,男性包括癌症、上台阶试验困难及酗酒等。

四、骨质疏松症的流行趋势

1990年全世界人口为53亿,其中发达国家为12亿,发展中国家为41亿。全世界65岁以上人口占总人口的比例从7.0%上升至14.0%。随着人类寿命的延长,人口老龄化必然会导致骨质疏松症及其引起的骨折患病率增加,严重威胁中老年人的健康。

预测在今后50年,全世界范围的髋骨骨折例数将有大幅度的增加,其中1/4将发生在北美和欧洲,超过一半发生在亚洲,特别是中国。由骨质疏松症引起的严重的医疗和社会负担,已成为全球公共卫生问题。尽管我国骨质疏松症及其引起骨折的发生率明显低于西方人群,但我国是世界上人口最多的国家,2001年65岁以上人口已占总人口的7.1%,达9 062万人。因此,对我国已步入老龄化社会的现实必须保持清醒的认识,只有及早采取防治措施,才能在全国范围内有效地防治骨质疏松症。

五、骨质疏松性骨折的流行病学

脆性骨折是骨质疏松症的最终后果，也是骨质疏松症最严重的临床表现。骨质疏松症对人类和社会最严重的危害就是骨折及其并发症。骨质疏松症导致的骨折以椎体骨折、髋部骨折和腕部骨折最为常见。骨质疏松性骨折的发生和骨质疏松症的发病一样受到种族、遗传、年龄、性别和环境等多因素的影响。白种人的骨折发生率明显高于黄种人，而黄种人则高于黑种人；寒冷地区的骨折发病率明显高于温带地区，而温带地区则高于热带地区；冬季骨折发生率明显高于春秋季，而春秋季则高于夏季；城市人口的骨折发病率明显高于乡镇地区，而乡镇地区则明显高于农村。35 岁以后女性骨折的发生率明显增加，就性别而言，女性骨折的发生率近乎男性的 2 倍，而年龄到 45 岁以后绝大多数骨折的发生是由于骨质疏松症所致。世界人口老龄化，骨质疏松症患者数在不断增加，骨质疏松性骨折的发生率亦随着增龄呈指数上升。

（一）髋部骨折

骨质疏松性髋部骨折是骨质疏松病理性骨折危害最重、死亡率最高的一种骨折。在解剖学上髋部骨折可分为股骨头骨折、股骨颈骨折和股骨粗降间骨折，临床上以后两种骨折类型为常见。通常 65 岁以下老年人髋部骨折以股骨颈骨折为多，而 65 岁以上老年人髋部骨折以股骨粗隆间骨折多见。与年龄相关的骨密度减少是髋部骨折随年龄增加而高发的主要因素。由于增龄所致的骨骼肌质量下降，人体运动的协调性和日常的身体平衡受到影响，跌倒发生率明显增加，相伴发生的髋部骨折发生率也明显上升。

流行病学研究发现，骨质疏松性髋部骨折不同区域、不同民族其发病率差异较明显，生活环境亦十分重要。白种人骨质疏松性髋部骨折明显高于黄种人和黑种人。欧美资料统计表明，髋部骨折的发病率随年龄增加而明显上升，而女性明显高于男性，50 岁以上的妇女髋部骨折危险性为 11% ~18%，在 50 岁时骨折的危险性仅为 5%，而 85 岁时危险性可能高达 60%。

据不完全统计，一生中髋部骨折的危险性女性为 23%，男性为 5%。我国幅员辽阔，人口众多，区域经济相差较大，所以南北城市的骨质疏松性髋部骨折发生率也有较大差异。朱汉民等(2000 年)的统计分析，上海地区骨质疏松性髋部骨折的发生率无论是城市还是农村明显高于北京和沈阳地区。随着我国人口的不断老龄化，未来几十年内，髋部骨折的发生率还将逐年增加。

髋部骨折发生后，后果非常严重，骨折发生 1 年内有近 15% ~20% 的患者死亡，50% 的患者将永久面临病残或生活无法自理。国外学者也提出，无论性别如何，髋部骨折后，患者死亡危险性随着年龄增加而显著增加；任何年龄段髋部骨折后的死亡率，男性要高于女性。

髋部骨折的发生率存在明显的地域差异，其中生活在北欧的高加索人发生率最高，其次是生活在北美的高加索人，亚洲人发生率居中，而非洲人最低。有证据显示，近年来，随着经济的急速发展及人口的老龄化，髓部骨折将成为亚洲的主要健康问题。亚洲发展中国家髋部骨折的发生率在迅速增加。例如香港，作为中国的一个高度都市化的城市，髋部骨折的发生率在过去30年来增加了200%。最近一项在亚洲4个国家进行的多国家研究显示，髋部骨折的发生率与经济发展的速度直接相关，例如中国香港和新加坡髋部骨折的发生率几乎等同于美国高加索人，而泰国和马来西亚的发生率分别是中国香港的2/3和1/2。

（二）椎体骨折

椎体骨折为骨质疏松性骨折最常见的病理性骨折，是骨质疏松性骨折发生最早、发生率最高、涉及范围最大的骨折，研究发现，近90%以上的椎体骨折是由于骨质疏松所致，由于缺乏全球统一的脊椎骨折的定义，使对脊椎骨折的流行病学研究受到阻碍。而且，有很大部分脊椎变形在临床没有任何表现。

根据放射成像研究，有19%～26%的绝经后妇女存在脊椎变形。黄种人与白种人的脊椎骨折发生率均较高，而非裔美国人及西班牙人的脊椎骨折发生率较低。据估计，新发脊椎骨折的发生率大约是髋部骨折的3倍。椎体骨折多发生在45岁以后，50岁以上的女性椎体骨折患病率为15%，80岁以上妇女椎体骨折患病率则较前者高约6倍。年龄55～65岁时，女性椎体骨折与男性的发病比例约为4∶1，而45～84岁期间，女性椎体骨折的发病率则高于男性约7倍。

骨质疏松性椎体骨折对人体的危害主要表现于患者的身高缩短，继而出现驼背，病情严重时患者可出现胸廓变形，心肺功能下降，脊髓或马尾受压明显时将出现下肢症状，严重降低老年人的生活质量。骨质疏松性椎体骨折最常见于胸腰段椎体，临床上椎体骨折可分为以下几种类型。

（1）楔形压缩：椎体前缘高度减低为后缘的20%以上。

（2）扁平压缩：椎体前、后缘高度同时减低，并较相邻正常椎体有明显减低。

（4）鱼尾状压缩：椎体的上、下终板向椎体内凹入，而椎体前后缘高度无明显改变，椎体中柱高度较前、后柱高度减低>20%。

（三）前臂远端骨折

前臂远端骨折发生率与年龄的关系与髋部及脊椎骨折不同，主要发生于绝经后妇女，几乎均是摔倒时前臂着地所致。国外的研究结果显示，女性40～65岁前臂远端骨折的发生率呈线性增长，其后趋于稳定。然而在男性，20～80岁前臂远端骨折的发生率一直处于相对稳定的状态。前臂骨折的发生率女性与男性之比为4∶1，该比率远大于髋部骨折和脊椎骨折（2∶1）。

来自英国多西特数据表明，女性人群前臂骨折发生率从绝经前基线每年10/10000到>85岁时峰值每年120/10000。虽然各项研究之间存在地区差异，但很大部分是由于骨折确认方法不一样所致，因为只有不到20%的前臂骨折患者需要住院。前臂骨折的发生同样存在冬季高峰，但和髋部骨折不同，前者往往是在室外行走时路面冰冻滑倒所致。女性年龄的平台期可能是由于摔倒姿势不同所致，到了一定年龄，由于神经肌肉协调能力的下降，老年妇女摔倒时更容易髋部着地而不是手掌撑地。骨质疏松性腕部骨折，对患者无直接致命性，其危害在于影响患者今后的日常生活功能。

(四)其他骨折

现在人们逐渐认识到，骨质疏松还可以导致其他部位发生骨折，包括肱骨、肋骨、胫骨(女性)、骨盆以及股骨骨折。如果没有考虑到这些部位的骨折，将极大地低估骨质疏松的医疗费用。这些部位骨折的发生率也随着年龄的增大而急剧上升，并且女性的发病率高于男性。这类骨折常常被认为是疲劳骨折，因为其常常发生于无明显原因而出现体重降低的妇女。另外也有直接的证据表明，这类骨折和骨密度降低相关。3/4 的肱骨近端骨折是由较轻的暴力所致，典型的是站立或更低高度时摔倒所致，更容易见于神经肌肉功能较差的女性。

第二节　骨质疏松症的危险因素

众所周知，骨质疏松症最大的危害是发生骨折，尤其是髋部或脊柱骨折，老年人因此而丧失生活能力。显然，骨质疏松症的预防非常重要，为达到有效的预防，有必要认识骨质疏松症的危险因素。骨质疏松症的发生与青年时期峰值骨量(包括骨质量)的高低，以及绝经后或老年时期骨量丢失的速度快慢有关，所有的危险因素主要影响上述两个过程。

一、遗传因素

(一)人种间的差别

骨密度(BMD)的遗传力为 0.6～0.8，不同人种的骨量存在显著差别，BMD 以黑种人为最高，骨折发生率以白种人为最高，黄种人居中，以黑种人为最低。显然，影响骨量或骨质量的遗传因素在不同人种间或者不同个体间存在显著差别，大量影响骨代谢的候选基因多态性的研究证实了该结论。例如对Ⅰ型胶原基因 SP1 结合位点多态性研究显示，携带“S”等位基因的白种人妇女患骨质疏松症和骨折的危险性高于携带“S”等位基因者，而亚洲人群(包括中国汉族人群)则缺乏该位点的多态性，都是 SS 基因型；同样，对维生素 D 受体基因 Bsm Ⅰ位点的分析显示，对白种人妇女而言，BB 是风险基因型，而在中国人群中 BB 基因型频率分布仅占 1%～2%，对其他影响骨代谢的基因研究也发现类似结果。因此，这些骨质疏松症的易感基因型可能与获得峰值骨量的高低或者与老年时期骨量丢失的速度有关，所以学者们试图通过筛选风险基因型，发现骨质疏松症易感人群，及早给予预防。然而该研究只停留在科研上，没有在临床开展，而且中国人群没有筛选到风险基因型，该领域的研究尚需深入。

(二)家族中有骨质疏松症或髋部骨折史

从遗传学方面研究最多的是母亲与女儿,获得较明确的结论:母亲有骨质疏松症,其女儿峰值骨密度比正常母亲的女儿更低。对上海市126个骨质疏松症母亲及其女儿和136个年龄匹配的BMD正常母亲及其女儿进行分析,发现骨质疏松症母亲的女儿组在腰椎、股骨颈和大转子部位峰值BMD较正常母亲的女儿组分别低6.2%、7.9%和7.1%,显然这些低峰值BMD的女儿是骨质疏松症易患人群,必须及早加以预防。此外,一级亲属中有髋部骨折史(指脆性骨折)的个体,将来患骨质疏松症或者骨质疏松性骨折的风险将增高。目前对男性骨质疏松症遗传机制的研究较少。

二、年龄和性别

从婴幼儿到青少年时期,人的骨量处在增长期,30岁~40岁时骨量达峰值。40~50岁开始,骨量随年龄增加而降低。因此,在骨量峰值过后,骨折发生率随年龄增长而增加。亚洲人50岁时,很少有脊柱和髋关节骨折发生,80岁时,妇女髋关节骨折的危险性达1%,骨量降低者年龄每上升1岁,骨折的发生率增加2倍。这说明衰老除了造成骨密度下降外,还有其他危险因素,如视力下降、平衡能力差等造成易跌倒,骨转换加快,糖尿病等,50岁以后每增加10年要增加2~3个危险因素。

一般来讲,人在45岁以后骨量开始减少,一般每年以1%的速度递减,其骨密度和骨强度均下降;绝经后的妇女骨丢失比同年龄组的男性更明显,绝经后的前几年内骨丢失明显加快,几年内可丢失骨量5%~10%。无论男性或是女性,年龄至80岁时,一般骨量比峰值期减少30%~40%。

三、营养因素

(一)钙剂和维生素D摄入不足

尽管钙剂和维生素D的补充预防髋部骨折的作用目前存在争论,但充足的钙剂和维生素D摄入,对达到较高的峰值骨量和延缓绝经或老年时期骨量的丢失具有明确作用。根据我国营养学会调查,城市居民从膳食中每日元素钙摄入量平均为400~500 mg,显著低于该学会制订的成人每日元素钙摄入推荐量800 mg,而绝经后妇女和老年人宜增至1 000 mg;维生素D摄入推荐剂量成人为200 U/d,老年人为400~800 U/d。

(二)长期蛋白质营养缺乏

长期蛋白质营养缺乏可导致骨基质蛋白合成不足,新骨生成减少,同时有钙缺乏,发生骨质疏松的风险增加。此外,酗酒、嗜烟和过多咖啡或咖啡因的摄入均是骨质疏松症的危险因素。

(三)不恰当饮食控制致体重下降

体重与BMD呈显著正相关,体重一般可解释人群中BMD变异的10%~20%。体重是骨质疏松症和骨质疏松性骨折的重要保护因子,大量研究证实,身材瘦小易患骨质疏松症,而且短期体重下降过多,骨量丢失显著增加。因此,低体重是骨质疏松症的主要危险因素,保持合适的体重可以降低患病风险。

(四)吸烟与饮酒

越来越多的证据表明,吸烟与骨质疏松症有关,烟碱成分可刺激破骨细胞的生长、破坏成骨细胞;香烟中的镉会加快肾量的丢失,降低性激素水平。大量酒精摄入是男性及绝经后女性骨质疏松症的高风险因素,酒精中毒可抑制成骨细胞的生成和增殖,降低成骨细胞的功能。

四、糖皮质激素的应用

糖皮质激素能加快骨丢失,提高骨折风险。它通过升高甲状旁腺激素,导致负钙平衡。糖皮质激素早期刺激成熟的破骨细胞活性,持久地减少成骨细胞的活动和成骨作用。糖皮质激素也改变了骨细胞的新陈代谢,从而增加了骨细胞的裂隙面积和脱矿质作用。糖皮质激素对骨脆性的影响是多方面的,骨折的发生率与激素剂量呈依赖性关系。

糖皮质激素使用的剂量和治疗的持续时间均决定骨质疏松症的发生。2.5 ~ 7.5 mg/d剂量就可增加骨折的危险性。吸入性糖皮质激素也不是无害的,最近的研究证实,对骨密度也有不良影响。在开始治疗的6个月内骨折的风险达到最大,除非停止治疗风险才会减少。但如果患者在开始治疗时存在低骨密度情况,即使停止治疗后,仍将保持高骨折风险,特别是那些没有雌激素替代治疗的绝经后妇女。

糖皮质激素引起的骨质疏松症(GIOP)可能是最常见的继发性骨质疏松症。在糖皮质激素治疗6个月以上所有患者中,GIOP的发生率大约为50%。长期糖皮质激素治疗的患者,其腰椎和肋骨的骨折发生率为34%。而且,糖皮质激素使用者,髋部骨折的发生率呈双倍增加。

糖皮质激素骨质疏松症引起的骨丢失发生在骨松质和骨皮质。骨松质似乎更易发生,最初表现为椎体骨折的增加。有两个阶段与糖皮质激素骨质疏松症的骨丢失有关。第一阶段以骨吸收增加为特征;第二阶段(骨形成减少)可能以骨形成缺陷占主导。总之,骨吸收和骨形成水平的减少最终导致低转换水平的骨丢失。此外,糖皮质激素可直接影响成骨细胞的寿命,因此,它能够通过加速凋亡破坏新骨,最后导致骨量丢失和骨折风险增加。

五、运动和制动

适量运动,尤其是负重运动,可以获得更高的峰值骨量,减少和延缓绝经后或者老年时期的骨量丢失。相反,老年人活动减少,肌肉强度减弱,对骨组织的机械刺激下降,骨形成减少,导致骨量下降,而且,由于下肢肌肉强度的下降和身体平衡能力障碍,使老年人容易摔倒。长期卧床使肌肉萎缩和骨量丢失速度显著加快。显然,运动少,乃至制动是骨质疏松症重要的危险因素,运动是预防骨量丢失和骨折的重要措施。

1987 年 Kellogg 国际老年人跌倒预防 I 作组将跌倒定义为无意图地摔倒在地上或一些更低的平面上，但不包括暴力、意识丧失、偏瘫或癫痫发作。跌倒的危险性随着年龄的增长而增加，在老年人中 10% ~15% 的跌倒会导致骨折。因此，评估跌倒频率可以预测老年男性上肢和髋部的骨折风险。

六、脆性骨折史

低能量性骨折即脆性骨折，是患骨质疏松症后，因骨密度和骨质量下降导致骨强度减低，受到轻微外伤甚至在日常活动中即可发生的骨折，好发部位为胸腰段椎体、桡骨远端、股骨近端、踝关节等。研究表明，绝经后女性椎体骨折后其他椎体在 1 年内骨折的可能性为 20%，其再发脊柱骨折和髋部骨折的风险分别增加 5 倍和 3 倍；对于无脊椎骨折史的妇女，其他类型的骨折也使脊椎骨折和髋关节骨折的风险增加 1 倍。存在前臂远端骨折史者，46% 女性和 30% 男性将在未来 7 年内发生骨折，其骨折风险在未来 10 年和 20 年分别达 55% 和 80%。

七、骨质疏松症可控制的危险因素

低体重是低骨密度的危险因素。北美绝经学会（NAMS）关于绝经后妇女骨质疏松症诊治指南 2010 指出，当体重<57.7 kg 或者体重指数（BMI）<21 kg/m^2 时骨折危险增加，尤其是老年妇女。

其他包括性激素低下，吸烟，过度饮用酒、咖啡及碳酸饮料等，体力活动缺乏，饮食中钙和（或）维生素 D 缺乏（光照少或摄入少），有影响骨代谢的疾病和应用影响骨代谢药物。这些因素通过改变生活方式，有些是可以克服的。

第三节 骨质疏松性骨折的概述

骨质疏松性骨折属于脆性骨折，存在两种形态特点：由骨疲劳的累积与骨内微裂隙的发展而来的骨折，单纯髓内的小梁骨折又称为微骨折，长骨干骺端或椎体内的小梁骨折即属于此种类型，一般影像学检查方法不易被发现，MRI 成像从髓内信号的异常有助于做出判断和鉴别；另一类型是松质骨与皮质骨的完全性骨折，如髋部股骨颈、转子间的骨折、桡骨远端与肱骨近端骨折，且以粉碎性骨折多见。

骨小梁骨折与缺损，往往导致力学结构的破坏，尤其是连接性骨小梁结构的缺失，使应力载荷的分散与传递受阻，最终因应力集中使骨结构进一步受到破坏，由微骨折发展为完全性的脆性骨折。

骨质疏松性骨折严重威胁老年人身心健康，降低生存期生活质量，致残率与病死率显著增高。骨量、骨质量的降低使骨修复能力减弱，骨折愈合时间延缓，骨痂愈合质量与力学强度减低，再骨折的风险显著增加，并使骨折内固定或植入物的固定困难，牢固度差，失败的风险增大。这些临床治疗中的难点也是骨质疏松性骨折探索的方向和临床治疗中有待进一步解决的问题。

一、骨质疏松性骨折临床流行病学

随着经济的发展，社会医疗保障体系逐步改善，人类平均寿命明显延长，目前我国60岁以上老龄人口已达1.44亿，占人口总数的11%，社会老龄化使与增龄相关的老年退化性疾病越来越普遍，常见病的疾病谱发生了相应的变化。骨与关节退化引起的大量骨关节炎与骨质疏松症相关的临床问题是当前医务工作者所必须面对的重大公共卫生问题。

全球50岁以上人群约有1/8在一生中预期会发生椎体骨折，平均每30 s即有一例骨质疏松性骨折发生。世界卫生组织（WHO）估计至2050年，全球妇女中髋部骨折者将有一半发生在亚洲地区。

骨质疏松性骨折的女性发生率高于男性。1998年欧洲骨质疏松学会报道，欧洲女性一生中发生骨质疏松性骨折风险为30%～40%，男性为10%～15%。欧洲妇女的髋部骨折患病率相当于乳腺癌、子宫内膜癌与卵巢癌的总和，男性髋部骨折的发生率与前列腺癌相当。在70岁以上老年高龄患者髋部骨折发生率随年龄增高而明显上升。欧洲地区妇女椎体变形率在50岁以下妇女中为3.5%，而85岁以上老龄妇女中则高达27.9%。我国报道了中国北京地区50岁以上妇女椎体骨折患病率是15%。目前我国尚缺乏全国性大样本量的流行病学调查资料，尚无国人确切的骨质疏松性骨折患病率的数据。

骨质疏松性骨折常见部位是脊椎，尤其是胸腰段椎体。髋部、桡骨远端、肱骨近端也是常见的骨折部位。美国统计学资料显示，轻微损伤所致骨折在老年人群的骨折中占有很大比率：肱骨近端占75%，桡骨远端50%，髋部（包括股骨颈与转子间）80%，胫骨与踝部占60%。骨质疏松性骨折的发生是骨骼本身退化与骨骼外危险因素综合作用的结果。

骨质疏松性骨折的患病率除了与年龄、性别、种族、遗传等因素相关外，还与外伤概率、骨折发生部位等因素密切相关。

二、骨质疏松症的“骨量”与“骨质”

骨的“质”与“量”决定了骨的刚度、弹性模量等物理性能。骨量减少和骨质的衰退均影响骨的强度。美国国立卫生研究院（NIH）2001年的报告强调指出，骨强度取决于骨质量与骨密度。骨量与骨强度之间存在密切的相关性，BMD与弹性模量相关系数（r）为0.82，与骨强度的相关系数（r）为0.79。骨密度（骨量）减低意味着骨强度的减弱，骨折风险的增高。围绝经期妇女脊椎BMD降低1SD，髋部骨折风险可能增加2～3倍。

骨的质量是由骨的微结构、骨胶原成分、基质的矿化、骨内微损伤（骨疲劳与微骨折）积累和修复能力，以及骨的转换率（更新率）等因素所构成。围绝经期妇女参与更新的骨单位多，陈旧骨的吸收时间（3周）远快于新骨的形成（3个月），因此在空间与时间两个方面导致了骨的快速丢失。骨小梁纤细、变薄，由板状架构退变为棒状结构，力学强度减弱，导致骨小梁断裂、穿孔，甚至缺失，进一步明显降低骨的物理性能。

(一)骨质疏松症骨小梁特点

参与骨转换的骨的重塑单位，有较多量陈旧骨被清除，较少量新骨形成，骨膜下骨吸收形成了 40 ~ 60 μm 的陷窝(约为小梁平均厚度的 1/3)。骨小梁变薄、穿孔、缺损，连结性骨小梁的缺失，使骨的微结构受到破坏，应力载荷的传递与分散功能丧失，应力的集中致残存骨小梁遭受进一步损坏。

(二)骨质疏松症皮质骨的特点

老年期管状骨骨外膜下成骨功能减退，成骨过程迟缓，而骨内膜骨吸收趋于活跃，骨的吸收加速，使骨皮质变薄，髓腔增大，这种构建是适应力载荷的需要。骨皮质表面的孔隙率明显增加，骨皮质单位容积骨密度降低。骨量与骨结构的改变，使管状骨对抗剪切应力与扭转应力的功能明显减弱，当外加的承载高于骨骼强度时，骨折随之发生。

三、骨质疏松性骨折发生原因

一方面由于骨量减少，骨质量衰退，微结构破坏造成了骨本身机械强度的降低，对抗外加应力的功能明显减弱；另一方面是存在超过骨骼机械强度的外在应力。对于非椎体骨折尤其是四肢长骨骨折，骨折的发生必定存在暴力的诱因，尽管这种暴力是属于低能量的或轻微的损伤。对脊椎骨折，仅仅由于骨折平面以上躯体自身重力的作用，或者由于腹肌或腰部肌肉强力收缩即可造成骨折发生，一般多见于下胸或上腰段脊椎。表现为椎体楔形变或压缩性骨折。

一般认为在人体重心高度跌倒时所产生的损伤暴力称为低能量损伤暴力。骨质疏松性骨折的发生，除了暴力大小、作用方向等因素外，损伤概率也是重要因素。老年人由于视力减退，神经系统与肌肉、骨骼等运动系统功能减退，协调能力降低，加之全身健康状况衰退，安眠、镇静及降压药物的应用等骨骼以外的因素都增加了损伤概率与骨折发生的风险。对预防骨质疏松性骨折无疑也是十分重要的方面。

第四节 骨质疏松性骨折临床诊断的进展

一、症状与体征

骨折发生率在骨质疏松患者中约占 20%，往往是骨质疏松症患者作为首发症状而就诊的原因。骨折一旦发生，疼痛、畸形与功能障碍等症状和体征随之出现。但高龄老人往往对疼痛的敏感性差，如椎体轻度压缩骨折、股骨颈的嵌插型骨折等，容易造成漏诊或误诊,应引起重视。

身高变矮或驼背畸形提示存在多个椎体的楔形变或压缩骨折。在70岁以后比自身青年期最高身高减少4 cm以上,往往存在重度骨质疏松症。在WHO的诊断标准中,如果骨密度值低于峰值骨量2.5SD,合并有脆性骨折或脆性骨折史者,可以确诊为重度骨质疏松症。椎体骨折常常因平地滑倒,臀部着地的传达暴力所致,一旦某一椎体发生了骨折,则暴力传递终止,极少会发生2个或2个以上的椎体骨折,如同时发生2个或2个以上椎体骨折,一般由于直接撞击性损伤或因腰、腹部肌肉强烈的保护性收缩所致。在重度骨质疏松症患者中,仅由自身躯体重力作用即可造成椎体的变形与压缩。

骨质疏松症是一种隐匿性进行性病变,具有慢性骨痛症状者占42%,若有急性疼痛症状出现或者疼痛突然加重,常常是骨折发生的征象。

女性围绝经期骨量快速丢失,松质骨丰富部位如桡骨下端、椎体等,骨折的风险明显增加,70岁以上的脆性骨折史不但反映骨量、骨质量的低下,而且存在导致损伤概率增加的骨骼以外的危险因素。脆性骨折史对于预测再骨折风险的意义远远大于骨密度值的预测作用。

二、影像学检查

影像学检查对于骨质疏松症和骨质疏松性骨折都是十分重要的诊断手段。

(一)常规X线检查

对骨质疏松症的诊断缺乏敏感性,但有很高特异性,X线显示骨质疏松、皮质菲薄的典型骨质疏松症表现,说明骨量丢失已达30%以上。对骨折的诊断的重要性在于明确骨折的诊断,显示骨折的部位、程度、移位方向和畸形的类型。

(二)CT断层扫描

对于X线二维图像骨折诊断不能肯定,骨折移位方向不能确定时有助于做出正确诊断。CT三维重组成像技术尤其对于粉碎性骨折、关节内或关节周围骨折,以及骨折合并脱位均能清晰显示,对治疗决策有较大帮助。

(三)MRI成像技术

近年来已被较广泛地应用于骨质疏松性骨折的诊断,并已被证实具有重要价值。

(1)在髓内骨折(微骨折)诊断方面X线及CT都不能明确诊断,通常依据外伤史,局部疼痛与压痛被诊断为挫伤。MRI依据微骨折造成的髓内出血、水肿导致含水量的变化,通过异常信号敏感地反映出来,对于干骺端及椎体内的微骨折诊断MRI具有特殊价值。

(2)用于鉴别新鲜骨折与陈旧骨折,尤其是多个椎体呈楔形变时,MRI能够鉴别出其中新鲜骨折的椎体,对正确做出定位诊断以及避免盲目治疗非常有益。

(3)在鉴别骨质疏松性骨折及骨肿瘤引起的病理性骨折时,增强扫描与脂肪抑制技术等方法也有助于做出鉴别诊断。

(4)MRI 可同时显示周围的软组织病变，诸如合并的脊髓、神经、血管的损伤及周围的肿物血肿等病理变化。

(四)骨密度值的测定

目前双能 X 线骨密度吸收仪(DEXA)已成为国际通用的骨质疏松症诊断的黄金指标。以测量值与同性别年轻人骨量峰值或与同年龄、同性别人群骨量平均值作比较，以标准差(SD)表示，前者称为 T 值(T 参数)，后者称为 Z 值(Z 参数)。凡老年脆性骨折患者均应常规做骨密度检查，以便了解骨量状态、骨质疏松程度，对进一步骨质疏松症干预治疗通过重复测定，评估疗效。虽然 DEXA 检查方法精度高，正确率高，且有可重复性，但该方法也存在不足，对老年患者，脊柱有广泛增生、骨赘形成、韧带钙化或骨化者，甚至存在腹主动脉钙化时，DEXA 在脊椎 2~4 前后位测得的 BMD 值将显著高于实际骨密度值，造成假象。因此，对 65 岁以上老年男性以髋部测得的骨密度值进行诊断比较可靠，而髋部骨密度值可以测取髋部总体 BMD 的均值更有意义。其他骨密度值测定法如 Q-CT(定量 CT 骨密度测定法)，Q-ultrasound(定量超声)皆各有优缺点，前者精度高，但由于定位要求极高，故重复性差；后者的参数虽能反映出骨的强度，设备与操作相对简便，但至今尚缺乏该仪器本身的数据库与诊断标准参数。这两种仪器由于与 DEXA 测定原理完全不同，因此用作诊断时不能移用 DEXA 的-2.5SD 诊断公式。

三、鉴别诊断

骨质疏松性骨折主要发生于老年患者，而且骨折多发生于富含松质骨的长骨干骺端、椎体等部位。这些部位也是骨转移瘤常见部位，老年人群也是多发性骨髓瘤的易感人群，因此老年人的骨质疏松性骨折往往要与多发性骨髓瘤或转移瘤相鉴别。

除了详细询问病史、仔细查体、必要的血液化学检查外，影像学检查具有重要价值，常规 X 线摄片、CT 扫描、E-CT 全身骨扫描、MRI 显像，以及 PET-CT 等的合理应用都有助于鉴别诊断。必要时可以进行活检以便做出病理学的确定性诊断。

第五节　骨质疏松性骨折的治疗

一、骨质疏松性骨折外科治疗原则

骨质疏松性骨折的外科治疗目的不仅仅是治疗骨折，而且是为了预防骨折并发症，降低病死率，提高康复水平，改善生活质量。老年人骨质疏松性骨折的治疗难点应着重关注“老年、高龄”“骨质量差”两个方面。

(1)随着年龄增大，系统性并存症增多。因脏器功能衰退，代偿功能差，麻醉与手术风险明显增高。

(2)老年患者免疫功能低下,创伤或术后3周内、卧床、制动,易并发呼吸道感染,长期卧床更易导致肺炎、压疮、下肢深静脉血栓形成,严重的并发症能导致死亡。肢体肌肉萎缩、关节僵硬等功能障碍也常有发生。

(3)骨质疏松、骨质量低下,骨折常常呈粉碎性,使骨折的整复与固定十分困难。内固定物与植入物难以牢固固着,容易造成手术失败。

(4)骨折的愈合延迟,骨痂成熟延晚,骨愈合质量与力学强度较差,影响早期负重,以及体能和肢体功能的康复。

(5)骨量和骨质量在短时间内难以得到改善,发生再骨折的风险明显增加。这种再骨折可以发生在其他部位或植入物周围。

对患者进行外科治疗前应对患者全身健康状况做出评估,确定外科治疗指征,选择最合理的治疗方案,手术治疗方法应以简便、安全、有效为原则,优先选择创伤小、正常生理功能干扰少、术后康复快而且医生本人最熟悉的方法。术前应请相关科室医师协同处理并存症,使麻醉与手术风险尽可能减低。

二、围手术期抗骨质疏松治疗的意义

骨折后急性期,由于卧床、制动使骨量丢失加速。有研究表明,骨折后BMD在3~6个月内持续下降,股骨颈部3个月时下降9.6%,6个月时下降13.7%,胫骨近端3个月减少22.1%,6个月减少18.6%。围手术期制动2周内每24 h尿钙排出量增加40%,羟脯氨酸排出量增加50%。围手术期适当应用骨吸收抑制剂,如降钙素、雌激素受体选择性调节剂(SERM)等,会有助于抑制骨量快速丢失。同时应适当补充钙剂与维生素D。

在康复期及骨折愈合后应持续抗骨质疏松治疗,以预防和降低再骨折的风险。活性维生素D有增进肠钙吸收、促进骨基质矿化,以及改善神经肌肉的协调功能,减少老人跌倒风险。在患者能长时间坐或站立行走后,对重度骨质疏松症患者也可选择双膦酸盐类制剂,以提高骨密度值,降低再骨折风险。

三、骨质疏松性骨折外科治疗进展

(一)填充材料与方法的改进

1. 脊柱后凸成形术

经椎弓根置入充气扩张球囊使椎体恢复一定程度的高度,注入液态骨水泥,固化后使骨折椎体增强物理强度和承载能力。要点是严格掌握手术指征和规范化的操作。优点是术后能解除疼痛,早期离床活动。缺点是除了本方法技术上固有的并发症外,对重度骨质疏松症,骨水泥注入后可能导致相邻椎体间刚度和弹性模量级差,导致新的力学失衡,易造成相邻椎体骨折,同一椎体内的骨水泥分布不均也可造成非充填部位再骨折。被骨水泥充填部位已无新骨成长空间。大范围填充(超过椎体容积75%以上),相当于骨水泥的椎体内置换术,已有发生残存骨坏死的报道。

2. 转子间骨折的内固定术

对局部骨质量极差的病例可以采用骨水泥(PAMA)或人造骨(液态单水硫酸钙)等注入加固,同时用加压滑动鹅钉(HDS)或髓内钉(gamma 钉或 PNF 钉)等内固定以达到强化固定效果的目的。生物可降解材料的植入(包括同种异体骨)好处是伴随植入材料的降解,有新生骨的形成,缺点是即时固定强度尚嫌不足,往往仍难以达到早期负重目的。

(二)植入物材料的改进

(1)钛合金材料被认为是目前所有合金材料中刚度和弹性模量相对较接近于骨的材料,已被广泛用于制造各种类型的植入物,如钢板、螺钉、钛合金髓内钉、钛合金的人工假体等。

(2)金属钽制成的人工材料,作为骨缺损的填充物,由于金属本身特性与表面几何形态特点,具有一定的骨传导性能。

(3)单水硫酸钙、磷酸三钙等作为植入物具有生物降解性能,在降解的同时有新生骨的逐步形成,已被临床结果所证实。

(三)植入固定物设计上的改进

1. 锁定钢板的设计

肱骨近端的骨质疏松骨折,如符合手术指征,普通的钉板固定往往造成内固定物松脱、切割、穿透骨质而造成失败,锁定型钢板使用多个不同方向螺钉固定肱骨头部,通过螺钉与钢板间的螺丝-螺母方式连接达到钉板间一体化,能防止植入物的松脱,起到强化固定的效果。不同类型的锁定型钢板也被用于不同部位的骨干及干骺端骨折的治疗。

2. 加长型钢板或带锁髓内钉设计

骨干的骨质疏松骨折因骨皮质菲薄,固定牢度差,由于应力集中,易导致固定物周围骨折。加长型钢板或加长的带锁髓内钉使固定范围增大,扩大了应力的分布。

3. 加长假体柄的人工关节设计与骨水泥的联合应用

对伴有明显骨质疏松的患者,骨水泥型肩、髋人工关节置换术是一种相对合理的选择。

股骨颈的囊内高位头下型骨折,伴 GardenDMY 移位的高龄患者,一般情况下一期骨水泥型人工假体置换术是适应证。对于虽属骨质疏松性骨折,而局部骨质量尚可的患者也可依据情况选择近端固定型、远端固定型或长柄的非骨水泥型假体植入,以利应力分散与传导,降低松动、骨折的失败风险。

对肱骨近端骨质疏松性骨折,凡符合人工关节置换术指征者,宜采用骨水泥型假体置换术。

四、骨质疏松性骨折的综合防治

骨科医师往往是患者见到的第一位,也许是唯一的一位医师。骨科医师在治疗骨折的同时,应当考虑进一步确定患者是否存在骨质疏松症,并评估骨质疏松程度,以有效的措施治疗骨质疏松症,预防患者发生骨折。对于已发生脆性骨折的患者,接受长时间的抗骨质疏松药物治疗,对降低再次骨折发生的风险是很必要的。

(一)围手术期

由于骨折或手术治疗制动期的快速骨量丢失,应得到抑制,选用降钙素或女性患者应用雌激素受体选择性调节剂(SERM)是有益的,这种适度的骨吸收抑制剂对降低骨丢失是有用的,而且常规剂量应用不至于对骨折愈合带来不利的影响。降钙素本身还具有围手术期中枢性与周围性的止痛作用。维生素 D 与钙剂作为基础用药,在骨质疏松症与骨质疏松性骨折患者治疗中是不可或缺的。每日摄入总量 1 000 mg 钙,600 ~ 800 U 维生素 D是必要的。

(二)骨折愈合及功能康复期治疗

骨质疏松症的治疗应当是长时间的,就像高血压患者对于降压药的依赖性相仿。一般依据药物特性决定疗程,也应配合体能锻炼、日光照射、增加饮食钙的摄入、改善生活方式、预防跌倒的措施等方面综合防治。对于骨量很低的重度骨质疏松症患者,康复期可采用双膦酸盐类制剂的口服,有助于骨量改善。此外,老年患者应用活性维生素 D 不仅有益于促进肠钙吸收、基质的矿化、抑制骨的吸收,而且有利于预防跌倒,降低损伤概率。双膦酸盐制剂加上活性维生素 D 及适量的钙剂补充,尤其对于重度骨质疏松性骨折的老年患者是一个恰当的选择。活性维生素 D 超过常规推荐剂量应用时应注意监测血钙与尿钙水平。

骨质疏松性骨折的诊疗尽管有了上述一些改进,依然存在诸多局限性,还有待进一步探索。从力学角度探索更接近骨刚度和弹性模量的材料;从生物学角度应寻求具有更好生物相容性并且有更好生物降解能力,有更强的骨诱导与骨传导性能的植入物或替代物;探索理想的促进宿主骨与植入物更快、更好整合的生物工程材料与力学环境;在药物方面开发出能更快速、有效增加骨量和改善骨质量的制剂,提高骨密度和预防骨折的疗效,以期达到更理想的防治效果。

第六节 常见骨质疏松性骨折的康复

骨质疏松性骨折具有 3 个特征:

(1)女性发病率明显高于男性。

(2)随年龄增长骨折发生呈指数增加。

(3)对含有骨松质成分较多的骨骼部位可以进行骨折预测。

髋部、脊柱和前臂远端的骨折具有这种特点,是常见的骨质疏松性骨折类型。下面对以上 3 种常见的骨质疏松性骨折后的康复评定和治疗进行简单的介绍。

一、脊柱骨折

老年人脊柱骨折多与骨质疏松有密切的关系，常发生于胸腰椎椎体，多无严重外伤史，以胸腰段多椎体连续性压缩骨折多见。有时发病缓慢呈进行性加重，症状较轻，隐蔽而不典型。与青壮年急性外伤性脊柱骨折的临床特点有显著差别，老年人骨质疏松引起的脊柱骨折的临床表现常为：

(1)腰背痛。

(2)下肢放射性疼痛。

(3)胸肋部放射性疼痛。

(4)腹痛及腹胀。

(5)局部压痛及叩击痛。

(6)身长缩短及驼背。

(一)康复评定

1. 脊柱稳定性评价

脊柱的稳定状况主要根据X线片、CT、MRI等影像学资料，应用三柱理论进行评价。对总分>5分的患者就可判定为脊柱不稳定（表10-1、表10-2、表10-3）。

表10-1 颈椎稳定性评价表

评价	得分	评价	得分/分
前柱破坏，失去功能	2	颈髓损伤	2
后柱破坏，失去功能	2	颈椎牵引试验阳性	2
矢状面旋转>11°	2	根性损伤	1
矢状面移位>3.5 cm	2	椎间盘狭窄	1

表10-2 胸椎稳定性评价表

评价	得分	评价	得分/分
前柱破坏，失去功能	2	矢状面移位>2.5 cm	2
后柱破坏，失去功能	2	脊髓损伤	2
矢状面旋转>5°	2	肋椎关节断裂	1

表10-3 腰椎稳定性评价表

评价	得分	评价	得分/分
马尾神经损害	3	前柱破坏，失去功能	2
屈伸位矢状面移位>8% ~9%	3	后柱破坏，失去功能	2
矢状面旋转<9°	2		

2. 骨折严重程度的评定

（1）椎体楔形变的测量：利用 X 线侧位片可进行椎体楔形变的测量，一般分为 0～++++级5 个等级。正常椎体：0 级，无楔形变；椎体前缘压缩 0～1/3 椎体高度：+级楔形变；椎体前缘压缩 1/3 椎体高度：++级楔形变；椎体前缘压缩 1/3～1/2 椎体高度：+++级楔形变；椎体前缘压缩超过 1/2 椎体高度：++++级楔形变。

（2）椎体旋转的测量：利用 X 线正位片可进行椎体旋转的测量。正常椎体分 6 等分，棘突居于椎体中线，为正常位；棘突向凹侧旋转超过 0～1/6 等分，则旋转（+）；棘突向凹侧旋转超过 1/6～2/6 等分，则旋转（++）；棘突向凹侧旋转超过 2/6～3/6 等分（椎体外侧），则旋转（+++）；棘突向凸侧旋转（-）。

（3）腰椎稳定性的测定：若骨折发生于腰椎，则以腰椎 X 线正、侧位片进行腰椎稳定性测量。若上下椎体向侧方或前后方移位<25%，为稳定；>25%，为不稳定。

3. 神经伤害情况评定

神经伤害情况的评定常采用美国脊髓损伤协会（ASIA）制订的评价表。通过对 10 对运动肌和 20 个感觉关键点的检查来确定患者的脊髓神经损伤水平，并通过感觉运动点的总分来体现患者神经状况的改善或恶化。

ASIA 根据脊髓损伤后患者的临床表现，提出脊髓损伤分级（表 10-4）。

表 10-4 ASIA 脊髓损伤分级

级别	损伤程度	指标
A	完全性损伤	骶段（S_4，S_5）无任何感觉或运动功能保留
B	不完全性损伤	损伤平面以下包括骶段有感觉但无运动功能
C	不完全性损伤	损伤平面以下存在运动功能，大部分关键肌力 3 级以下
D	不完全性损伤	损伤平面以下存在运动功能，大部分关键肌力 3 级或以上
E	正常	感觉和运动功能正常

4. 疼痛的评定

见本章第一节。

5. 骨折愈合后的运动功能评定

骨折愈合后为进一步了解腰背部及下肢运动功能，可进行如下评定。

（1）关节活动范围评定：定期进行脊柱关节活动范围的评定及双下肢关节活动范围的评定。

（2）肌力评定：包括腰背肌肌力及双下肢肌力的评定。

（3）下肢围径评定：存在下肢肌肉萎缩时进行。

（二）康复治疗

主要介绍无脊髓损伤的胸腰椎骨折患者的康复治疗。伴有脊髓损伤的患者，康复治疗应按照脊髓损伤后的康复治疗方案进行。此外，应注意稳定性骨折与不稳定性骨折的康复治疗有很大不同。

1. 稳定性骨折

(1)早期

1)卧床休息、复位、制动:对于单纯压缩性骨折患者,可采用如下方法。①卧硬板床休息1周。②仰卧硬板床,腰下垫枕,并逐步加高,以使伤区胸腰椎前凸,达到复位的目的。具体方法为:开始垫枕时枕头高度5~8 cm,患者适应数天后,再逐渐以患者可耐受的程度增加,1周后达15~20 cm。注意:增加的程度不可过快,尤其是高龄患者,复位过于急促,可导致严重的消化道症状。③用足部悬挂法(全麻后,患者俯卧,将足用布带缓缓吊起,使腰过度背伸,利用脊柱前纵韧带的拉力将骨折复位)或双桌法(患者俯卧在不等高的两个桌子上,上肢伏于高桌边缘,低桌置于大腿根部,腹部垫矮凳,在无麻醉的情况下,将凳移开,此时腰部完全悬空并背伸)。一次性复位后做石膏背心(上缘达胸骨上缘,下缘抵耻骨联合)固定3~4个月(适用于年轻患者)。

此外,也可选用矫形器制动。无神经损伤者,可应用低温热塑背心式脊柱矫形器;有神经损伤者,多应用高温热塑前后两片马甲式脊柱矫形器;多发性压缩性骨折者,应用高温热塑矫形器;椎体压缩严重并伴有后纵韧带损伤者,应用中立位高温热塑矫形器。

2)缓解由于肌肉保护性痉挛所致的疼痛:最主要的镇痛康复手段为超短波疗法。采用局部左右或上下并置,也可用对置法,无热量或温热量,15 min/次,每日1次,如有石膏固定,待石膏干后,可放在石膏上进行治疗。超短波还具有加速骨折愈合的作用。也可采用热敷、红外线照射等。必要时可给予镇痛药、肌肉松弛药等药物治疗。

3)局部肌力训练:一旦疼痛缓解,患者应尽快地进行腰背肌、腹肌等长收缩,以逐渐改善局部的肌肉力量及脊柱前后肌肉力量的平衡。

4)预防并发症:胸腰椎骨折患者由于卧床、制动等可出现肌肉萎缩、关节挛缩、下肢静脉血栓形成、肺部感染等并发症,为避免此类并发症,应在床上进行非制动部位及上、下肢的肌肉静力性收缩、主动运动以及呼吸运动。

(2)中期

1)卧位肌力训练:卧床休息的患者在局部疼痛减轻后、石膏固定患者在石膏干后即可开始腰背肌训练。动作依次为:仰卧位挺胸、俯卧位抬头;仰卧位"半桥""全桥"、俯卧位后抬腿;俯卧位"小燕飞"(无痛时进行)等。1~2周后增加适度的腹肌训练,如仰卧位抬头、抬腿等。

2)站立位训练:卧位训练4~5周后如无疼痛症状,可起床站立进行行走等训练。由卧位起立时,先移动身体至床沿俯卧位,然后一下肢先着地,再放下另一下肢成站立位。注意:中间不经过坐位的过渡(骨折基本愈合后才可取坐位,且坐位时仍需要保持腰椎前凸曲度,避免腰椎屈曲坐位),以避免腰部屈曲。由站立位卧下时按相反的顺序进行(石膏固定者,可考虑早期进行站立行走训练)。

(3)后期:骨折愈合、石膏去除后应进一步进行强化运动功能的训练。

1)进一步的腰背肌肌力训练:可在前期训练的基础上增加运动强度和运动量。

2)腹肌肌力训练:腰背肌肌力训练的同时应结合腹肌肌力训练,以保持腰椎屈、伸肌的平衡,改善腰椎的稳定性。尤其是骨折处遗留成角畸形时,应在骨折愈合牢固后着重加强腹肌肌力训练，以控制腰椎前凸弧度，防止腰痛。

3）腰椎柔韧性训练：重点加强腰椎屈曲、伸展、侧屈、旋转等方向的柔韧性。

4）职业强化训练：需要恢复工作的患者应在以上训练的基础上针对性地进行与职业直接相关的功能活动训练。通过分级健身锻炼或模拟工作活动的方法，以逐渐改善与实际工作活动直接相关的生物力学状态、神经肌肉功能、心血管功能、代谢功能和心理功能。患者开展职业强化训练的条件为患者骨折已良好愈合、运动功能有一定基础、患者已能借助自身可以完成的生物力学机制进行一定的日常活动和家务，同时患者的肌肉骨骼系统无运动疗法训练的禁忌证。职业强化训练所采用的装置包括垫子、哑铃等自由重量器材、自行车、滑雪器等各种各样的训练装置以及各种职业工作模拟装置。职业强化训练的基本程序为每周逐渐增加功能目的，并以个体化的、分级性的、目的性明确的训练程序完成。

2. 不稳定性骨折

（1）手术治疗：不稳定性骨折的患者多采用切开复位及脊柱融合术等手术治疗方法。术后卧床 3 ~4 周，然后改用石膏背心固定 3 ~4 个月。

（2）运动功能训练：可参考稳定性骨折石膏固定患者的有关方法进行，但要特别注意，训练的进度应适当延缓。一般在卧床期间先进行床上的非制动部位、肢体的关节活动度训练和呼吸训练；2 ~3 周后开始轻度的腰背肌训练及轻度的腹肌训练；1 ~2 个月后开始站立行走。

3. 骨折后腰痛后遗症

胸、腰椎压缩性骨折愈合后，部分患者可存在慢性腰痛的后遗症。产生腰痛后遗症的原因：创伤和失用导致的脊柱周围肌肉萎缩，使脊柱稳定性减弱，容易再度受损；脊柱周围肌群的耐力减退，容易引起劳损；合并的小关节、韧带和软组织创伤，失用可导致挛缩、粘连，使脊柱僵硬，也易造成再度受损；骨折复位不全或其他伤病使脊柱重力线改变，致使肌群负荷失去生理平衡，引起新的损伤。存在腰痛后遗症的患者可不同程度地伴有脊柱关节活动范围受限的表现。为了减少这种因胸、腰椎压缩性骨折后引起的腰痛后遗症，可采取以下治疗措施。

（1）主动功能训练：上述功能训练方法是有效防治这类后遗症的重要措施。

（2）增加腰背肌耐力训练：由于人体在生活和劳动时，常需要维持躯干于一定姿势，故需要腰背肌持续保持一定张力。为此，应重视增加腰背肌的耐力训练，一般可采用抗阻方法以增加耐力。

（3）理疗：红外线、蜡疗、磁疗等疗法可缓解腰痛症状。局部超声波疗法可治疗顽固性的腰痛。

二、髋部骨折

（一）康复评定

骨质疏松性髋部骨折除了进行髋关节活动度检查、周围肌力检查和日常生活质量的评价外，还可采用一些量表对髋关节康复前后进行定量评价。Harris 标准是目前国内外最常用的髋关节功能评定标准，内容主要包括疼痛、功能、关节活动度和关节畸形4个方面（表10–5）。

表10–5 Harris髋关节功能评定标准

指标	得分/分
Ⅰ疼痛	
1. 无疼痛或可忽略	44
2. 轻微或偶然疼痛	40
3. 轻度疼痛，不影响平常生活；很少时，如在个别活动时有中度疼痛需要服用阿司匹林	30
4. 中度疼痛，能忍受，日常生活或工作受到某种程度限制，有时需要服用阿司匹林片等更强的止痛药	20
5. 明显疼痛，活动严重受限	10
6. 完全病残、跛行、卧床痛、卧床不起	0
Ⅱ功能	
1. 步态	
（1）跛行	
a. 无	11
b. 轻度	8
c. 中度	5
d. 严重	0
（2）帮助	
a. 无	11
b. 长时间行走需要手杖	7
c. 大部分时间需要手杖	5
d. 用一个拐杖	3
e. 用两个手拐	2
f. 用两个拐杖	0
g. 不能行走（详细说明原因）	0
（3）行走距离	
a. 不受限	11
b. 行走1 000 m以上	8
c. 行走500 m左右	5
d. 不能行走	0

续表 10-5

指标	得分/分
2. 活动	
(1)上楼梯	
a. 正常	4
b. 正常但需扶扶手	2
c. 使用任何方法	1
d. 不能上楼	0
(2)穿鞋和袜子	
a. 容易	4
b. 困难	2
c. 不能	0
(3)坐	
a. 可坐普通的椅子 1 h,无不适	5
b. 可坐高椅子 0.5 h,无不适	3
c. 不能舒服地坐任何椅子(不能超过 0.5 h)	0
(4)乘坐交通工具	1
Ⅲ无畸形(4 分),患者如表现如下情况可记 4 分	
A. 固定屈曲挛缩<30°	
B. 固定内收畸形<10°	
C. 伸直位固定内旋畸形<10°	
D. 肢体不等长<3.2 cm	
Ⅳ活动范围(5 分)(各指标分值=各活动弧度×相应的指数)	
1. 屈曲 0 ~ 45°×1.0;45° ~ 90°×0.6;90° ~ 110°×0.3	
2. 外展 0 ~ 15°×0.8;15° ~ 20°×0.3;>20°×0	
3. 伸直位外旋 0 ~ 15°×0.4;>15°×0	
4. 伸直位内旋任何范围均为 0	
5. 内收 0 ~ 15°×0.2	
活动范围的总得分=各指标分值的总和×0.05	

Trendelenburg 试验记录为阳性、等高或正常。

注:满分为 100 分。优:90 ~ 100 分;良:80 ~ 89 分;中:70 ~ 79 分;差:<70 分。

(二)康复治疗

骨质疏松性髋部骨折后康复主要任务是加强肌力和防止关节僵硬。其中肌力训练的重点在于屈曲、后伸及外展训练。不同阶段康复治疗的内容不同。

1. 第一阶段

骨折后当天,即应开始进行患侧股四头肌的静力性收缩练习和足趾、踝关节的主动运动;对非固定关节进行被动运动,预防关节僵硬。另外,预防并发症的发生也是该阶段的主要任务之一,采取的措施:定时放松牵引,使患肢皮肤得到休息;每 3 ~4 h 定时翻身,预防压疮;大小便后及时做好局部卫生工作。

2. 第二阶段

骨折后 1 ~2 周内,在不引起疼痛的前提下,开始行髋关节周围肌肉的等长练习。分别练习前后内外 4 组肌肉。开始时可先由健肢来试练,熟练后再由健侧帮着患侧进行等长练习。5 ~6 周后,练习在床边坐、小腿下垂或踏在小凳子上。为减少患肢处于外展、外旋的不良体位,应当避免直接坐在床上伸腿的动作。8 周后,逐步增加恢复膝关节屈伸活动范围的练习,股四头肌抗阻力练习,下肢内收、外展、坐起、躺下等练习,斜板站立练习,患肢不负重的双拐三点步行或温水浴练习等。

3. 第三阶段

该阶段目的是患肢负重和步行能力训练。具体的训练方法如下。

(1)第一步骤:患肢不负重下训练

1)床边坐位,小腿前后自由摆动,开始时幅度由小到大,左右腿轮流,时间和速度可加以控制。如已经能摆动得很自然,可令患者自由摆动 3 ~4 次后,突然使健肢停止在伸直位,慢数 3 下,然后继续自由摆动。再突然使患肢停止在伸直位,同样慢数 3 下,然后继续摆动。如此反复地进行训练。慢慢地,在伸直位的停止时间逐渐延长后,再让患者做一腿停止于伸直位的同时,另一腿停止在屈曲位,最后再进行腿向前摆动时同时做足踝和足趾的背屈,腿向后摆的同时做足踝和足趾的跖屈的功能训练。

2)床边坐位,两腿模仿踏自行车的运动。

3)放置两张椅背相对的椅子,两手扶椅,用健肢支持体重,人站立在两椅中间,让患肢前后摆动,逐渐使比较僵硬的膝关节和踝关节逐渐放松自如。再逐渐过渡到当腿向后摆动时,膝关节屈曲、踝关节跖屈;当腿向前摆动时,膝关节伸直、踝关节背屈。以达到步行时所需的髋、膝、踝的自然协调姿势。

(2)第二步骤:患侧部分负重下训练

1)坐位,膝关节屈曲 90°;足跟不离地,轮流提起两足足趾,至不能提起为止才放下。

2)坐位,膝关节屈曲 90°;足尖不离地,轮流提起两足足跟,直至不能提起为止才放下。

3)坐位,膝关节屈曲 90°;右足趾提起(足跟不离地)再放下—左足趾提起(足跟不离地)再放下—右足跟提起(足趾不离地)再放下—左足跟提起(足趾不离地)再放下,放下时踏地有声响,使患者能养成节律感。

4)坐位,两小腿交叉,以足外缘着地,向前后滑动。

(3)第三步骤:患侧增加负重下训练

1)坐于椅上,双手扶椅的前缘,两小腿交叉,以足的外缘着地,用手的力量撑起身体离开椅数寸,逐渐撑高,时间延长,最后使身体完全直立。

2)坐位,面对椅背,扶住椅背站起,重量主要由健肢承担。扶住椅背站立,两膝半屈。

3)扶住椅背站立,健肢支撑体重,患肢前后摆动,当足落在前方时,足跟着地,接着身体重心前移,足趾落地,最后健肢足跟提起。

4)扶住椅背站立,以患肢支撑体重,健肢前后摆动,当足落在前方时,足跟着地,接着身体重心前移,足趾落地,最后患肢足跟提起。

5)不扶椅练习。

6)立位,逐渐按正确步态在两条相距不远的平行线之间开始练习行走。

7)当患者支持力较差时,可使用两根腋杖练习走路,以后逐渐改为两根手杖。待患者的支撑力已经充分增强,步态正确时,才能弃杖行走,以免造成因支撑力不够而形成日后难以纠正的错误步态。

(4)第四步骤:患肢全部负重下训练

1)足部练习:扶椅或不扶椅站立,体重落在两足外缘,然后依次做下列活动。提起足跟,将重心转移至第五跖关节上—放下足跟,提起足内侧缘,同时足趾背屈—放下足内侧缘,提起足趾,用足跟站立。通过该练习可以训练患肢正确的负重和预防扁平足。

2)屈膝蹲坐:提起足跟,用足趾支撑蹲坐,两膝不分开,两腿平行—提起足跟,用足趾支撑做蹲坐,两膝和两足分开,足跟仍相靠。

3)步行练习:练习各种普通步行和复杂步行,如足尖步和足跟步等。

(5)第五步骤:进一步练习复杂步行以及实用性练习,如游泳和自行车运动等。

三、前臂远端骨折

Colles 骨折和 Smith 骨折是前臂远端骨折的两种最常见类型。

(一)康复评定

Colles 骨折的康复评分常采用改良 Green 和 O'Brien 临床评分系统(表 10-6)。

(二)康复治疗

1. Colles 骨折

在经 X 线检查骨折完全复位后,将腕部以石膏前后"U"形夹板固定于掌屈、尺倾斜位。固定后定期复查 X 线片,如有移位,应及时处理。固定后开始手指及肩关节活动。固定的当天即可做肩关节大幅度主动运动,以及肘屈伸、握拳、伸拳、拇指的对指等主动练习,逐步增大用力程度。第 2 周起,可以手握拳做屈腕肌静力性伸缩练习,暂不做伸腕练习。第 3 周增加屈指、对指、对掌的抗阻练习。骨折愈合后再行系统的腕屈、伸和尺桡屈及前臂各组肌肉练习。5 ~6 周后解除石膏固定,再行腕关节活动,防止关节僵直。

2. Smith 骨折

固定后当天或第 2 天做肩部摆动运动。2 ~3 d 后开始做患肢肩关节、肘关节主动运动，手指未被固定部分的主动练习，逐渐增加运动幅度和用力程度。第 2 周起增加伸指位的伸腕肌静力性收缩练习。第 3 周增加手指抗阻力练习。到骨折恢复期，开始做腕屈伸主动练习、腕背伸抗阻练习，然后逐渐增加前臂旋转主动练习、腕屈曲抗阻力练习、腕背伸牵引。最后进行前臂旋转抗阻练习、腕屈曲牵引、前臂旋后牵引和前臂旋前牵引。

表 10-6　改良 Green 和 O'Brien 临床评分系统

类别	临床		得分/分
疼痛	无		25
	轻度，偶尔		20
	中度，可忍受		15
	重度，不能忍受		0
功能状态	恢复正常工作		25
	工作能力受限		20
	工作能力受限，不能从事原工作		15
	不能工作		0
活动范围	相当于健侧的百分数（%）	屈伸弧度	
	100	>120°	25
	75 ~ 99	91° ~ 119°	20
	50 ~ 74	61° ~ 99°	15
	25 ~ 49	31° ~ 60°	10
	0 ~ 24	<30°	0
握力	相当于健侧百分数（%）		
	100		25
	75 ~ 99		20
	50 ~ 74		15
	25 ~ 49		10
	0 ~ 24		0

注：90 ~ 100 分为优；80 ~ 89 分为良；65 ~ 79 分为可；<65 分为差。

参考文献

[1]赵文海,詹红生. 中医骨伤科学[M]. 上海:上海科学技术出版社,2020.
[2]刘英男. 现代骨外科显微外科学[M]. 开封:河南大学出版社,2020.
[3]沈洪涛,陈聪. 临床骨科学[M]. 厦门:厦门大学出版社,2020.
[4]元启鸿,叶庆林. 实用骨科学[M]. 长春:吉林科学技术出版社,2020.
[5]张国峰,朱彪. 现代骨科学[M]. 长春:吉林科学技术出版社,2020.
[6]方俊英. 实用临床骨科学[M]. 哈尔滨:黑龙江科学技术出版社,2020.
[7]周超. 临床骨科学[M]. 长春:吉林科学技术出版社,2020.
[8]杨明礼,胡虹. 创伤骨科学[M]. 成都:四川大学出版社,2020.
[9]程中衡. 实用骨科学基础与临床[M]. 哈尔滨:黑龙江科学技术出版社,2020.
[10]李吉平,李波. 中医骨伤科学[M]. 贵阳:贵州科技出版社,2020.
[11]杨鹑祥,赵勇. 中医骨伤科学[M]. 北京:中国中医药出版社,2020.
[12]唐水之,李晓辉. 实用骨科学[M]. 长春:吉林科学技术出版社,2019.
[13]胥少汀,葛宝丰,卢世璧. 实用骨科学[M]. 4 版修订本. 郑州:河南科学技术出版社,2019.
[14]周东生. 数字创伤骨科学[M]. 济南:山东科学技术出版社,2019.
[15]王成焘,苏秀云. 数字骨科学基础[M]. 济南:山东科学技术出版社,2019.
[16]王一民,邓雪峰. 实用创伤骨科学[M]. 北京:科学技术文献出版社,2019.
[17]姜虹. 骨外科学[M]. 北京:中国协和医科大学出版社,2019.
[18]郭征. 数字骨肿瘤外科学[M]. 济南:山东科学技术出版社,2019.
[19]谭龙旺. 中西医临床骨伤科学[M]. 北京:中国医药科技出版社,2019.
[20]王鹏,孙文才. 骨科学[M]. 武汉:华中科技大学出版社,2019.
[21]李格当. 新编实用骨科学[M]. 长春:吉林科学技术出版社,2019.